王栋先　编著

XUEZHUO YU NAOBING

血浊与脑病

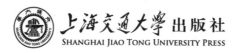

上海交通大学出版社
SHANGHAI JIAO TONG UNIVERSITY PRESS

内容提要

本书论述血浊理论体系，包括血浊理论的形成、血浊的概念、血浊的病因病机、血浊与其他病理因素、血浊的致病特点与临床表现；介绍血浊理论的临床应用与脑病基础；阐述血浊与短暂性脑缺血发作、脑梗死、血管性痴呆、偏头痛等常见脑病的关系，并从血浊的角度论述了脑病的病因病机、诊断与鉴别诊断、治疗。本书将血浊理论与临床经验相结合，可供各级医院脑病科中医医师、中医实习医师在工作中参考，也可供中医学院师生阅读学习。

图书在版编目（CIP）数据

血浊与脑病 / 王栋先编著. --上海 ： 上海交通大学出版社，2023.12
ISBN 978-7-313-29636-8

Ⅰ．①血… Ⅱ．①王… Ⅲ．①脑病－辨证论治 Ⅳ. ①R277.72

中国国家版本馆CIP数据核字（2023）第196101号

血浊与脑病
XUEZHUO YU NAOBING

编　　著：王栋先
出版发行：上海交通大学出版社　　　　　　　地　　址：上海市番禺路951号
邮政编码：200030　　　　　　　　　　　　　电　　话：021-64071208
印　　制：广东虎彩云印刷有限公司
开　　本：710mm×1000mm　1/16　　　　　经　　销：全国新华书店
字　　数：244千字　　　　　　　　　　　　印　　张：14
版　　次：2023年12月第1版　　　　　　　　插　　页：2
书　　号：ISBN 978-7-313-29636-8　　　　　印　　次：2023年12月第1次印刷
定　　价：198.00元

王栋先

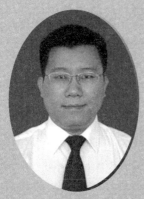

副主任医师，博士研究生，毕业于山东中医药大学中医内科学专业。现为国家中医药管理局王新陆全国名中医传承工作室负责人，齐鲁内科时病流派主要传承人。任山东中医药大学中医内科学教研室副教授、山东中医药大学附属医院脑病科副主任，兼任世界中医药学会联合会亚健康专业委员会常务理事、中华中医药学会药膳分会青年委员会委员、山东省老年医学学会保健康复专业委员会常务委员、济南中西医结合学会理事。主要从事中医脑病和血浊理论研究，擅长眩晕、失眠、头痛、中风、痿证、胸痹心痛、心悸等疾病的治疗。主持山东省中医药科技发展计划"王新陆全国名中医学术思想传承研究"1项；发表论文《血浊理论在高脂血症治疗中的应用探析》《齐鲁内科时病流派学术思想简析》等20多篇；出版著作《战胜高血脂从吃开始》《中医临床诊治》《办公精英岐伯养生宝典》等；获国家计算机软件著作权《血液生化检测指标管理系统V1.0》1项。

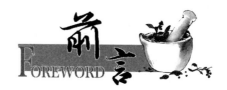

前言 FOREWORD

　　血浊是指血液受各种因素影响,失却其清纯状态,或丧失其循行规律,影响其生理功能,因而扰乱脏腑气机的病理现象。血浊作为一种全新的中医病理学概念,与某些疾病的发生、发展以及预后有极为密切的关系。脑病是由各种致病因素作用于脑,导致脑的功能失调,出现思维、感觉、情志、记忆、运动等方面失常的一类疾病。它不但包括全部神经系统疾病,如脑血管疾病、头痛、癫痫等;而且还包括了许许多多的精神疾病,如精神分裂症、神经症等;甚至一些能引起精神症状的热性病病证也被列入脑病范畴。脑病的主要病因为情绪因素、环境污染和不良生活习惯,而这三大因素无一例外均可导致血浊的产生,血浊既成,必将导致血液的濡养、化神功能失常,并进一步加剧气机失常,对脑病的发生、发展及预后产生重要影响。

　　在我国,随着社会发展进步,人口老龄化现象日趋明显,人类疾病谱及医学模式发生了显著的变化,脑病发病率呈逐年上升趋势,但其治疗结果却不尽如人意,脑病已成为医学界及整个社会异常关注的热点问题。血浊不仅是各种脑病的重要病理基础,形成之后又能作为继发性致病因素,加重脑病的病理变化。因此,为深入研究脑病的病理本质,寻求治疗脑病的新途径,探求更有效的方药,提高临床对脑病的防治效果,我在结合自身多年临床经验的基础上,广泛收集相关资料,编写了《血浊与脑病》

1

一书。

本书首先讲述了血浊理论体系,包括血浊理论的形成、血浊的概念、血浊的病因病机、血浊与其他病理因素、血浊的致病特点与临床表现;其次介绍了血浊理论的临床应用;再次讲解了脑病基础;最后详细阐述了血浊与短暂性脑缺血发作、脑梗死、血管性痴呆、偏头痛等临床常见脑病的关系,并从血浊的角度论述了脑病的病因病机、诊断与鉴别诊断、治疗。本书将血浊理论与临床经验相结合,可供各级医院脑病科中医医师、中医实习医师在工作中参考,也可供中医学院师生阅读学习。

由于经验欠丰、编写时间不足,加之脑病科医疗技术飞速发展,书中难免存在疏漏之处,恳请广大读者提出宝贵意见、建议,以期再版时予以修订、完善。

王栋先

山东中医药大学附属医院

2023 年 7 月

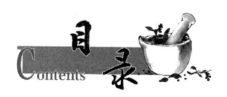

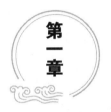

血浊理论体系概要

第一节　血浊理论的形成

一、起因

中医学经历了数千年的发展历史,在其漫长的发展过程中,历代医家不断吸收当时人文科学、自然科学的优秀成果,发展、丰富中医学的理论体系,并在长期的临床实践中,将人文科学与自然科学完美地结合,形成了具有顽强内在逻辑的医学思想体系,成为具有鲜明民族特色的、独立的医学科学。

中医学理论渊源于 2 000 多年前的《黄帝内经》,其成书的时代学术思想空前活跃,《黄帝内经》中的阴阳五行、脏腑经络、气血津液、整体观念、辨证施治,构建了中医基础理论的核心框架,形成了较为完善的中医理论体系。至东汉时期,伤寒病猖獗,张仲景在《素问·热论》的基础上,创造性地提出了六经辨证理论体系来辨治伤寒,使中医理论产生了突破性的发展。金元时期是中医学术的繁荣时期,这个时期人才辈出,有很多著作问世,诸多学说蜂起,同时涌现出各具特色的医学流派,极大地推动了中医理论的创新和发展。明代中叶及清代,由于疾病谱系的变化,温热疫邪流行,原有的伤寒辨治体系已不能适应新的病种,需要产生新的理论与辨证治疗方法。于是,叶天士、吴鞠通等在前人的基础上,创造性地提出了卫气营血及三焦辨证,发展了外感热病的辨证论治体系。及至现代,中医学术繁荣又到了鼎盛时期。

纵观中医发展的历史,可以看出,中医理论的突破性发展和飞跃,必须具备两个基本条件:一是学术空前的繁荣,这为新理论的诞生奠定了基础;二是疾病谱系的改变,这决定了理论体系的变革与治疗方法的创新。

从春秋战国到秦汉之际，社会急剧变化，政治、经济、文化都有了显著的发展，"诸子蜂起，百家争鸣"，学术思想空前活跃，与中医理论密切相关的几种哲学思想，如元气论、阴阳五行学说等已具雏形，这为医家总结医疗经验，形成理性认识，构建医学体系，提供了思想武器和方法；同时，古代医家丰富的医药知识和实践活动为中医学理论体系构建提供了医药实践基础。

医药学知识的大量积累，客观上需要整理总结，使之系统化、理论化，加之社会的发展为此提供了有利的条件，当时的哲学思想也提供了思维方法，因而在众多医家的共同努力下，《黄帝内经》的问世，标志着中医学理论体系初步形成。

其后的东汉末年，封建割据，战乱频繁，民众饥馑、贫寒交困，瘟疫流行，病魔肆虐，死亡甚多，仅张仲景本族，"建安纪年以来，犹未十稔，其死亡者，三分有二，伤寒十居其七"。这与曹植所描述的"家家有僵尸之痛，室室有号泣之哀"的悲惨状况是一致的。在这种社会背景下，张仲景创造出理法方药俱全、辨证体系完整、辨证思维灵活的六经辨治体系，开创了中医辨证论治之先河，是中医学理论体系的创新性发展。

金元时期是学术发展的繁荣时期，此时期流派纷呈，学说蜂起，建树颇多。细究其因，可清楚地发现，由于疾病谱系的改变，新的病种不断出现，古方今病已不相能，临床治疗急待创新，理论也出现危急与困惑，急待突破。于是，寒凉派、补土派、攻下派、滋阴派等诸多学派产生，被后世尊称"金元四大家"的刘完素、张从正、李杲、朱震亨为中医理论的发展做出了巨大贡献。金元四大家产生的原因有三：一是变迁、动荡的社会环境导致疾病丛生，医学面临挑战；二是某些多发疾病启发医家进行新的探索；三是在前人临床经验和理论阐释的基础上，诸医家因时、因地、因人而异，提出相应理论。金元时期的学术繁荣为明清时期温病学说的诞生奠定了基础。

至明清时期，温热疫病流行，火热蒸腾，其害甚大。新的传染性热病不断出现，病种已与伤寒迥异，愚医不知变通，仍用伤寒之法论治温病，致患者不死于病而死于医。诸贤医家，大声疾呼，运气不同，古今异轨，古方今病不相能也，若再用麻黄、桂枝辛温发散，必致发狂发斑而死，必须另创新方。因此，非大剂石膏方而不效，非大变平常法而不能，叶天士、吴鞠通卫气营血及三焦辨证也就应运而生了，这是中医学理论体系另一创新性发展。

及至现代，中医学术又处于繁荣时期，中医学得到了长足发展。首先，中医教育在全国迅速普及，数十年来为社会培养了大批优秀的中医药人才，西医人员学习中医也成为风尚；其次，中医临床得到了大力发展，全国各地均建有中医院，大量的中医临床实践成为中医学发展的动力和源泉;最后,科技发展为中医学术注入了生机和活力,运用新的技术、新的方法对中医进行研究,从不同角度、不同层面阐释了中医实质与内涵。此时期,证候实质研究、经络实质研究都有了一定进展,各种新的学说如稳态理论、黑箱理论、信息控制理论等涌现,出现了中医研究多学科、多极化、多层面、多家争鸣的局面,犹如江河澎湃,暗流涌动,可以说中医学术达到了历史上最繁荣、最兴盛的时期,新的中医理论呼之欲出。

如今,随着生活水平的提高,人们的饮食、生活方式等各个方面都发生了很大变化,致病因素由过去的六淫、疠气为主转向环境污染、精神因素、不良生活习惯等新的致病因素为主。疾病谱系也随之发生相应改变,急性生物性传染性疾病持续下降,慢性非传染性疾病比例迅速增加,即以生物(病毒、细菌、寄生虫等)为动因,以人为宿主所引起的疾病大量减少。不论是以媒介传染的疾病,如疟疾、鼠疫、丝虫病、血吸虫病等,还是以非媒介传染的疾病,如结核病和麻疹(通过空气)、霍乱和痢疾(通过水)、伤寒(通过食物)等,发病率都在迅速下降。随着经济的发展,这些疾病在全球大多数地区基本上已被控制。

疾病谱系的改变要求现代中医学进行相应变革。对这一新的问题,中医理论也处在危急、困惑之中。许多名医贤哲都在苦苦思索,中医将如何发展,中医理论将如何适应新的疾病谱系。困惑带来挑战,危急带来机遇,新的中医辨证体系和治疗方法亦必将在这危急与困惑中孕育、成形并应运而生。

在中医临床工作中,原有的中医辨证体系和治疗方法在论治当今病证时存在较大的缺憾,如何与当今疾病谱系变化协调与同步,如何运用中医理论来发展中医,是广大中医工作者的当务之急,也是中医发展之必须,更是思考焦点之所在。因此,王新陆教授在长期的临床实践中,在总结前人经验的基础上,结合当今致病因素的变化,构建了血浊理论体系,并提出了相应的辨证论治方法,希冀适应新的疾病谱系变化,对中医发展有所裨益。

二、提出

疾病谱系的变化是临床医学发展的原动力,它的改变决定了中医理论体系的变革与治疗方法的创新,血浊理论的产生是疾病谱系改变的需求及中医学发展规律的必然。

(一)疾病谱系改变的需求

随着时代的变迁,社会、自然环境的改变,现代疾病的病因有了很大变化,转向以精神因素、不良生活习惯、环境污染三大致病因素为主。

首先,随着信息化社会的到来,人们的生活节奏加快,生活压力增大,竞争激烈,增加了情志刺激的强度和深度,日久导致气机不畅,郁而不行,刺激人体,伤及脑窍,扰乱脑神,导致气机逆乱而成病,浊气亦随之涩而不行,蓄积血中,是为血浊;其次,社交频繁与生活水平的提高,导致了不良生活习惯与生活方式,如吸烟、饮酒、起居失常、暴饮暴食等,这些因素均可导致血浊的产生;另外,地球不断变暖,臭氧层破坏,太阳黑子活动频繁,均导致了气候因素的变化,影响着机体的生理功能,并产生相应的病理改变。环境因素也发生了变化,环境污染已经成为新的致病因素,有害物质对大气、水质、土壤、动植物和食品进行污染,并达到了致害的程度,环境污染产生了许多自然生态环境中没有的新物质,有毒物质从口鼻、皮肤侵入人体,污浊血液,正严重威胁着我们的机体,已成为现代疾病的重要致病原因。

致病因素的变化导致疾病谱随之发生了重大变化。现代疾病构成已由感染和营养不良等单因素疾病,转向机体自身代谢和调控失常为主要谱群的慢性非传染性疾病,如肿瘤、心脑血管病、糖尿病、老年性疾病、自身免疫性疾病等。这类与生活、精神、环境因素密切相关的疾病,即为"现代生活方式疾病"或"现代文明病",已经成为危害人类生命、影响人类健康的主要疾病。这些疾病往往是多因素长期作用于人体,互为因果导致机体多系统代谢与调控失常而产生的,一旦病理状态形成,基本上都需要终生康复与治疗。这些疾病有着共同的病理基础,那就是血浊,即精神因素、不良生活习惯、环境污染等致病因素污浊血液,使血液失去其清纯状态,变得浑浊或混乱以及血的循行发生障碍。

疾病谱系的变化给传统中医学带来了严峻的挑战并提出了新的要求,也为中医学的再次发展提供了契机。中医传统的病因认识虽然曾在防治疾病和养生保健史上起过巨大作用,但不可避免地带有时代的局限性,在此基础上构建的辨证体系、形成的诊疗思想等已经无法满足现代疾病谱系变化下的疾病治疗需求。因此,发展中医学理论,构建基于新的病因学说的辨证方法体系,以开拓新的诊断、治疗方法,提高临床疗效,就成为时代的需要。

为适应新的疾病谱系变化,必须整合传统中医理论,吸收其精华,摒弃其糟粕,结合临床实际,提出新理论、新方法,以更好地适应临床,提高临床疗效。作为脑血辨证理论体系重要组成部分的血浊理论,正是在这一背景下应运而生,为现代疾病的诊治开拓了新的思路。

(二)中医基础理论发展的必然

中医基础理论不能脱离中医临床而独自发展,严格来说中医基础理论是中医临床的总结,两者没有截然的学科界限,中医基础理论源于临床,临床实践是中医基础理论发展的重要依据。而血浊理论是基于现代临床实践发展而来的符合中医固有规律的理论。

如今,医学工作者在整理继承历代医学成果的同时,运用现代科学方法研究中医基础理论,取得了丰硕的成果,使中医理论进一步丰富、发展和提高。但是,现代中医理论研究的丰硕成果并未使中医学出现从自然哲学、经验科学向理论科学的转变,这是因为中医学框架没有改变,其知识体系仍以经验为中心,经验是学科的代表;中医学的发展动力仍是经验的总结,新的辨证方案、新药的产生仍靠临床医师个人经验积累。之所以会出现此种状况,是因为在现代中医学的发展过程中,在理论与经验的关系上,理论发展失去了主体性,成为经验的附属,具体表现在把理论发展的起点和目标局限于对经验的解释;或者以经验知识体系作为取舍理论知识体系的标准,认为后者对于前者关系的本质是证实。因此,中医学的发展仍呈缓慢的经验积累型,而非理论科学的变革、加速发展型。

在现代科学背景下,中医基础理论的研究仍须重视中医的传统研究方法,立足于临床,根据疾病谱系的改变,遵循中医理论与固有的规律,运用中医的方法研究中医,推动中医学术的发展,实现理论的创新。所以现代中医理论的发展应建立其主体性。基于以上认识,从整体观念出发,综合考虑了医学、现代科学和社会发展的现状,遵循辨证论治的原则,提出了对疾病防治具有现实意义的脑血辨证理论体系,并广泛应用于临床,取得了良好的效果。

血浊理论作为脑血辨证理论体系的重要组成部分,其理论框架设想和临床实践应用始于 20 世纪 90 年代,并在 21 世纪初的《脑血辨证》一书中正式提出,后又在相关文献中作了进一步阐释,认为血浊是指血液受各种因素影响,失却其清纯状态,或丧失其循行规律,影响其生理功能,因而扰乱脏腑气机的病理现象。

血浊理论主要针对当今最常见的,但尚有许多没有写进教科书的诸多"现代病""富贵病""污染病"等进行辨证论治,不可能涵盖所有的疾病,但可以与传统的六经辨证、八纲辨证、脏腑辨证等辨证与治疗方法相互补充,相得益彰。

三、意义

血浊理论的提出是中医基础理论发展的必然,是现代疾病谱系变化的需求,具有重要的理论研究意义和临床实践意义。提出血浊理论的意义包括以下几个方面。

(一)为中医现代化提供方向

血浊理论的提出,符合与时俱进的原则,是中医现代化的直接体现。理论表述的现代化是中医现代化的重要组成部分,但更重要的是要有临床效果,能治现代病才是中医现代化,从某种意义上讲,运用某种手段能较好干预和治疗现代疾病就是中医现代化。对血浊理论进行研究有非常好的发展空间,是真正能使中医现代化的重要路径之一。

(二)为中西医理论结合提供可行路径

现代科学技术丰富了中医的诊疗手段,将各种现代检测手段应用于中医临床延伸了中医传统诊法望、闻、问、切的"触角",使古代文献中抽象的"浊"有了具体而实在的意义,如高血糖、高血脂、高尿酸等均属血浊范畴,从而为临床治疗提供了更好的标尺,使现代科学与中医具有了一个切实的结合点。血浊理论把宏观医学与微观医学有机结合,为中医科研提供了更广阔的思路与空间,也为中西医理论结合提供了可能。

(三)为提高现代病的中医临床疗效奠定基础

血浊理论的提出,符合中医的固有规律,为中医临床治疗许多现代疾病如高血脂、糖尿病、高血压、痛风等疾病提供了思路,并且已经成为当代临床医师的共识,极具现实意义,必将提高诸多现代病的中医临床疗效。浊之在血脉,尤污物之在江河。欲去江河之污物者,必疏通河道;欲除血中之浊者,须采用清化通利之法,浊去则经脉通畅,诸病得以救治,疗效得以提高。

(四)为"治未病"提供落脚点

随着医学科学的发展和进步,对疾病的预防以及早期治疗的重要性越来越受到医学界的广泛关注,它不仅能够提高人类的健康水平与生活质量,而且可以大大减少卫生支出。"治未病"是中医学具有代表性的学术思想,充分体现了先进的预防医学理念。但是问题随之而来,如何将"治未病"思想落到实处,提高其临床意义已成为困扰当今中医界的难题之一。现代疾病的主要病因为精神因素、环境污染和不良生活习惯等,而这些因素均可导致血浊的产生,血浊既成,必将导致血液的濡养、化神功能失常,并进一步加剧气机失常,且可与痰、瘀、毒胶结相兼,对疾病的发生、发展、预后产生重要影响。血浊不仅是各种现代疾病的重要病理基础,形成之后又能作为继发性致病因素,加重其病理变化,所以说血浊是介于健康与现代疾病之间的病理枢纽,阻断这个枢纽正是阻断健康向疾病发展的关键,即是中医"治未病"的落脚点。从血浊论治现代疾病,可以达到未病先防、既病防变的目的,有非常重要的预防医学意义。

(五)为心身疾病的治疗提供新思路

当前时代的发展,出现了新的主流病因,环境因素、不良生活习惯、精神因素成为最为重要的三大类致病因素,疾病谱系也就相应地发生了新的改变,心身疾病呈逐渐增多趋势。心身疾病是一组发生发展与心理社会因素密切相关,但以躯体症状表现为主的疾病。血浊理论认为,前述三大致病因素均可通过多种环节作用于机体,影响血的化源,形成血浊,进而对全身脏腑组织产生不良影响,导致心身疾病的产生,加重其病理过程。更重要的是,血浊理论在病机层面进一步密切了"血-神"关系,认为血浊不清可以直接导致神机失灵。因此,围绕血浊展开的病机和治法方药研究,可以帮助合理挖掘、总结中医的形神兼治策略,更好地在治疗层面上体现"形神合一"的理论,为当代心身疾病的治疗提供新的思路。

(六)深化中医基础理论

血浊理论对中医基础理论的深化与发展,主要体现于其分化传统血瘀病机,符合现代临床的需要。当前,临床上往往有很多疾病如原发性高血压、糖尿病、冠状动脉粥样硬化性心脏病等,在早期或很长一段病程中均无明显血瘀症状可辨,血液流变学指标也多为不同程度的异常,甚至轻微异常,如能实现血行迟滞从广义的血瘀中分化出来,并进行系统研究,既可补充中医对从正常血行到血瘀的过渡病理阶段的认识,又势必增强中医对这些无症状疾病干预的目的性和准确性,实现传统血瘀治疗的分化,深化中医对"治病必伏其所主"的认识。事实上,很多临床工作者在治疗上已经注意了活血法的差异性运用。如就活血的效力而言,就有"和血""活血""破血"之别,只是这种差异性的用药规律研究在广义的血瘀理论体系中极易被忽视。血浊理论的提出,有助于深化中医基础理论对血病的论述,细化对血病的治疗策略。

(七)丰富辨证论治体系

一般认为,辨证论治的观点最早形成于张仲景的《伤寒杂病论》,其中提出"辨脉证论治"的观点,后世医家又进一步完善采集证据的过程和手段,系统地提出了望、闻、问、切四诊合参,如今所说的辨证论治中"证"的概念才得以完善。目前较公认的"证"的概念,是指疾病发展到某一阶段所表现出的全部信息。随着现代医家对疾病本质的认识不断深入,能够认识到的"证"的信息量也在不断增加和深入,要发展中医,发展辨证论治的观点,就要从中医的角度更加深入地认识疾病的本质,就要进一步扩大"证"的信息量。无论是四诊合参的结果,还是患者所表现出的症状、体征及西医学的生化检查指标、影像学检查结果、病理报告、各种纤维镜、内窥镜检查报告,甚至分子生物学水平、基因水平的结论等,只要是有利于认识疾病本质的信息,都可以纳入"证"信息量的范畴。只有这样才能从中医的角度更加深入准确地认识疾病的本质,在通过反复和严谨的临床实践工作的检验后,更加准确地认识已知的证型,提出创新的证型及病理产物、致病原因或新的学说、新的病因病机,以指导进一步的立法方药。血浊理论的提出,丰富了认识疾病本质的信息,为疾病的辨证论治提供了新的思路和方法,是对中医辨证论治理论体系的丰富和发展。

第二节　血浊的概念

一、血浊理论渊源

血浊理论作为创新性学术思想,并非是脱离了传统中医基础理论的空中楼阁,而是能从很多经典文献中找到理论依据的有源之水、有本之木。

(一)春秋战国时期

"血浊"一词始见于《灵枢·逆顺肥瘦》:"此人重则气涩血浊。"意思是性情稳重的人,气必滞涩,血必浓浊。这里的"血浊"还只是个生理概念,与血浊理论并不相符,但可以在《黄帝内经》的多处章节中找到现代血浊理论的源头。

《灵枢·经水》说:"其……血之清浊,气之多少……皆有大数。"明确告诉我们,血的清浊程度是有正常范围的,超出即是病态,这种病态就是我们所说的血浊。

《素问·五脏别论》则说:"夫胃、大肠、小肠、三焦、膀胱,此五者,天气之所生也,其气象天,故泻而不藏,此受五脏浊气,名曰传化之腑,此不能久留,输泻者也。"五脏浊气即机体新陈代谢的产物,须经胃、大肠、小肠、三焦、膀胱等排出体外,而且"不能久留",久留则沉积体内,即成为浊邪,这与我们提出的血浊理论不谋而合。

《灵枢·阴阳清浊》指出:"清者其气滑,浊者其气涩。"明确告诉我们,浊邪可阻碍气机,使机体气机运行滞涩。《灵枢·血络论》从另一个角度进一步说明这一观点:"血气俱盛而阴气多者,其血滑,刺之则射,阳气蓄积,久留而不泻者,其血黑以浊,故不能射。""不能射"的原因是血运迟缓,而血运迟缓的原因则是"血黑以浊"。这段经文还告诉我们导致血浊的一个原因就是"阳气蓄积,久留而不泻"。

《素问·奇病论》中说:"此肥美之所发也,此人必数食甘美而多肥也……治之以兰,除陈气也。"这一段话虽然是讨论"脾瘅"的,但也揭示了"血浊"的产生、传变以及治疗方法。饮食不节,"数食甘美",超出了胃的腐熟和脾的运化升清之所能,"甘美"之食或不能被完全运化,或沉积于血不能被机体利用,形成"陈气"。这个"陈气"就是血浊,经文不但揭示了产生血浊的病因之一是饮食不节、嗜食肥甘,治疗方法是"治之以兰",即芳香化浊,而且指出血浊作为新的致病因素可以导致"脾瘅",有学者认为"脾瘅"与现代疾病糖尿病、代谢综合征等疾病相吻合,这与我们认为血浊是糖尿病中医基本病机的观点相一致。

《灵枢·五乱》曰:"清气在阴,浊气在阳,营气顺脉,卫气逆行,清浊相干,乱于胸中,是谓大逆。故气乱于心,则烦心密嘿,俯首静伏;乱于肺,则俯仰喘喝,接手以呼;乱于肠胃,则为霍乱;乱于臂胫,则为四厥;乱于头,则为厥逆,头重眩仆。"《灵枢·阴阳清浊》云:"受谷者浊,受气者清。清者注阴,浊者注阳。清浊相干,命曰乱气。"生理状态下营气行于脉内,卫气行于脉外,清气在上,浊气在下。若营卫相逆,清浊相干,浊气入血,就会产生"大逆""乱气"的病理状态,这种"大逆""乱气"的病理状态就是血浊。经文进一步指出,浊邪入血后,会随血循行周身,污及心、肺、头、肠胃甚至四肢,出现相应的症状。可以看出血浊理论与《黄帝内经》大致一脉相承。

(二)东汉时期

东汉时期的《伤寒杂病论》也论述了脾胃与血浊产生的关系:"脾气不转,胃中为浊,荣卫不通,血凝不流。"脾不能升清,胃不能降浊,清浊之气沉积于胃,变为浊邪。又因"胃为水谷气血之海",胃中浊邪入血,变为血浊。

东汉养生家王充指出:"夫血脉之藏于身也,犹江河之流也;江河之流,浊而不清,血脉之动,亦扰而不安。不安,安能得久生乎?"认识到血脉之浊而不清对于养生的重要性,血浊产生之后必然随血液循环全身,扰乱脏腑气机,导致他病丛生。

《华氏中藏经》则明确了血浊的阴阳属性及病位:"阴中之邪曰浊,阳中之邪曰清。"血属阴分,阴血同源,血中之邪即阴中之邪,所以称之为血浊。

(三)金元时期

金元时期朱丹溪已经认识到导致血浊产生的病因,甚至认识到血浊作为新的病理因素可以进一步生痰、生瘀。他在《格致余论·涩脉论》中说:"或因忧郁,或因厚味,或因无汗,或因补剂,气腾血沸,清化为浊,老痰宿饮,胶固杂糅,脉道阻塞,不能自行。"指出情志不遂、饮食不节、外邪内侵或用药不当均会产生血浊,而血浊产生之后,进一步化生痰饮、瘀血,阻塞脉道。

(四)明清时期

明代张景岳说:"水谷精微若得正化则为津,化失其正,则为痰浊。"指出浊产生的原因就是水谷精微不得正化。

虞抟在《医学正传》中说:"津液稠黏,为痰为饮,积久渗入脉中,血为之浊。"不但指出血浊产生的原因,而且告诉我们血浊与痰饮的区别是,痰饮是津液异常,而血浊病位在血。王纶在《明医杂著》中则说:"津液者,血之系,行乎脉外,流通一身,如天之清露。若血浊气滞则凝聚而为痰。"以上这些文献明示我们血浊与痰饮可以互为病因,相互转化。

吴崑则在《医方考》中指出"浊邪"可以导致中风:"浊邪风涌而上,则清阳失位而倒置矣,故令人暴仆。"

清代王清任在阐发天花的病因时说:"痘本血管内血中浊气,遇天行逐浊气之瘟疫,自口鼻而入于气管,达于血管。"告诉我们疫疠之气或六淫外邪侵于血管也可以导致血浊。

(五)现代

郭明冬等认为所谓浊邪,即秽浊之邪,乃指无论外感、内伤,脏腑功能失调,使气血津液运行失常,并停留阻滞于机体组织器官所形成的具有致病作用的病理产物,包括浊气、瘀血和痰、饮、水、湿等。许筱颖等认为,浊与湿同类,有内外之分,外者指自然界的秽浊之气,内者为人体异生之病理产物,湿轻浊重,积湿成浊,湿易祛而浊难除。虽然两位同道未将浊邪与瘀血、痰湿区别清楚,但已充分认识到浊邪的病因、病性以及病位。

王威等认为"浊邪"是"湿邪"寒热未分、阴阳未判的阶段,这个阶段或长或短,最后根据患者的体质,浊邪或转化为湿或转化为湿热。

战丽彬等认为脂浊是指嗜食肥甘厚味或脏腑功能失常,脂质不能正常输布全身,或多余脂质排泄不及,停于血脉内或皮下、膏肓(分肉、肓膜、皮腠)所形成的病理产物,着于血则为血浊。如果将脂浊归于"痰浊"的范畴,对于丰富和完善中医病因学说、防治现代疾病将有很大的局限性。虽然战氏只是将脂质代谢异常归于"血浊"范畴略显片面,但明确指出不能将血浊与痰混为一谈,并且脂质输布失常可以导致血浊,有其积极意义。这也是血浊理论的重要观点之一。

唐雪梅描述了血浊患者的症状：形体丰肥、嗜卧少动、倦怠乏力、头目不爽、胸闷脘痞、舌体偏胖、质暗、舌苔浊腻等。这是对血浊理论体系的补充和完善。

杨关林则将浊脂引发的血脉病的演变过程总结为饮食不当是促成血脉病痰浊的重要外因，脾虚失运是形成血脉病痰浊的主要内因。痰浊凝聚，积存于血脉是血脉病的初始病机；因痰致瘀，由瘀促痰是血脉病重要病机；痰瘀互结、沉积血脉是血脉病关键病机；痰瘀凝块、胶结血脉是血脉病病情发展的必然趋势。这与血浊理论"浊碍血行""浊损脉管"的病机理论相互唱和。

李佃贵等则提出了浊邪的诊断标准：①舌苔色泽或黄或白或黄白相间，苔质腻，或薄或厚。②脉有滑象，或弦滑或细滑或弦细滑，以上舌苔、脉象为浊邪内伏必具之征。③大便黏腻，臭秽不爽，小便或浅黄或深黄或浓茶样，汗液垢浊有味。具备以上诊断标准的其中两方面，便可诊为浊邪。此标准对规范血浊证的诊断深有启发。

另有一些文献指出血浊作为新的致病因素，可以引发多种现代疾病，从另一侧面支持了"血浊"理论。如黄纲等认为血浊可导致痛风性关节炎；李佃贵等认为血浊可引发慢性萎缩性胃炎；晏庆德认为血浊与老年高血压、高脂血症、糖尿病、动脉粥样硬化、冠状动脉粥样硬化性心脏病等密切相关。

纵观古今文献，虽然无一人或一文明确而完整地提出"血浊"理论，但从中或可以找到"血浊"的形成原因，或可以找到其阴阳属性，或可以找到其致病机制，或可以找到其传变规律，或可以找到其临床表现，或可以找到其治疗方法。王新陆教授就是在这些传统中医理论基础上，结合西医学知识以及临床实践经验，构建了血浊理论体系。正所谓继承创新，不离大宗。

二、血浊的现代含义

分析和梳理古代文献关于"浊"的论述之后，"血浊"的概念在 21 世纪初《脑血辨证》一书中被重新提出，并在其后的文献中加以深化，赋予了现代含义。血浊是血液成分的浑浊或者血液循行的混乱，浑浊是血的物质构成发生了变化，混乱是血的循行发生了紊乱。总的来说，血浊是指血液受各种因素影响，失却其清纯状态，或丧失其循行规律，影响其生理功能，因而扰乱脏腑气机的病理现象。

换言之，血液变稠、变脏、变质以及循行障碍皆可称之为血浊。也就是说，血液流变学异常、血液中滞留过剩的代谢产物或出现异常物质，以及循行障碍等皆可称之为血浊，诸如高血脂、高血糖、高尿酸血症、高蛋白血症、血液中其他代谢产物异常等均属血浊范畴。

从其定义可以看出,血浊是一个全新的中医病理学概念,其病位在血;主要包括两层含义:一是血的构成物质发生了质或量的改变;二是血的正常循行状态发生了改变。

中医理论认为血由营气和津液组成,具有营养和濡润全身的生理功能,是构成人体和维持人体生命活动的基本物质之一。可以看出,在传统中医理论中,血是一种"基本物质",虽然由营气和津液构成,营气和津液也各自有其功能,但关于血的辨证如血虚、血瘀、血热以及血证,都是基于血作为整体的基本物质这一认识基础之上的,其辨证内涵并没有涉及营气和津液。而我们认为血作为一种基本物质,不但可以再分为营气和津液,而且这些构成物质也可以发生改变,包括血液中本已存在的物质超出正常范围及出现新的异常物质,这种改变达到一定的程度就会影响血的生理功能,成为新的致病因素——血浊,并进一步导致机体产生一系列的疾病。另外,我们发现,血液的循行规律如果发生改变,比如由层流变为湍流,也可以导致一系列疾病。因此,将这部分内容也纳入血浊的范畴之中。可以看出,"血浊"是建立在血液微观层面上的全新的病理学概念,它的提出丰富了中医学基本理论关于血的生理、病理以及辨证治疗内容。

根据《黄帝内经》中"浊"的生理学含义,可以对血浊的病理学机制做出解释:血的质地之所以会过于稠厚,是因为脉道中的饮食精微——浊阴、浊气蓄积过量所致。导致浊阴、浊气蓄积过量的原因可以简单地归结为三类:产生过多、输布障碍以及消耗不足。随着时间的推移,浊阴、浊气从无形之气逐渐积聚成介于有形无形之间的状态,似雾露氤氲而弥漫于脉道之中。此时这些饮食精微由适量转化为过量,由机体必需的营养物质转化为对机体造成损害的致病物质。相对或绝对过盛的浊阴、浊气积聚于脉道之中,成为一种病理状态,又可以作为继发的病因,进一步导致疾病的发生,影响疾病的发展过程以及预后。

血浊作为一种病理状态,具体而言,多是指饮食精微过剩(或因饮食过于肥甘厚味;或因脾气亏虚、不能散精),蓄积脉道(如糖浊、脂浊、蛋白浊、微量元素浊)。血浊又可作为继发性致病因素,进一步生成和演化为血瘀、痰饮和浊毒。浊邪堆积超越了机体的自净能力,则发为疾病。如糖浊堆积可导致糖尿病,脂浊蓄积导致高脂血症、动脉粥样硬化、尿酸浊可以导致高尿酸血症和痛风。

总之,人体在正常生理状态下是无血浊的,血浊是血液超过自清、自洁、自稳能力后所形成的一种病理状态。血浊一旦形成,浊邪内阻,又扰乱脏腑气机、百病丛生。血浊与现代疾病的发生、发展以及预后有着极为密切的关系。

血浊作为一种病理状态,是联系血的化源异常与循行异常的纽带。血的化源与循行的关系研究一直处于似有非有的模糊处境。这主要有两方面原因：一是中医重视气血的流通，朱丹溪有"气血流通、百病不生"，受中医贵通思想和气化学说的影响，中医对血行流通的重视程度要高于血的化生，如"旧血不去，新血不生"。二是长期受"重神轻器"的传统文化思维影响，中医一直轻视对"血质"的认识，其相关病机及临床表现往往将其分解于血虚、血瘀的认识中。这些影响无形中解构了血的化源与循行关系，使两者研究似乎成了两条平行线，并进而使得血的化源异常与循行异常之间可能存在的病机联系研究长期被人忽视。目前，这些认识往往只能从中医其他理论中得以散在体现，如痰浊理论中，脾胃运化失常，而产生痰浊水湿，滞碍血行，形成血瘀；气血理论中，脾胃气血化源不足，气不行血，形成血瘀，甚至有时以一种医家"顿悟"的形式示人。但是正是由于缺乏核心理论概念的提出，所以不仅这些散在认识无法在新的高度整合，而且还失去了总结、升华更多临床经验的契机。如能围绕血浊，筛选出核心症状、体征、辅助检查指征，并结合传统中医理论，探究其形成的病因病机及相应的治法方药构建新的理论平台，可以使中医对于现代复杂病、疑难病的早期干预更具有主动性、规范性、目的性和准确性。

血浊理论顺应了时代要求，逐渐被业界接受并发扬光大。自血浊的概念被重新提出并赋予现代含义之后，多有医家据此进行理论阐发和临床应用。从多个角度、多个层次对血浊理论进行了补充和完善，现代血浊理论的内涵已成为当代中医学界的共识。

第三节　血浊的病因病机

一、病因

东汉学者王充在《虚道篇》中说："夫血脉之藏于身者，犹江河之流也，江河之流浊而不清，血脉之动，易扰而不安。"金元医家朱丹溪曰："或因忧郁，或因厚味，或因无汗，或因补剂，气腾血沸，清化为浊，老痰宿饮，胶固杂糅，脉道阻塞，不能自行。"均从一定层面论述了血浊产生的原因。

随着科技的发展，生活水平的提高，生活方式的变化，血浊作为一种病理产物，其产生与现代致病因素有密切关系，在现代疾病谱系下，血浊的形成病因有以下几个方面。

(一)环境污染

环境污染已经成为新的致病因素。大气中存在着大量二氧化硫、一氧化碳、碳化氢、硫化氢和氨等多种有害物质;水源中含有铅、铬、锌、汞、砷、氢化物等多种有毒化学品;土壤中也含有大量有毒物质。另外,噪声、光电、磁场等也在污染着环境。

《灵枢·营卫生会》曰:"中焦亦并胃中,出上焦之后,此所受气者,泌糟粕,蒸津液,化其精微,上注于肺脉乃化而为血。"可见,血的生成与肺有密切关系。《灵枢·邪客》曰:"宗气积于胸中,出于喉咙,以贯心脉,而行呼吸焉。"宗气者,由水谷精微所化生之谷气、自然界之清气相合而成。《灵枢·阴阳清浊》曰:"受气者清。"古之天气清净,少有污浊邪气,故曰受气者清;当今之世,污浊邪气横溢,受气者亦可浊。污浊之邪气,弥漫空中,随天之清气同入于肺中,或吸食烟草、毒品等,致宗气浊而不清,"贯心脉"后,浊邪亦随而入血,沉积血中,是为血浊。

人体处在环境污染之中,污染物质由呼吸、饮食、皮肤进入体内,随血液流行,如果这些侵害超出了机体的自清能力或者累积过多,必然会导致血浊的产生。有学者对8名健康育龄妇女的全血进行了检测,结果共检出34种有害有机物质,其中邻苯二甲酸二丁酯、邻苯二甲酸二异丁酯等邻苯二甲酸酯类物质最多,而这些污染物质与她们所在城市的饮用水质量以及香水、指甲油等化妆品的使用有关,由此可见,环境污染也可直接导致血浊的产生。

(二)情志因素

七情内伤乃人类身心病变的一种反映,导致七情内伤的原始病因则为精神因素,即生活压力、精神紧张、境遇人事等。精神因素致病的关键在于导致气机失调。七情内伤直接伤及脏腑,导致气机紊乱,气滞、气逆、气陷、气闭、气脱等各种气的升降出入运动失常均可导致血浊。

《格致余论·大病不守禁忌论》云:"夫胃气者,清纯冲和之气,人之所以赖以为生者也。若谋虑神劳,动作形苦,嗜欲无节,思想不遂。饮食失宜,药饵违法,皆能致伤。"《格致余论·涩脉论》曰:"或因忧郁,或因厚味,或因无汗,或因补剂,气腾血沸,清化为浊。"《素问·调经论》也说:"血气不和,百病乃变化而生。"人之情志调畅,则百病不生;若忧思过度,嗜欲无穷,则气机不畅,郁而不行,浊气亦随之涩而不行,蓄积血中,(血)清化为浊,是为血浊。

有研究表明,长期激怒可引起大鼠全血黏度呈高黏状态;对猫恐吓小鼠的

"恐伤肾"模型研究发现,其红细胞膜 C_3b 受体花环率降低,红细胞免疫复合物花环率升高,血浆中分子物质升高,巯基降低。类似的研究还有许多,足以说明不良精神因素可直接导致血浊的产生。

(三)不良生活习惯

不良生活习惯包括劳逸失度和饮食失宜两方面。

《素问·举痛论》云:"劳则气耗。"《素问·宣明五气》曰:"久视伤血,久卧伤气,久坐伤肉,久立伤骨,久行伤筋,是为五劳所伤。"劳逸得当,生活规律,则气血周行有度,脏腑功能正常,浊邪排出通畅;若生活习惯不良,过劳过逸,则伤气、滞气,或昼夜颠倒,则气机升降出入失常,或恣情纵欲,则耗伤肾精、神志,皆可致脏腑、阴阳、气血津液功能失调,酿生痰浊瘀血,并使浊邪排出不畅,沉积血中,是为血浊。

饮食失宜与血浊之间的关系更为密切,《灵枢·本脏》曰:"中焦受气取汁,变化而赤,是谓血。"可见,血由水谷精微所化生。《素问·痹论》曰:"营者,水谷之精气也。"《灵枢·邪客》曰:"营气者,泌其津液,注之于脉,化以为血。"血是由水谷之精微所化生之营气与津液,渗入脉道,相合而成。若饮食不节,过饥则化源不足,血行缓慢;过饱则化痰生热,污浊血液;不洁则可直接导致血液污浊;偏嗜也可导致血液成分变化。或不慎进食败蔬馁肉,或食用被化肥、农药、催熟剂、防腐剂、激素、抗生素等污染之食物,或饮用被污染之水体,致使脾胃受伤,其清纯冲和之气被污,污浊之邪随营气入脉,于血液中沉积,富集日久,则为血浊。研究表明,过食咸肉制品,血液中 $Fe(OH)_3$ 过多;当人体长期处在过强体力劳动的状况下,静脉血中的 HCl 浓度增大。可见,不良生活习惯与血浊的形成有密切关系。

(四)其他因素

先天因素和血浊有一定关系。《格致余论·慈幼论》云:"儿之在胎,与母同体,得热则俱热,得寒则俱寒,病则俱病,安则俱安",浊则俱浊。《医林改错·论痘非胎毒少言"儿在母腹,始因一点真精凝结成胎,以后生长脏腑肢体,全赖母血而成,胞胎内血中浊气,降生后仍藏荣血之中",是为血浊。人之生也,以父精母血相合而成,若父精和/或母血浊而不清,则阴阳交媾之后,浊邪伏藏于胞胎,及胎儿降生,仍藏于小儿荣血之中,此先天所禀之血浊。

医药因素与血浊也有关。《素问·五常政大论》曰:"病有久新,方有大小,有毒无毒,固宜常制矣。大毒治病,十去其六;常毒治病,十去其七;小毒治病,十去其八；无毒治病，十去其九。谷肉果菜，食养尽之，无使过之，伤其正也。"药物使用得当可以用来治疗疾病，若使用不当反而会导致疾病的发生，正所谓"水能载舟，亦能覆舟"。倘若药物过期失效，或用量过大，或用期过久，或不当用而用之等，皆可伤及人体正气，致使药浊沉积血中，是为血浊。

另外，外感六淫邪气、乖戾之气、秽浊之气，或大病久病等，皆可损伤人体正气，致阴阳失调，脏腑失和。清气生浊，或浊邪排出不畅，沉积血中，是为血浊。

二、病机

(一)浊阻气机，阳不化气

血为气之母，血能载气，血浊病位在血，其性黏滞，一旦形成，必然影响气机运行，正如《灵枢·阴阳清浊》所云："清者其气滑，浊者其气涩。"气机郁滞又进一步影响血液循行和浊邪的排泄，从而形成血浊与气滞相互促进的恶性循环。

《素问·阴阳应象大论》曰："阳化气，阴成形。"说的是物质和能量的转化问题，阳的作用是将物质转化为能量，转化为"功能"。"阴盛则阳病"，浊为阴邪，易损伤阳气，阳气受损，则被运化、吸收进入体内的水谷精微得不到阳气正常的"推动、温煦及兴奋"作用，不能正常的"化气"，则"清化为浊"，进一步导致体内更多的血浊蓄积，又形成了血浊与"阳化气"功能受损相互促进的恶性循环。"浊阻气机"以及阳"化气"功能受损是血浊导致脏腑功能受损的重要机制之一。

(二)浊碍血行，血不化神

"气为血之帅"，血液的运行离不开气的推动作用，气行则血行，气畅则血畅，浊为有形之邪，易阻滞气机，气机受阻则血运迟缓，且浊性黏滞，又为有形之邪，易贴附于脉管，则脉管管腔狭窄，"壅遏营气"功能亢强，从而使血运失畅。另外，《素问·离合真邪论》曰："夫邪之入于脉也，寒则血凝泣，暑则气淖泽。"血中之浊不论其为寒性还是热性都会改变血液的正常运行。"浊碍血行"使脏腑组织得不到血液充分的濡养，导致脏腑组织功能受损。

人体的精神活动必须得到血液充足的营养，才能产生充沛而舒畅的精神情志活动，正如《灵枢·平人绝谷》所说："血脉和利，精神乃居。"这是血的"化神"功能。浊邪污血，则人的精神活动得不到血液充分的营养，就会出现精神疲惫、健忘、失眠、多梦、烦躁、惊悸，甚至精神恍惚、意识障碍、癫狂痴呆等症状。血不化神是血浊证异常精神神志表现的产生机制。

(三)浊损脉管，脏不藏精

《灵枢·决气》曰："壅遏营气，令无所避，是谓脉。"血液在脉管中循行，血中之浊邪可直接损伤脉管,加之浊邪污血,血之濡养功能受损,脉管失于血之营养滋润而变脆、变硬。变脆、变硬的血管失去正常的弹性,"壅遏营气"功能亢强,不能随机体需要调节对脏腑的血液供应,五脏六腑失于血液的濡养,导致各种疾病发生。正如《素问·调经论》所说:"五脏之道,皆出于经隧,以行血气,血气不和,百病乃变化而生。"

五脏之精简称"脏精",是指五脏所藏的液态精华物质,具有濡养、滋润和支持本脏及其所属的六腑、形体、官窍功能的作用。五脏及其所属的六腑、形体、官窍主要依靠其所藏之精的濡养才能发挥其生理功能。脏精由五脏化生并贮藏,连属于五脏的脉管变硬、变脆,不能随机体需要调节对五脏的血液供应,且所含之血液被浊邪所污,失却其清纯状态,使五脏不能很好地化生、贮藏精气。"浊损脉管"及"脏不藏精"是血浊证出现机体以五脏为中心的各系统功能减退的重要病理机制。

综上所述,产生血浊的因素既有外因,又有内因。外为大气污染及有毒秽浊之气侵袭;内则由惊、怒、忧、思之扰,饮食劳倦,酒色无节,损伤正气;内外因相合引起机体脏腑经络功能紊乱,气血失调,阴阳平衡破坏而产生血浊。血浊一旦形成,浊邪内阻,又扰乱脏腑气机,百病丛生。

第四节　血浊与其他病理因素

一、血浊与血瘀、血虚

长期以来,中医对血的病理认识,可以归纳为两方面:一个是血虚,即量的不足,包括化源不足、失血、耗血等;二是血瘀,即血行的异常,包含血行迟滞和停滞,以及离经之血。

但血的病理尚存在许多问题。如有些临床疾病表现为血虚之象,但其内在病机却并非是血虚,而是有实邪为患。再生障碍性贫血患者往往贫血貌表现明显,面色无华或萎黄,口唇、爪甲色淡无华,并常伴见神疲乏力、心悸气短等虚弱症状,故常常被辨证为血虚,而用补法治疗。然而,无论补气、补血、补脾、补肾均鲜有良效。如何把握和治疗这些似"虚"实"实"的疾病证候,规避传统"血虚"辨证所可能带来的认识误区,尚有待新的中医理论指导。血浊理论为深入认识血虚注入了新的活力。某些血虚病证存在血液成分异常的问题，可以从血浊的角度进行重新认识。

另一方面，血瘀的内涵十分丰富，囊括了血行迟滞、停滞和离经之血。但是正因为长期以来将其统而概之为血瘀，所以迟滞、停滞、离经之中的病机差别及演变尚缺乏研究。中医十分注重从动态的角度去认识把握疾病，反映疾病即时之变的"证"的提出即是这一思想的重要体现。那么，针对血液停滞这一病理机制，突然的停滞是可能发生的，但多数复杂病是一个渐进的演变过程，是逐步演变而来的血液停滞，类似于血管内皮细胞的损伤，血黏度增加，血小板功能的异常活化，血脂、血糖的增高等危险因素的出现，影响了血液的正常流动，最后使血液出现异常的停滞。可以说，迟滞是停滞的前驱阶段，而且往往是一个漫长的过程。既然迟滞与停滞存在时间、程度的差异，那么其相应的临床外候自然就存在差异。但长期以来，迟滞、停滞的血瘀证表现一直是以整合的面目出现，如舌质紫暗、癥瘕积聚等，其内在差异和演变规律一直缺乏研究。而当前，临床上往往有很多疾病如高血压、糖尿病等，在早期或很长一段病程中均无明显血瘀症状可辨，往往仅表现为脉缓或弦，舌色暗红或淡暗，血流变指标也多为不同程度的异常，如能实现血行迟滞从广义的血瘀中分化，并进行系统研究，即可填补中医对从正常血行到血瘀的过渡病理阶段的认识，势必可以增强中医对这些无症状疾病干预的目的性和准确性，实现传统血瘀治疗的分化，更好地符合中医"治病必伏其所主"的认识。血浊理论的提出，正可以实现这一目标。

血瘀是指血液运行不畅或血液瘀滞不通的病理状态；血虚是指血液亏虚，不能濡养脏腑、经络、组织。传统的中医理论中，血瘀有程度上的差异，可以是血行不畅，也可以是血液停滞；血虚也有双重内涵，既有血液成分亏少，也有血液成分异常。血浊理论的提出，把血液成分改变与血液循行迟滞用"血浊"加以概括，把此类病理变化从传统的血虚和血瘀病机中剥离出来。

在血浊理论中，血浊包括血液成分异常和血液循行异常双方面内容，所以，血浊是导致血虚和血瘀的重要因素。一方面，血液成分异常可以导致血液的营养作用衰退，产生血虚的状态，血虚之后，濡养功能减退，反过来又导致血液的自洁功能减退，加重血浊，二者常相兼为病；另一方面，血浊是血瘀的前期状态，血浊到血瘀是一个逐渐发展的演变过程。血行迟滞，血脉失其濡养功能，为血瘀形成前的一种状态。《医经原旨·藏象》言："血浊不清而卫气涩滞也。"血浊沉积血中可致气涩，气涩则血流缓慢形成血滞，血中有形成分黏聚，即可形成血瘀。血瘀形成之后，瘀阻脉道，导致血中浊邪的运行、排出不畅，或瘀血化浊，加重了浊邪的蓄积。二者亦常相兼为病。

二、血浊与痰饮

痰饮是机体津液代谢障碍形成的病理产物；血浊是血液循行紊乱或血液成分异常的一种病理状态。痰饮和血浊之间存在着明显的区别，但又有着密切的联系。

痰饮来源于津液，血浊来源于血液，津液由水液化生，血液由津液和营气构成。水谷饮食通过胃的受纳腐熟、脾的运化升清，化生为津液和血液，津液布散全身，血液进入脉中，均发挥营养和滋润作用，血液中富含津液，血液与津液二者胶着难分，相互包含，具有极其相似的产生、输布、代谢过程。是故分别由津液和血液代谢异常所产生的痰饮和血浊也就有着千丝万缕的联系。痰饮和血浊之间又有着明显的区别。痰饮因津液代谢失常产生，故可随津液遍布全身，而血浊是由血液代谢异常或循行障碍产生，故仅存脉管之内、血液之中。

痰饮和血浊极易相互影响。津液的运行有赖气机的调畅，浊之在血，犹污物之在江河，从而导致气机不畅，即"浊者其气涩"。气机不畅，则津液的运行输布失常，停聚而成为痰饮。血浊又是痰饮形成的直接危险因素，血浊形成，蓄积脉道日久，可阻碍津液的正常输布，聚生痰饮，《景岳全书·痰饮》云："津液者血之余，行乎脉外，流通一身，如天之清露，若血浊气浊，则凝聚而为痰。"痰饮既成，又可损害血的功能，加重血浊的沉积。《张氏医通》云："其饮有四……始先不觉，日积月累，水之精华，转为混浊。"血浊日久可以阻滞津液的正常循行，使津液停聚生痰；痰饮又可影响血液的自清，酿生血浊。二者常相兼为病。

虞抟在《医学正传》中说："津液稠黏，为痰为饮，积久渗入脉中，血为之浊。"王纶在《明医杂著》中则说："津液者，血之系，行乎脉外，流通一身，如天之清露。若血浊气滞则凝聚而为痰。"以上这些文献充分说明了痰饮和血浊的关系。

三、血浊与毒

毒是一类致病因素，有外毒与内毒之分，外毒源于自然界致病邪气，内毒源于体内邪气蕴结变化而成。毒邪致病凶猛，以败坏形质、损伤脏腑、功能受损为鲜明特点。外感六淫、疠气，内生五邪均可化生毒邪，如风毒、湿毒、疫毒、热毒、火毒等。血浊邪致病和缓，但沉积日久或蓄积过多，不能及时有效地排出体外，亦可化生毒邪，引起机体形质的损伤，如损伤肾脏、脉道，蒙蔽心神等。脏腑损伤，气血逆乱，反过来导致血浊排出不畅、蓄积。另外，痰和瘀在血浊的基础上进一步生成、演化和加剧，三者相互影响，恶性循环。浊、痰、瘀均为阴邪，重着黏滞,易相互杂糅为病,其形成的复合物近似于传统意义上的"浊毒"之邪,其以血为载体,可以随血液运行到全身各组织器官,发生异位沉积,导致各种现代疾病,如肺纤维化、脑血管病、心血管病、动脉粥样硬化、非酒精性脂肪肝、糖尿病视网膜病变、肾纤维化、多囊卵巢综合征等。血浊逐渐从功能性病变转化为器质性病变。

总之,血浊、痰饮、血瘀、毒既有区别又有联系,四者常相兼为病,相互增益,致使疾病复杂,缠绵难愈。

第五节　血浊的致病特点与临床表现

一、致病特点

血浊是一种病理产物,但血浊既成,又可以作为继发性的病因,损伤脏腑功能,变生诸多疾病。血浊作为病因,其致病特点大致有以下几个方面。

(一)浊为阴邪,病位在血

在阴阳学说中,血因行于脉中,且主营养和滋润作用,故而属阴,血浊是血液成分异常或血液循行失调,随血行于脉中,故而血浊当属阴邪。另外,在历代医家的论述中,常将清阳与浊阴对称,也充分证明浊应当属于阴邪的范畴。血主濡养和藏神,血浊内生则血失却其正常的濡养和藏神功能,易出现头晕头痛、失眠健忘、肢体麻木,甚或痴呆癫狂、瘫痪肌萎等症状。

(二)既可外感,也可内生

外感者是因由新的致病因素,诸如有害气体、重金属、化学药物等自口鼻、皮肤直接入血而成为血浊;内生则是诸多因素,如情志内伤、劳逸失度、饮食失调等导致脏腑功能失调,气机紊乱而产生。无论外感与内生,均与现代致病因素有关。

(三)起病隐匿,不易发现

浊为无形之邪,客于血中,使血液失去了清纯精专之状态。待新血又至,复养其脉,脉气来复,气机顺畅。故血浊致病,多隐匿出现,最初可表现为无症状阶段,仅以血浊为主要病理变化,或虽兼夹相关邪气但并不十分明显。临证中很多患者在早期自身无任何临床症状,常在定期体检或其他偶然机会发现血糖、血脂、血流变学等的异常。

(四)其性黏滞,病程缠绵

血浊因水谷精微化生或代谢异常而致,随血行于脉中,属于阴邪,其性黏滞,留伏脉道,滞涩不散,易阻碍气机,变生百病。若血浊日久不去,易结滞脉络,阻塞气机,缠绵耗气,与瘀痰湿互结,入络或深伏于内,则劫耗脏腑经络之气血,呈现虚实夹杂之证。至疾病的中后期,血浊亦可因耗气而伤阳,或阴损及阳,进一步损伤正气,使疾病向严重化、复杂化和慢性化的方向发展,而致疾病顽固难愈,变证多端,甚或转为坏病,此乃慢性、渐进性的损害。因此,血浊在疾病之始就作为启动因子,成为疾病发展变化的病理基础和病机转变的重要环节,导致病程漫长,缠绵难愈。

(五)易犯清窍,侵及脑神

清代著名医家叶天士在《外感温热篇》中提出"浊邪害清"。这里的"清"即"清窍"。清窍有狭义和广义之分,狭义的清窍指传统的九窍中的耳、鼻、眼、口等上窍,而广义的清窍还应包括"精明之府",即脑神。《证治准绳》云:"盖髓海真气所聚,卒不受邪,受邪则死不可治。"因六腑清阳之气,五脏精华之血皆会聚于头,可见人身之最精华的部分才能藏于脑而为脑之用,故脑较其他脏腑尤为所贵而不可受邪侵犯。

血是人体不可缺少的基本精微物质之一,其循行内而脏腑,外而肢节,无处不到,为全身各脏腑组织器官的功能活动提供营养,更是脑各项生理活动及精神情志活动的主要物质基础。血盛则形盛,脑髓得充,精神得养,神志清晰,感觉灵敏,思维敏捷。故《素问·八正神明论》云:"血气者,人之神,不可不谨养。"浊邪存于血中,出现血液污浊或血行混乱,均可导致血的濡养和化神的功能失常。又因脑为至高至贵之清灵之脏,纯阳之体,真气之所聚,元神之府,精髓之海,故其是人体中最重要的器官,不能容邪,邪犯则病。所以,浊邪客于血中,最易上犯脑神,而出现脑病的一系列临床表现。

(六)败坏形体,致病广泛

血存脉管之内运行全身,为全身各脏腑组织器官的功能活动提供营养。血盛则形盛,血衰则形萎,血败则形坏。《黄帝八十一难经》将血的这一作用概括为"血者濡之"。《侣山堂类辨》曰:"肝内多血,心中有血,脾中有血,肺中有血,肾中有血",循行周身,人体的脏腑、形体等各部分的生存及功能活动,皆赖血的濡养。

浊邪存于血中,亦随之上下,随之内外,故其致病极为广泛。人身各处,举凡脏腑经络、四肢百骸均有血浊的可能,极易扰乱气机,阻滞经络,使脏腑气机失调,经络气血运行失畅,四肢百骸功能失常,产生广泛的症状。

(七)易阻气机,变生痰瘀

《灵枢·本脏》说:"中焦受气取汁,变化而赤,是谓血。"人体血液是由营气和津液相合而成。血浊日久会阻滞津液的正常循行,使之停聚生痰;痰邪又可加重浊邪的沉积,并可酿生新的浊邪,加重血浊。正如明代医家孙一奎在《赤水玄珠》中所言:"若血浊气滞,则凝聚而为痰。痰乃津液之变,遍身上下,无处不到。"痰饮随气上下,百症从生。血浊内阻,还能阻滞血液运行,甚则形成血瘀。如《灵枢·阴阳清浊》所言:"浊者其气涩。"浊邪沉积血中可致气涩,气涩则血流缓慢形成血滞,血中有形成分黏聚,即可形成血瘀。因此,可以说血浊在一定程度上,可为血瘀的前期状态。故血浊已成,则血瘀近矣。瘀阻气滞,水津失布,则停而为湿、凝而为痰,正所谓"血积既久,亦能化为痰水"也。而痰阻气滞,血行不畅,亦可积而成瘀。诚如《脉因证治·痛疽》所云:"津液稠黏,为痰为饮,积久渗入脉中,血为之浊。"可见,血液瘀滞日久又可酿生浊邪,加重血浊。故浊、痰、瘀常相兼为病,致使疾病胶着难愈。很多难治性疾病,如高血压、高脂血症、糖尿病、动脉粥样硬化、冠状动脉粥样硬化性心脏病等无不与痰浊内阻、气血失和密切相关。

(八)多可预见,宜早干预

疾病的最初阶段是血浊先成,但疾病未发,尚处于可逆阶段。若不加干预,则浊随血行无处不到,会进一步加重病势,甚至引起新的病症出现。若早期及时清化、祛除血中浊气,可使血液重新恢复其清纯之性或正常的循行规律,防止其攻冲窜络,或形成其他病理产物,从而将疾病消灭在萌芽阶段,在一定程度上阻截病传途径、先安未受邪之地,达到防止病邪侵害的目的。《灵枢·平人绝谷》曰:"血脉和利,精神乃居。"在人体血气充盛、血脉调和的前提下,则正气充盛,精力充沛,对疾病的易感性降低。在当今疾病谱系之下,中医学要充分挖掘自身优势,在未病先防、早期诊治等方面做文章,将治疗重心前移,对血浊的早期干预不失为一良好的尝试。

总之,血浊既是一种病理产物,又可作为新的致病因素,在许多疾病的发生、发展过程中起到非常重要的作用。准确辨知血浊并进行早期干预,可在临床诊疗过程中另辟蹊径,有效阻断疾病的进一步演变,进而提高临床疗效。

二、临床表现

血浊是一种病理状态，但又可以作为一种继发的病因导致诸多疾病的发生。而证是疾病发展过程中某一阶段或某一类型的病理概括，根据证的概念，可以把血浊导致的病理状态定义为"血浊证"。

浊有秽浊、污浊之意，所以血浊致病导致的临床表现有如下特点。

(一)头昏沉，首如裹

《格致余论·生气通天论病因章句辩》曰："首为诸阳之会，其位最高，其体虚，故聪明得而系焉。浊其熏蒸，清道不通，沉重而不爽利，似乎有物以蒙冒之。"血浊致病，常导致头脑昏沉，头重如裹的症状。

(二)口气或呼气秽浊

《太清调气经》曰："既有浊气，如何察知？凡夜睡皆缘口合，则五脏气塞壅，即在喉中，每至睡觉时大开后，察量即有荤秽之气，自不堪闻，因此察知，即知气浊恶也。"血浊致病，常出现口气秽浊、口臭、口中黏腻等症状。

(三)面色粗黄晦暗、皮肤油腻

血浊上蒸头面，可见面部皮肤油腻、粗黄晦暗、毛孔粗大、有痤疮等症状。

(四)舌苔黏腻

舌苔由胃气上蒸所生，若浊邪内蕴，随之上泛，导致舌苔黏腻。

(五)形体肥胖

水谷精微不化，沉积体内，是为血浊，而导致形体肥胖。

(六)分泌物或排泄物秽浊不清

血浊存于体内，可随大小便、汗液及其他分泌物排出体外，若浊邪内蕴，则大小便、汗液及其他分泌物秽浊不清，导致小便浑浊，大便黏滞不爽，汗液黏腻等症状。

(七)相应化验指标异常

血浊的最初阶段，可能无明显症状或外在体征，如果血液化验指标异常，亦是血浊的重要征象。

此外，血浊影响到脏腑、组织、经络、官窍的功能，会出现相应的症状或体征。

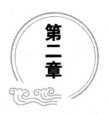

第二章

血浊理论临床应用

第一节 临床优势

一、血浊理论是早期预测现代无症状疾病的关键

无症状性疾病是指化验检查或特异性检查发现异常，能够确诊疾病，但患者无明显自觉症状或体征的一类疾病。近年来，随着社会的发展，医学研究不断深入，诊疗手段日臻完善，人们的健康意识也逐渐增强，越来越多的无症状疾病被明确诊断。如无症状脑梗死患者可能完全没有临床症状，只在头颅 CT 或 MRI 检查时意外发现；早期的高尿酸血症患者可以没有关节炎、痛风等临床症状，而仅表现为血尿酸增高；无症状心肌缺血患者的心电图出现缺血性 ST-T 改变，但临床无心绞痛发作；肾病综合征患者除有尿蛋白、血脂等实验室指标异常外，无任何临床症状；临床所见的无症状性糖尿病、高血压病等，更是比比皆是。无症状疾病在临床中呈现逐渐增多的趋势，成为当前中医临床研究的重要课题之一。

中医之所以可以认识无症状疾病，是和其辨证论治的理论体系密切相关的。中医的辨治过程是将望、闻、问、切四诊所得的资料进行综合、分析，以辨别疾病的原因、性质、部位以及邪正关系，并予以相应治疗。无症状疾病因症状缺乏而有别于其他疾病，因此以症状为中心的问诊受到限制，但通过仔细的望诊、闻诊、切诊等可以弥补问诊缺乏的不足，而对疾病进行辨治。中医认为，"望而知之谓之神"，通过对神、色、形、态的细致观察，可以获得对患者的初步印象，为进一步诊察提供线索；辨舌更是辨证论治不可缺少的客观依据，五脏六腑都直接或间接通过经脉、经筋与舌相连，"辨舌质，可决五脏之虚实；视舌苔，可察六淫之浅深"。脉诊更是中医诊断学之精华，《黄帝内经》云："微妙在脉，不可不察。""脉者血之府"，脉象能客观反映机体的五脏六腑、四肢百骸的气血运行、渗灌及升降出入的情况。

总之，通过色、脉、舌等这些中医独具特色的诊法，在症状缺乏的情况下，仍可以推知脏腑的坚脆、阴阳的消长、邪正的盛衰、病情的轻重、病位的深浅、病性的寒热等有关情况，从而为辨证施治提供依据。也就是说，中医对疾病的诊治具有前瞻性、推测性。例如，中医可从脉弦细、头晕目眩、烦躁易怒等肝肾阴虚之证中推测患者有中风的可能；另外，根据"肾主骨"的理论，还可以推测具有肾虚表现的人易患颈椎病等骨质增生类疾病；也可以根据患者素食肥甘厚味、体态肥胖、舌苔厚腻、脉弦滑等推测患者可能患有高脂血症、高黏滞血症，甚至动脉粥样硬化症等。血浊理论充分体现了中医学辨证论治特色，又与现代科技成果紧密结合，把实验室检测、影像学表现等现代诊断技术作为中医四诊的延伸，对无症状性疾病的诊断极具重要意义。

二、血浊理论是未病先防、既病防变的关键所在

血浊是现代疾病的病理枢纽，其原因主要有二，一方面血浊是现代致病因素作用的结果。由于医学的发展和生活水平的提高，自然界风、寒、暑、湿、燥、火六淫致病渐退其次，而精神因素、环境污染、不良生活习惯等成为现代人致病的主要因素，这些致病因素均可作用于血，导致血浊的产生。另一方面，血浊是现代疾病产生和发展的关键。诸多现代致病因素均可导致血浊的产生，影响血的濡养和化神功能。血是人体不可缺少的基本精微物质之一，其循行内而脏腑，外而肢节，无处不到。浊存于血中，亦随之上下内外，致病极为广泛。不仅如此，血浊还导致痰、瘀、毒等病理产物的产生，相兼为病，加重病情。血浊、痰、瘀、毒，四者常相兼为病，相互增益，致使疾病复杂，交织杂糅，缠绵难愈。也就是说，现代疾病的主要病因为精神因素、环境污染和不良生活习惯等，而这些因素均可导致血浊的产生，血浊既成，必将导致血液的濡养、化神功能失常，并进一步加剧气机失常，且可与痰、瘀、毒胶结相兼，对疾病的发生、发展、预后产生重要影响。血浊不仅是各种现代疾病的重要病理基础，形成之后又能作为继发性致病因素，加重其病理变化，所以说血浊是现代疾病的病理枢纽。

既然血浊是诸多现代疾病的病理枢纽，因而，清化血浊对现代疾病的防治有非常重要的意义，此乃治本之法，且有利于其他病理因素的祛除，以达到未病先防、既病防变的目的。

血浊作为一种全新的中医病理学概念，是血的运行与功能异常的高度概括，

与现代疾病的发生、发展以及预后有着极为密切的关系。许多现代疾病,诸如代谢综合征、心脑血管病、糖尿病、肥胖症、高脂蛋白血症、痛风等等,均具有血浊证的特征。清化血浊可以达到未病先防、既病防变的目的,具有非常重要的预防医学意义。讨论血浊与现代疾病的关系以及清化血浊法在现代疾病防治中的作用,有助于深入研究中医学"治未病"的学术思想,寻求防治现代疾病的新途径,为探求更有效的方药拓展思路,从而提高临床防治现代疾病的效果。

第二节　诊　断　标　准

一、证候诊断标准的形式

中医药现代化正在加速前进,证作为中医基础理论的重要组成部分,其标准化和规范化的工作备受关注,虽然目前已经制订了多个证候的诊断标准,但是这些标准仍旧没有形成公认的统一规范,且用于临床实践也有待于进一步满足,相关人员依旧对此存在些许的困惑。通过调查可以发现,已有的证候宏观诊断标准主要有以下几种构成形式。

(一)叙述法

仅列出证候的某些相关临床症状。这种形式多在教科书及一些学者的专著中采用。如《中医诊断学》中列出肾阳虚证的临床表现有腰膝酸软冷痛,畏寒肢冷,面色白或黧黑,神疲乏力;或见性欲冷淡,男子阳痿、滑精早泄,女子宫寒不孕、白带清稀量多;或尿频清长,夜尿多。舌淡苔白,脉沉细无力,尺部尤甚。

(二)主症+次症法

列出构成证候的临床表现(或分主要依据、次要依据,或分主症、次症),指出须具备一定项目诊断才能成立。许多学术机构、专家论著、政府部门组织编写的有关标准多采用这种形式,如《中药新药临床研究指导原则》中肾阳虚证的诊断标准:主症为腰膝酸软,性欲减退,畏寒肢冷;次症为精神萎靡,夜尿频多,下肢浮肿,动则气促,发稿齿摇,舌质淡,苔白,脉沉迟,尺无力。具备以上主症2项、次症2项,即可诊断为肾阳虚证。

(三)积分法

列出项目,分别赋予分值,具有一定的积分诊断方能确立。一些临床流行病学调查研究多采取这种方式,如日本寺泽捷年等制定的瘀血诊断标准共 17 项,评分 20 分以下为非瘀血证,21 分以上为瘀血证,40 分以上为重度瘀血证。

上述 3 类证候宏观标准中,叙述法不很确切,严格来说不能算是标准;主症＋次症法是根据不同临床表现对证候确诊的贡献大小赋以权重或分值,达到一定标准才能诊断成立,这种模式在临床上也有一定的缺陷,一方面同一疾病的不同患者病情不同,主症和次症往往是难以一致的,另一方面异病同证时各个患者的主症和次症存在着根本的不同,仅靠标准中列出来的几个主症和次症难以满足临床需要。积分法对于科研尚可接受,但在临床实践中实施却有一定难度。因此,临床工作者对目前已有的证候宏观标准尚有太多的困惑,这些标准在临床中的应用当然就大大受限,没有临床实践的不断完善和发展,这些标准也就失去了内在活力。

规范证候应该从病证结合入手,病证结合是指在西医学确定的疾病下开展证候研究。西医疾病的特异性可以为证候研究做出较明确的限定,对西医具有明确诊断的疾病进行证候研究,可提高证候诊断的准确性,减少随意性;同时,从西医疾病范围之内进行证候诊断的研究,也是临床实际的需要,因为西医不同疾病具有不同病理过程,同一证候在不同疾病中,主症、次症会有所不同,如果不考虑疾病的因素,单纯制定证候诊断标准,对临床将失去指导意义。正因如此,建立血浊证候诊断标准,很有必要从病证结合入手。

二、重视实验室检查

望、闻、问、切是传统中医诊断疾病的 4 种方法。中医学从人的整体方面来进行疾病的诊断,以常衡变、司外揣内是其主要方法,其主要内涵是根据机体出现的异常变化与正常状态下相比较来诊断疾病,或者从机体外部的异常表现来推测体内五脏六腑发生的病变。因此,在疾病的诊断中,往往是患者的主观感受与医师通过体格检查而获得的疾病信息相结合,即症状与体征的结合,才能更加充分诊断疾病,不失偏颇。如《素问·阴阳应象大论》中说"以表知里……以诊则不失矣",表明外在变化是体内病变的反映。《灵枢·外揣篇》云:"五音不彰,五色不明,五脏波荡。若是则内外相袭,若鼓之应桴,响之应声,影之应形。故远者司外揣内,近者司内揣外。"同样表达了内在变化会在体表反映的思想。这种"司外揣内"的诊法理论,至今仍在临床上发挥着巨大作用。

然而,望、闻、问、切这些传统的中医诊断方法在临床的实际应用中主要依靠医师的主观感觉即视觉、听觉、嗅觉、触觉等进行病情资料的判断与收集,因此分辨率偏低、模糊性较大、信息量偏少等是其先天缺点；并且量化与客观化不足，不能形成定性与定量相结合的标准化分析，对临床的指导价值有一定局限性。例如中医诊法中独具特色的舌诊和脉诊，虽然在疾病诊断方面不可或缺，具有重要价值，但是望舌、诊脉往往过度依赖医师的主观感觉，表现出客观化、标准化指标缺乏，可重复性差的缺点。

随着时代的进步，中医学的病因、病机学也有了长足的发展，需要更加完善的诊断体系与之相适应。在各种实验室仪器不断涌现及快速更新换代，检查范围日益增大，检验数据日趋精确的时代背景下，各种实验数据和结果已经成为临床诊断疾病必不可少的参考和依据。但是中医是否可以如此，还一直存在争议，尽管实际中已经自觉或不自觉地开始依赖现代检查。在中医界有一种观点表现为，中医的诊断方法是望、闻、问、切，辨证论治是中医诊疗的精髓，只有正确地运用四诊合参的方法，才能精确的把握疾病诊断，而参考甚至依赖西医的实验室检查数据，则会脱离中医学本源的辨证思路，疾病的诊断也就有西化的危险，以致中医被变相地西化。然而事实并非如此，像实验室检查、心电图检查、影像学检查等方法是现代科学技术发展的产物，具有其时代性和必要性，而并非是西医学固有的组成部分，只要有利于疾病的诊断和治疗，中医、西医都可以享用现代科技成果带来的高效、便捷和准确。

不同时代、不同民族的医学所具有的属性和特点是由其产生和构建那个时代的相对世界图景所决定的。中华文明孕育出具有人文科学和自然科学双重属性的中医学范式，整体观和辨证论治是其最基本的特色。而西方文明则产生了较为单一的自然科学属性的西医模式。因此在东方文明孕育下所产生和构建的中医学体系就不过分强调某一脏腑、某一症状单纯的变化，而是注重整体，注重与人文的融通。同时，作为生命科学的一部分，中医学从人的整体角度来研究疾病，着眼点是生病的人，所探讨的是人体的气血阴阳，脏腑经络的盛衰变化，以及生、长、壮、老、已的生命规律，因此又具有厚重的自然科学属性。

中医学特殊的自然科学和人文科学双重属性铸就了其强大的包容性，在这种包容属性下，数学、心理学、社会学、工程系、物理学、化学、信息学等各个学科的知识都可以被其吸收，为其所用，并且融会贯通，促进自身的发展。因此吸纳现代科学技术所带来的各种诊断方法，将其引入中医学理论之中，也是中医诊断体系发展的需要。近半个世纪以来，中医临床已借助了现代诊断技术，尽可能多地为中医的诊断提供病情信息，这已经成为中医在临床诊断疾病过程中不可缺少的环节。例如，对于临床表现不明显的患者，或者在疾病未发的时候，应用实验诊断或仪器检测方法,能够有助于疾病的微观检测和定量分析,为早期诊断及治疗提供依据,从而更好地做到未病先防,精确诊断。比如贫血的患者,临床主要表现为心悸乏力、气短、面色无华等,属中医"血虚"范畴,而西医学又可以分为缺铁性贫血、溶血性贫血、失血性贫血、再生障碍性贫血等,单纯依靠望、闻、问、切四诊是难以辨别的,此时若结合实验室检查结果,诊断就会更加明确,用药也就更加确切,不仅可以提高疾病诊断的准确性,而且能够获得更佳的治疗效果。

因此,现代诊断技术能够提高中医学病因辨别的准确性,更客观、全面地反映病理变化,有助于减少医师在临床辨证过程中的主观臆测或片面性,加强对疾病诊疗的针对性,从而促进了中医学诊疗体系的发展。实践证明,中医将现代诊断技术应用于临床过程是十分必要的,患者病程的变化以及疾病的恢复都可以用现代诊断技术来加以验证。血生化指标、影像学检查等各种技术的应用,都可直接或间接地说明该系统的病理改变,为中医临床诊疗提供十分必要的参考。总之,中医诊断有自己独特的理论体系,在充分发挥传统优势和保持中医特色的基础上,并不妨碍借鉴现代科技进步的成果,有机地吸收现代科技革命所提供的各种便利条件来诊断疾病,进而使中医诊断体系从整体上得到丰富和发展。基于以上想法,将实验室检测、心电图技术、影像学诊断等现代诊断技术作为传统中医诊法的补充,构成望、闻、问、切、查 5 种诊法。这些现代诊断技术作为传统中医诊法的补充,丰富和发展了中医诊断体系,必将在中医临床发挥重要作用。

血浊是血液正常成分的改变,或血液中出现了异常的物质,或血液循行状态出现异常,而实验室检查正可为此提供直观、确凿的临床依据,有助于对血浊的诊断,并可帮助判定对其干预的治疗效果。根据血浊的概念,血浊证的实验室检测基础可以分为以下 3 个方面。

(一)血液正常成分产生改变

1.血细胞异常改变

红细胞、白细胞、血小板的异常。

2.血糖及其代谢产物异常

血糖、血清胰岛素、血清 C 肽、糖化血红蛋白等的异常。

3.血清脂质和脂蛋白异常

血清脂质(总胆固醇、甘油三酯)、血清脂蛋白(乳糜微粒、高密度脂蛋白、低密度脂蛋白、脂蛋白 a)、血清载脂蛋白(载脂蛋白 A、载脂蛋白 B)等的异常。

4.血清酶学异常

血清酸性磷酸酶、淀粉酶及其同工酶、脂肪酶、胆碱酯酶等的异常。

5.血清电解质异常

血清阳离子(血钾、血钠、血钙)、血清阴离子(血氯、血磷)等的异常。

(二)血液中出现异常物质

1.病原体检测异常

细菌、病毒、真菌、寄生虫、支原体、螺旋体、立克次体、衣原体等的异常。

2.肿瘤标记物异常

蛋白质类肿瘤标记物(甲胎蛋白、癌胚抗原、组织多肽抗原、前列腺特异抗原、鳞状上皮细胞癌抗原)、糖脂肿瘤标记物(癌抗原50、癌抗原72-4、糖链抗原19-9、癌抗原125、癌抗原242、癌抗原15-3)、酶类肿瘤标记物等的异常。

3.病毒性肝炎检测异常

甲型肝炎病毒标志物、乙型肝炎病毒标志物、丙型肝炎病毒标志物、丁型肝炎病毒标志物、戊型肝炎病毒标志物、庚型肝炎病毒标志物、输血传播病毒等的异常。

(三)血液循行异常

1.血管壁检测

血管性血友病因子抗原、血管性血友病因子活性、血浆凝血酶调节蛋白抗原等的异常。

2.血小板检测异常

血小板相关免疫球蛋白、血小板黏附试验、血小板聚集试验、血小板P-选择素、血小板促凝活性等的异常。

3.凝血因子异常

血浆凝血酶因子Ⅷ、Ⅸ、Ⅺ、Ⅻ促凝活性、血浆因子Ⅱ、Ⅴ、Ⅶ、Ⅹ促凝活性、血浆纤维蛋白原、血浆因子Ⅷ定性、可溶性纤维蛋白单体复合物等的异常。

4.抗凝系统异常

病理性抗凝物质(狼疮抗凝物质、抗心磷脂抗体)、生理性抗凝因子(血浆抗凝血酶活性、血浆蛋白C活性、血浆游离蛋白S抗原和总蛋白S、血浆凝血酶-抗凝血酶复合物)等的异常。

5.纤溶活性异常

血浆组织型纤溶酶原激活剂、血浆纤溶酶原活性、血浆纤溶酶原激活物-1活性、血浆纤溶酶-抗纤溶酶复合物、血浆D-二聚体定量等的异常。

6.血液流变学异常

全血黏度、血浆黏度等的异常。

目前,血浊证的研究时间尚短,研究内容多集中在机体代谢异常,如高血糖、高脂蛋白血症、高尿酸血症等以及由此为基础而产生的各类疾病,如糖尿病、代谢综合征、痛风、冠状动脉粥样化性心脏病、缺血性脑血管病等,随着对血浊证研究内容的深化和拓宽,必将对其实验室检测有更为深刻和准确的理解和把握。

三、血浊证候诊断标准

考虑到以上原因,参阅文献并结合临床实际情况,从病证结合的角度制定血浊证的诊断标准,主要包括以下几个要素。

(一)病史特征

发病特点(病因、病势等)、病程、既往史、个人史(包括生活饮食习惯、体质、性格等)等方面的特征。血浊证的病因常与不良生活习惯、社会心理因素、环境污染等致病因素有关,其发病比较缓慢,病程缠绵,往往有饮食不节或偏嗜等不良饮食习惯,以及性情急躁易怒等情志特征。

(二)症状学特征

主症和兼症两方面的特征,以主症特征的辨析为主。血浊证的主症主要包括形体肥胖,头脑昏沉,肢体怠惰,嗜卧少动,分泌物或排泄物秽浊不清(包括大便黏滞不爽、小便色黄、汗液垢浊等);胸闷脘胀,恶心纳呆,皮肤油腻,面垢眵多。根据病位不同,相应兼症包括血浊及脑,则善忘呆钝,语謇肢瘫;血浊及心,则心悸怔忡,胸闷胸痛;血浊及肺,则咳嗽气喘,胸闷咯血;血浊及肝,则烦躁易怒,胀痛积瘕;血浊及脾,则腹胀腹痛,纳呆便溏;血浊及肾,则阳痿遗泄,耳鸣头空;浊血久滞,则致癥瘕癌肿。

(三)舌脉特征

血浊证的舌脉一般表现为舌质暗,舌体胖,苔滑腻;脉滑或涩。

(四)疾病特征

血浊证往往伴随糖尿病、高脂血症、动脉粥样硬化、高尿酸血症、肥胖症、代谢综合征等代谢异常类疾病或其他血液检测异常疾病。

(五)实验室检查特征

(1)血脂、血糖、血尿酸异常。

(2)肝功能、肾功能异常。

(3)血液流变学异常。

(4)其他血液学检测异常。

以上是血浊证基本证候的诊断标准,复合证候结合相关伴随症状进行判断。

第三节 辨 证 治 疗

一、基本证候

(一)症状

血浊的基本证候为形体肥胖,头脑昏沉,肢体倦惰,嗜卧少动,分泌物或排泄物秽浊不清;胸闷脘胀,恶心纳呆,皮肤油腻,面垢眵多。舌质暗、舌体胖、苔滑腻,脉滑或涩。还可根据不同脏腑病位,出现相应的临床症状。

(二)治法

《灵枢·逆顺肥瘦》曰:"血浊气涩,疾泻之,则经可通也。"可见,浊之在血脉,尤污物之在江河。欲去江河之污物者,必疏通河道;欲除血中之浊者,须采用清化通利之法,浊去则经脉通畅。因此,血浊证的基本治法是清化血浊。清,使之纯净、洁净之意,唯有清,才能使血液清纯,恢复其应有的功能状态;化,使其性质或状态改变之意,唯有化,才能使血液中的污浊之物、有害物质祛除。但考虑到血浊既成,不仅影响血液的清纯状态,亦必将影响血液的循行状态,导致血液循行迟滞等病理改变,故而拟方化浊行血汤针对血浊证的基本证候进行治疗。亦即在清化血浊的基础上,本着"先安未受邪之地"的原则,适当选用行血之药以起到"见血之浊,当知血之滞,故先行其血"的目的。

(三)处方

化浊行血汤是治疗血浊证的基本处方。

(四)组成

该方由荷叶、焦山楂、决明子、赤芍、制水蛭、酒大黄、路路通、虎杖、何首乌九味药物组成。

(五)方解

方中荷叶、决明子、焦山楂三药,其功均善清化浊邪而为君。荷叶味苦、涩而平,入脾、胃经,能升阳利湿化浊,通利小便。清阳得升则浊阴自降,湿邪得利则血浊可清。决明子味甘、苦,微寒,入肝、肾、大肠经,能清肝明目,通便祛浊。《药性论》曰:"利五脏,除肝家热。"《医林纂要》谓之"泻邪浊"。两药合用,通利二便,前后分消,共奏化浊之功。山楂味酸、甘、微温,入脾、胃、肝经,入血分而活血散瘀,化浊消积。既能化浊,又能行血。《本草纲目》谓之"化饮食,消肉积,癥瘕痰饮,痞满吞酸,滞血痛胀"。三药均为平和之品,化血浊,行血脉,而又无耗阴伤血之虞,共为君药。制水蛭、酒大黄、赤芍三药为臣药。水蛭味咸、苦,性平,入肝经。咸入血走血,苦泄结,咸苦并行,故能助山楂行血通脉,又能破浊血恶血。而其性亦缓,如《本草经百种录》认为:"水蛭最善食人之血,而性又迟缓善入,迟缓则生血不伤,善入则坚积易破,借其力以攻积久之滞,自有力而无害也"。同时,《神农本草经》谓其"利水道",又有利于泻浊邪。酒大黄味苦,性寒,入脾、胃、大肠、肝经。酒制大黄功善入血,泻下攻积,清热解毒,活血祛浊。《药品化义》谓之:"气味重浊,直降下行,走而不守,有斩关夺门之功"。《本草纲目》云:"大黄……泻脾胃血分之邪,而降其浊气"。赤芍味苦,性微寒,入肝经。功善清热凉血,散瘀止痛。《别录》谓其:"通顺血脉",《药性论》言其"治肺邪气……血气积聚,通宣脏腑壅气……强五脏,补肾气,治心腹坚胀,妇人血闭不通,消瘀血"。三药同用为臣药,共行化浊活血之功以助君药之效。路路通、虎杖、何首乌三味为佐药。浊邪客于血脉,随脉道通行全身,十二经脉无处不到。因此,方中选用路路通"通行十二经穴",通引君臣药直达病所,用以为佐助药,且路路通味苦、性平,本身即有利水除浊之功。虎杖味苦,性寒,入肝、胆经,功能活血化浊、清热利湿解毒。《名医别录》云:"主通利月水,破留血癥结"。《药性论》谓之:"治大热烦躁,止渴,利小便,压一切热毒"。尤善用于血浊郁而化热者。血浊污浊脏腑,最易耗伤肝肾阴血,而泻浊之品又多通利伤阴,故本方选用何首乌以补血益精、滋养肝肾。《本草纲目》谓之:"滋补良药,不寒不燥,功在地黄、天冬之上"。用以为佐制药,且本品亦有泻浊之功。以上九味相伍,效专力宏,靶向明确,共收清化血浊、行血畅血之效。

二、复合证候

(一)气滞血浊

1.症状

除血浊基本证候的表现外,可兼见胸胁脘腹胀闷疼痛,或走窜疼痛,症状随情绪变化而增减,脉弦等症。

2.治法

行气化浊。

3.处方

行气化浊汤。

4.组成

该方由荷叶、焦山楂、决明子、赤芍、制水蛭、酒大黄、路路通、虎杖、郁金、香附组成。在化浊行血的基础上加入既入血分又入气分的郁金和香附,可助行气散滞之功。

5.加减

临床应用时还可根据不同部位、病因和病情,选择相应的药物适当加味以加强疗效。如气滞血浊所致头痛、风湿痹痛,可加用川芎;胸痹胁痛、脘腹胀痛,可加用延胡索或甘松;癫痫痰闭、黄疸胆石,可加大郁金用量;胁痛腹痛、乳房胀痛,可加大香附用量或加用荔枝核;风湿痹痛,可加用姜黄;疮疡痈肿,可加用乳香、没药;胸痹、痛经,可加用五灵脂;中风肢瘫、风湿痹痛,可加用天仙藤。

(二)热毒血浊

1.症状

除血浊基本证候的表现外,尚可见口渴欲饮,烦躁不宁,面红目赤,尿黄便结,舌红苔黄,脉数等症。

2.治法

清热化浊。

3.处方

清热化浊汤。

4.组成

该方由荷叶、焦山楂、决明子、赤芍、制水蛭、酒大黄、路路通、虎杖、玄参、紫草组成。在化浊的基础上加入药性偏寒,而又偏入血分的玄参、紫草以行清热之效。

5.加减

临床应用时还可根据不同部位、病因和病情,选择相应的药物加味以加强疗效。如热毒血浊所致的肠燥便秘、内热消渴、骨蒸潮热,可加用生地黄;津伤咽痛、瘰疬痈肿,可加大玄参用量;血滞经闭、痈肿疮毒,可加用牡丹皮;肝郁胁痛、痛经闭经,可加大赤芍用量;疮疡湿疹,可加大紫草用量;月经不调、血瘀心痛、心悸失眠,可加用丹参;痈疮肿瘤、热淋涩痛,可加用白花蛇舌草;癥瘕积聚、风疹皮癣、瘙痒痤疮,可加用凌霄花;湿疹疥癣、黄疸便血、小便不利,可加用苦参;淋浊带下、杨梅毒疮,可加用土茯苓。

(三)寒客血浊

1.症状

除血浊基本证候的表现外,尚可见口淡不渴,肢冷蜷卧,面色淡白,尿清便溏,舌淡苔白,脉迟等症。

2.治法

散寒化浊。

3.处方

散寒化浊汤。

4.组成

该方由荷叶、焦山楂、决明子、制水蛭、路路通、鸡血藤、泽兰、吴茱萸、炮姜组成。在化浊行血的基础上加入味辛而性温热,善走脏腑或入血分而温里祛寒的鸡血藤、泽兰、吴茱萸、炮姜以行温里散寒之效。

5.加减

临床应用时还可根据不同部位、病因和病情,选择相应的药物加味以加强疗效。如寒客血浊所致的血瘀经闭、水肿腹水、痈肿疮毒可加大泽兰用量;风湿痹痛、肢体瘫痪、手足麻木,可加大鸡血藤用量;痛经出血、脘腹冷痛,可加大艾叶用量;腹痛腹泻,可加大炮姜用量;腰膝冷痛、神疲阳痿、五更泄泻,可加用附子;少腹冷痛、寒疝痛经、脱疽溃烂,可加用肉桂;胃痛吐酸、脾肾虚泻,可加大吴茱萸用量;口舌㖞斜、风痰头痛,可加用白附子;疝气疼痛、小腹癥瘕,可加用胡芦巴。

(四)痰湿血浊

1.症状

除血浊基本证候的表现外,尚可见肢体困重,胸脘痞闷,呕恶纳呆,头晕目眩,咳嗽痰多,舌苔腻,脉滑等症。

2.治法

祛痰化浊。

3.处方

祛痰化浊汤。

4.组成

该方由荷叶、焦山楂、决明子、赤芍、制水蛭、熟大黄、路路通、虎杖、厚朴、草果组成。在化浊行血的基础上加入化痰祛湿之厚朴、草果。

5.加减

临床应用时还可根据不同部位、病因和病情,选择相应的药物。如痰湿血浊所致的瘿瘤痰核、呕吐结胸,可加用半夏;肢体麻木、关节肿痛,可加用白芥子;瘰疬痰核、肿瘤毒疮,可加用猫爪草;瘿瘤痰饮、乳房肿块,可加用海藻;咽喉肿痛、疮疡肿毒,可加用黄药子;胸痹眩晕、肺虚咳喘,可加用银杏叶;咽痛咳喘、肠燥便秘,可加用罗汉果;咯血吐血、痈疽痔疮,可加用海浮石;脘腹胀满、痰饮喘咳、气滞便秘,可加大厚朴用量;脘腹冷痛、呕吐泄泻,可加大草果用量。

(五)正虚血浊

1.症状

除血浊基本证候的表现外,可兼见各种正气亏虚的表现。若血虚则可兼见面色苍白或萎黄无华,唇色淡白,头晕眼花,心悸失眠,手足麻木,月经量少或延期闭经,舌质淡,脉细无力;若气虚则可兼见少气懒言,语声低微,疲倦乏力,自汗、舌淡脉弱;若阴虚则可兼见潮热颧红,咽干唇燥,手足心热,尿赤便结,舌红少苔,脉细数无力;若阳虚则可兼见形寒肢冷,面色㿠白,口淡不渴,小便清长,大便稀溏,舌淡苔白,脉弱等症。

2.治法

补虚化浊。

3.处方

补虚化浊汤。

4.组成

该方由荷叶、焦山楂、赤芍、制水蛭、路路通、虎杖、绞股蓝、红景天组成。在化浊行血的基础上加入绞股蓝和红景天,具有扶助正气、补益精微的作用。

5.加减

临床应用时还可根据不同脏腑病变部位、病因和病情,选择相应的药物加味以加强疗效。如正虚血浊所导致的肺虚咳嗽、脾虚纳呆、热毒肿瘤,可加大绞股蓝用量;脾虚带下、血虚血瘀、阴虚咳嗽,可加大红景天用量;阳痿遗尿、肾虚喘嗽、癥瘕积聚,可加用海马;阳痿遗精、腰膝酸痛、久咳虚喘、五更泄泻、夜尿频多可加用补骨脂或益智仁;神衰盗汗、劳嗽咯血,可加用冬虫夏草;胸痹心痛、心悸怔忡、虚烦失眠,可加用紫丹参或炒枣仁;血虚诸症,可加用熟地;肝肾阴虚及早衰诸症,可加用枸杞子;崩漏带下、虚性阴疽,可加用鹿角胶;阴虚肺燥、脾胃虚弱、肾精亏虚、内热消渴,可加用黄精。

另外,在血浊证的临床治疗之时,还应该充分注意病证结合的原则,根据不同的疾病,配合适当的治疗方法,必要时可选择恰当的援药,以提高临床疗效。

第四节　常　用　药　物

一、化浊行血汤

化浊行血汤由荷叶、焦山楂、决明子、赤芍、制水蛭、酒大黄、路路通、虎杖、何首乌组成,兹将其与清化血浊有关的主要药理作用介绍如下。

(一)荷叶

荷叶的主要有效成分是荷叶生物碱及黄酮,其相关药理作用如下。

1.降脂、减肥

以荷叶生物碱灌喂肥胖大鼠,结果显示反映机体肥胖程度的增长指标及血脂都有明显下降,肥胖大鼠的体重受到明显抑制。而且在减肥作用的同时,动物活动正常,无明显腹泻和抑制食欲的现象发生,可认为荷叶生物总碱有较好的减肥作用。

2.抑菌

荷叶生物碱具有强烈的抗有丝分裂的作用,从而具有较强的抑菌性,荷叶生物碱提取液对细菌、酵母菌和霉菌都有较强的抑制作用,特别是对大肠埃希菌、金黄色葡萄球菌和酵母菌抑菌效果显著;在碱性环境中较酸性环境更为显著。

(二)山楂

山楂的主要有效成分为黄酮类及有机酸类化合物。另外尚含有磷脂、维生素 C 等,其相关药理作用如下。

1.降血脂

山楂不同提取部分对不同动物造成的各种高脂模型均有较肯定的降脂作用。山楂及山楂黄酮提取物能明显降低实验性高脂血症的家兔和乳幼大鼠的血脂,并对实验性动脉粥样硬化有治疗作用。

2.降压

以较小剂量山楂的流浸膏、黄酮或水解产物注射于麻醉猫或麻醉小鼠,均有

37

缓慢而持久的降压作用,其降压原理以扩张外周血管为主。

3.抑制血小板聚集

山楂的有效成分总黄酮对血小板、红细胞电泳均有增速作用,有利于改善血流动力学,提高红细胞及血小板表面电荷,增加细胞之间的斥力,加快它们在血中的流速,促进轴流,减少边流和聚集黏附。对动脉血管内皮损伤所致的血栓形成具有明显的抑制作用,其机制可能与血管内皮细胞损伤有关。

4.助消化

山楂能增加胃消化酶的分泌,促进消化功能,对胃肠功能具有一定的调节作用,对活动亢进的兔十二指肠平滑肌呈抑制作用,而对松弛的大鼠胃平滑肌有轻度增强收缩的作用,山楂醇提液对受刺激兔、鼠离体胃肠平滑肌收缩具有明显的抑制作用。

(三)决明子

决明子的主要有效成分是大黄酚、大黄素、大黄素甲醚、芦荟大黄素、大黄酸、决明素、美决明子素等蒽醌类化合物,并含决明苷、甾醇类及硬脂酸、棕榈酸、油酸、亚油酸等,其相关药理作用如下。

1.降脂

决明子蛋白质和蒽醌苷能显著降低高脂血症大鼠胆固醇、甘油三酯、高密度脂蛋白胆固醇等指标,即对大鼠的血脂升高有防治效果;当两者合用时,效果更佳。提示决明子蛋白质和蒽醌苷皆为决明子防治高脂血症的重要成分。

2.降压

用水提醇沉法制成的决明子注射液给自发性高血压大鼠从股静脉注射给药,观察大鼠血压、心率及呼吸的变化。结果发现,大鼠的舒张压和收缩压明显降低,并且对呼吸和心率无影响,实验证明其作用强于利血平,且持续时间亦较长。

3.泻下

决明子石油醚提取物、正丁醇提取物、炒决明子正丁醇提取物能明显缩短燥结便秘模型小鼠的首便时间,增加排便粒数及粪便重量。

(四)制水蛭

水蛭的主要有效成分是水蛭素、抗血栓素、组胺样物质、肝素等,亦含铁、锰、锌等多种微量元素。其相关药理作用如下。

1.抗凝

水蛭素为抗凝血物,是世界上最强的凝血酶特效抑制剂;另据报道水蛭水提物对血小板聚集性有显著的抑制作用,有人用水蛭的水提物和双嘧达莫片混悬液分别给大鼠灌胃,并测定血小板聚集性全血黏度、血浆黏度,血细胞比容及细胞电泳时间,结果表明水蛭水提物及双嘧达莫片与对照组比较均能显著抑制血小板聚集性,降低血液黏度,缩短红细胞电泳时间,水蛭提取物与双嘧达莫片比较无显著差异。

2.抗栓

水蛭素对各种血栓病都有效,尤其对静脉血栓和弥漫性血管内凝血,血管壁损伤引起的颈动脉血栓和冠状动脉的血栓形成可被水蛭素完全抑制减轻。肝素和水蛭素都能抑制凝血酶对纤维蛋白原与血小板的作用,在抗栓过程中与肝素相比,水蛭素的显著优点是不增加抗凝血酶的消耗。

3.抗血小板聚集

凝血酶是作用最强的促进血小板激活的物质,水蛭素抑制凝血酶同血小板的结合及血小板受凝血酶刺激的释放,具有显著抑制血小板聚集作用。

4.促纤溶

水蛭能活化纤溶系统。研究证明可以提高血瘀动物的血浆纤溶酶原激活物活性,降低抑制物的活性。

5.改善血液流变学

水蛭水提、醇提、水煎醇沉液均能明显降低正常大鼠的全血黏度、红细胞聚集指数以及还原性黏度,对血瘀模型大鼠血细胞比容,全血及血浆黏度均有较明显的降低作用。

(五)酒大黄

大黄的主要有效成分是蒽醌苷和双蒽醌苷,另含鞣酸类物质、有机酸和雌激素样物质。其相关药理作用如下。

1.改善胰岛素抵抗

在对2型糖尿病模型大鼠采用大黄治疗的实验中发现,大黄治疗组的胰岛素受体最大结合力明显高于模型组。由于受体结合力降低及其信息传导障碍是胰岛素抵抗的基础,可见大黄能通过提高胰岛素受体结合力,改善糖、脂代谢障碍及高胰岛素血症,在受体水平改善胰岛素抵抗。

2.抗炎

大黄粉对炎性细胞因子有拮抗作用,对改善危重病患者的全身炎症反应综合征有重要意义。大黄可以显著抑制系膜细胞中的IL-6的分泌,减轻免疫炎症反应,改善糖尿病肾功能。

3.改善血液流变性和降低血脂

大黄可提高血浆渗透压,降低血液黏度,有利于解除微循环障碍,而且有拮抗血栓形成和血小板聚集功能,还可以降低实验动物血脂水平。

(六)赤芍

赤芍的主要有效成分是芍药苷、羟基芍药苷、苯甲酰芍药苷、苯甲酰羟基芍药苷等单萜苷类及丹皮酚等多元酚类化合物。其相关药理作用如下。

1.抗凝、抗栓塞

芍药苷能显著抑制血小板聚集,但并不影响血小板数量。赤芍煎液能显著延长凝血活酶时间、凝血酶原时间、凝血酶时间,有显著的抗凝血作用;具有较强的防治血栓形成的作用,可显著抑制血小板血栓和纤维蛋白血栓的形成;通过激活纤溶酶原变成纤溶酶而促进纤维蛋白溶解,并能明显缩短优球蛋白溶解时间。

2.降血脂

对实验性粥样硬化家兔,赤芍浸膏可显著降低总胆固醇和低密度、极低密度脂蛋白胆固醇;显著提升高密度脂蛋白胆固醇,使主动脉斑块面积显著减少,并可见主动脉内膜所含之总胆固醇、钙、磷脂均显著降低。

3.对心血管的作用

有直接的明显的扩张冠状动脉和抗心肌缺血的作用,能增加犬的冠脉流量,降低冠脉阻力。

(七)路路通

路路通的主要有效成分是路路通酸、齐墩果酮酸、苏合香素丁香烯、白桦脂酮酸等。其相关主要药理如下。

1.抗炎镇痛

观察路路通水煎剂对酵母诱发大鼠足跖肿胀的影响,结果显示路路通有抗炎作用。

2.抗肝细胞毒活性

对由四氯化碳及氨基半乳糖诱导的初次培养的大鼠肝细胞的细胞毒性有明显的保护作用。

(八)虎杖

虎杖的主要有效成分有虎杖苷、黄酮类、大黄素、大黄素甲醚、白藜芦醇、多糖等。其相关药理作用如下。

1.降血糖

虎杖对动物实验性糖尿病能降低其发生率和病死率,可用于治疗糖尿病。虎杖鞣质除对淀粉酶几乎没有抑制活性外,对葡萄糖苷酶、蔗糖酶、乳糖酶均显示不同程度的抑制活性,其降血糖机制可能是通过调控糖苷酶活性实现的。

2.抗血小板聚集

虎杖的主要成分白藜芦醇苷能显著减少血栓湿重,抑制血小板聚集,抑制血小板 TXA_2 生成。

(九)何首乌

何首乌的主要有效成分有二苯乙烯苷类、蒽醌类化合物等。其相关药理作用如下。

1.降血脂及抗动脉粥样硬化

制何首乌醇取物可显著降低实验动物的血浆甘油三酯和游离胆固醇水平,抑制血浆总胆固醇和胆固醇脂的升高。制何首乌的水提物可明显提高小鼠血清高密度脂蛋白胆固醇水平,降低游离胆固醇水平,结合高密度脂蛋白胆固醇/游离胆固醇水平比值显著升高,提示何首乌可提高机体运转和清除胆固醇的能力,降低血脂水平,延缓动脉粥样硬化的发展。

2.抗衰老

许多学者认为,衰老动物体内积累大量脂质过氧化产物,并伴随超氧化物歧化酶活性的降低。何首乌可明显降低老年小鼠脑和肝组织丙二醛含量,增加脑内单胺类递质含量,增强超氧化物歧化酶活性,还能明显抑制老年小鼠脑和肝组织内单胺氧化酶-B 的活性,从而消除自由基对机体的损伤,延缓衰老和疾病的发生。

二、其他用于血浊治疗的中药

具有清化血浊作用的中药非常多,前面介绍了化浊行血汤中的 9 味药物,下面简要介绍临床常用的其他具有清化血浊作用的中药,共 68 种。每味药均在阐释传统功效的基础上,对其清化血浊的现代药理作用机制加以简要归纳说明,以供临床选择用药时参考。

(一)八月札

1.性味功效

微苦,平。归肝、胃经。气香行散。功效疏肝理气,健脾和胃。

2.化浊机制

降低血压;降低胆固醇水平,抗动脉粥样硬化;抑制真菌。

(二)三七

1.性味功效

甘、微苦,温。归肝、胃经。入血分,可散可收。功效止血散瘀,消肿定痛。

2.化浊机制

降低血糖;降低血脂;保护肝功能;抗肿瘤;止血、抗血小板聚集及溶栓;促进蛋白质合成;抗炎;提高 RNA 聚合酶的活性。

(三)土茯苓

1.性味功效

甘淡,平。归肝、胃经。开散降泄。功效解毒除湿,通利关节。

2.化浊机制

抗肿瘤;抗心律失常。

(四)山茱萸

1.性味功效

酸涩,微温。归肝、肾经。质润敛降。功效补肾益肝,涩精止遗。

2.化浊机制

降低血糖;抑制血小板聚集,改善血流状态;抗病原微生物;保护肝损伤;降低血压。

(五)山药

1.性味功效

甘,平。归脾、肺、肾经。质润而涩,补而不腻。功效健脾益肺,补肾固精。

2.化浊机制

降血糖;提高缺氧耐受性;抗衰老。

(六)川贝母

1.性味功效

甘、苦,微寒。归肺、心经。质润散泄,降而微升。功效清热化痰,润肺止咳,散结消肿。

2.化浊机制

镇咳祛痰;降压;抗菌。

(七)川乌头

1.性味功效

辛、苦,性热。归心、肝、脾、肾经。毒烈升散。功效祛风除湿,温经散寒,行瘀止痛。

2.化浊机制

降血糖;抗炎;抗癌。

(八)川芎

1.性味功效

辛,性温。归肝、胆、心经。气香升散。功效活血行气,祛风止痛。

2.化浊机制

降低血脂,拮抗脂质过氧化;改善血液流变学;保护肝损伤,抗肝纤维化。

(九)女贞子

1.性味功效

甘、苦,凉。归肝、肾经。质润降。功效补肝肾,滋阴血,清虚热,乌发明目。

2.化浊机制

降低血脂,预防动脉粥样硬化;降血糖;保肝;抗炎。

(十)天花粉

1.性味功效

甘、微苦,微寒。归肺、胃经。体实气和,可升可降。功效清热生津,润肺化痰,散瘀消肿。

2.化浊机制

抗癌;抗艾滋病病毒;降血糖;抗菌抗病毒。

(十一)天麻

1.性味功效

甘,平。归肝经。功效息风止痉,平抑肝阳,祛风通络。

2.化浊机制

降血压;抗炎。

(十二)牛黄

1.性味功效

苦、甘,性凉。归心、肝经。清凉镇降。功效清心豁痰开窍,凉肝息风定惊,清热解毒。

2.化浊机制

降血压;降血脂;抑制血小板聚集;抗炎;保肝利胆;抗病原微生物;抗肿瘤;降低血糖。

(十三)牛膝

1.性味功效

苦、酸,平。归肝、肾经。疏利下行,能补能泄。功效活血祛瘀,补肝肾,强筋骨,引血下行。

2.化浊机制

降血压;改善血液流变学;抗衰老;抑制乙型肝炎病毒活性;抑制单纯性疱疹病毒;抗肿瘤。

(十四)丹参

1.性味功效

苦、微辛,微寒。归心、肝经。色赤入血,可升可降。功效活血祛瘀,养血安神,凉血消肿。

2.化浊机制

降血压;改善微循环;降血脂,抗动脉粥样硬化斑块形成;改善血液流变学;抑制血小板聚集,使血小板黏性降低,对抗血栓形成及凝血,促进纤维蛋白原溶解;保护肝脏;抗肿瘤;清除自由基;抗病原微生物;降低血糖。

(十五)玉竹

1.性味功效

甘,平。归肺、胃经。质润和降。功效润肺滋阴,养胃生津。

2.化浊机制

降低血脂,抗动脉粥样硬化斑块的形成;降血糖;抗病原微生物;清除自由基、延缓衰老。

(十六)玉米须

1.性味功效

甘、淡,平。归肾、肝、胆经。质轻渗降。功效利尿消肿,清肝利胆。

2.化浊机制

降血压;降血糖;降血脂;利胆。

(十七)田基黄

1.性味功效

甘、微苦,凉。归肝、胆、大肠经。体轻降散。功效清热利湿,解毒消肿,散瘀止痛。

2.化浊机制

抗病原微生物;保肝;抗癌;降压。

(十八)生地黄

1.性味功效

甘、苦,微寒。归心、肝、肾经。质润降泄。功效滋阴清热,凉血补血。

2.化浊机制

降压;降血糖;抗肿瘤;抗炎;保护肝损伤。

(十九)白术

1.性味功效

苦、甘,温。归脾、胃经。芳香质柔,可升可降,守而不走。功效健脾益气,燥湿利水。

2.化浊机制

抗肿瘤;降血糖;抗凝血;抗病原微生物;降压。

(二十)地骨皮

1.性味功效

甘,寒。归肺、肝、肾经。清润入阴,降而微升。功效清虚热,泻肺火,凉血。

2.化浊机制

降血压;降血糖;降血脂;抗病原微生物。

(二十一)当归

1.性味功效

甘、辛、微苦,温。归肝、心、脾经。香郁行散,可升可降。功效养血活血,调经止痛,润肠通便。

2.化浊机制

降血脂;抑制血小板聚集;抗氧化和清除自由基;抗辐射损伤;抗肿瘤;抗炎抗菌。

(二十二)红花

1.性味功效

辛,温。归心、肝经。气香行散,入血分。功效活血通经,祛瘀止痛。

2.化浊机制

降血脂;抑制血小板聚集;抑制血栓形成;提高耐缺氧能力。

(二十三)苍术

1.性味功效

辛、苦,温。归脾、胃经。芳烈燥散,可升可降,走而不守。功效燥湿健脾,辟秽化浊。

2.化浊机制

降血糖;抗菌;抗肿瘤。

(二十四)苏木

1.性味功效

甘、咸、辛,平。归心、肝、胃经。入血分,可散可降。功效活血祛瘀,消肿止痛。

2.化浊机制

抗癌;抗血小板聚集;抗菌;降低血糖。

(二十五)杜仲

1.性味功效

甘、微辛,温。归肝、肾经。气和润降。功效补肝肾,强筋骨。

2.化浊机制

降压;抗炎抗菌。

(二十六)旱莲草

1.性味功效

甘、酸,凉。归肝、肾经。入阴血,善敛固。功效滋补肝肾,凉血止血。

2.化浊机制

保肝;抑菌、抗炎;抗肿瘤。

(二十七)牡丹皮

1.性味功效

辛、苦,性微寒。归心、肝、肾经。清香散泄,入血分。功效清热凉血,活血散瘀。

2.化浊机制

降血压;抗动脉粥样硬化;保护脑缺血;抗炎;抑制血小板聚集;抗病原微生物;保护肝脏功能。

(二十八)陈皮

1.性味功效

辛、苦,温。归脾、胃、肺经。气香宣散,可升可降。功效理气和中,燥湿化痰。

2.化浊机制

降低血脂,改善动脉粥样硬化。

(二十九)鸡冠花

1.性味功效

甘、涩,凉。归肝、大肠经。质轻敛涩。功效凉血止血,止带止泻。

2.化浊机制

降血脂,保护肝脏,预防脂肪肝。

(三十)苦参

1.性味功效

苦,寒。归肝、肾、胃、大肠经。善降泄。功效清热燥湿,利水退黄。

2.化浊机制

降血压;抗肿瘤;抗病原微生物。

(三十一)刺蒺藜

1.性味功效

苦、辛,平。归肺、肝、肾经。体轻宣散,可升可降。功效平肝明目,疏肝解郁,祛风除湿。

2.化浊机制

降血压;抗心肌缺血;强壮与抗衰老。

(三十二)昆布

1.性味功效

咸、腥,寒。归肝、胃、肾经。气腥散降。功效化痰软坚,消瘿散结,利水退肿。

2.化浊机制

降血压;降血脂;降血糖。

(三十三)知母

1.性味功效

苦、微甘,寒。入肺、胃、肾经。质润气和,降而能升。功效清热泻火,化痰止咳,滋阴润燥。

2.化浊机制

降血糖;抗病原微生物;保护心肌缺血再灌注损伤;抑制血小板聚集;对醛糖还原酶有明显的抑制作用,对防治糖尿病并发症有一定意义。

(三十四)夜交藤

1.性味功效

甘、微苦,平。归心、肝经。质润性和,交通阴阳。功效养心安神,祛风通络。

2.化浊机制

降血脂,抗动脉粥样硬化,预防脂肪肝。

(三十五)泽泻

1.性味功效

淡、微甘,寒。归肾、膀胱经。质坚降利。功效利水渗湿。

2.化浊机制

降血脂;降血压;保肝;降血糖,防治糖尿病的并发症。

(三十六)茵陈蒿

1.性味功效

苦、微辛,微寒。归肝、胆、脾经。清香宣泄。功效清热利湿,利胆退黄。

2.化浊机制

利胆;减轻肝损害;降血脂;降血压;改善血流动力学;抗病原微生物。

(三十七)茯苓

1.性味功效

甘、淡,平。归心、脾、肺、肾经。气微性和,可升可降。功效利水渗湿,健脾补中,宁心安神。

2.化浊机制

抗肿瘤;抗衰老;美容;抗病原微生物。

(三十八)枸杞子

1.性味功效

甘,平。归肝、肾、肺经。质润气和,可升可降。功效补肾益精,养肝明目。

2.化浊机制

抗肿瘤;抗氧化、抗衰老;保护肝损伤。

(三十九)钩藤

1.性味功效

甘、微苦,性微寒。归肝、心包经。质坚潜降。功效清热平肝,息风止痉。

2.化浊机制

降血压;抑制血小板聚集;明显改善红细胞变形能力。

(四十)香附

1.性味功效

辛、甘、微苦,平。归肝、三焦经。气香行散,可升可降。功效理气解郁,调经止痛。

2.化浊机制

对全血黏度、血浆黏度、红细胞电泳等血液流变学指标均有改善作用,还有抗血小板聚集作用;抗炎、抗病原微生物。

(四十一)姜黄

1.性味功效

苦、辛,温。归肝、脾、心经。芳香窜散。功效行气活血,通经止痛,祛风除痹。

2.化浊机制

抗炎;抗肿瘤;降血脂,防止或减轻动脉粥样硬化;保肝;抗氧化。

(四十二)绞股蓝

1.性味功效

苦、微甘,凉。归肺、脾、肾经。功效健脾补肾,化痰止咳,清热解毒。

2.化浊机制

降低血压;抗肿瘤;延缓衰老;抑制血小板聚集;抗非特异性刺激及强壮作用;降低血糖,改善糖耐量低下;保护肝功能。

(四十三)莲子

1.性味功效

甘、涩,平。归脾、肾、心经。功效补脾止泻,益肾固精,养心安神。

2.化浊机制

降血压;降血糖;抑制鼻咽癌。

(四十四)莲子心

1.性味功效

苦,寒。归心、肾、肝经。轻清降敛。功效清心降火,平肝涩精。

2.化浊机制

降血压;抗血小板聚集;抗自由基;抗病毒。

(四十五)桃仁

1.性味功效

苦、微甘,平。归心、肝、大肠经。质润降泄,善入血分。功效活血祛瘀,润肠通便。

2.化浊机制

显著抗凝血和抗血栓;保肝;抗炎镇痛;抗过敏;抗病原微生物;抗癌;抗衰老。

(四十六)夏枯草

1.性味功效

苦、辛,寒。归肝、胆经。清香散泄,可升可降。功效清肝泻火,解郁散结,消肿解毒。

2.化浊机制

降血压;抗病原微生物;抗肿瘤;降血糖。

(四十七)柴胡

1.性味功效

苦、辛,微寒。归肝、胆经。微香升散。功效清热解表,和解少阳,疏肝解郁,升阳举陷。

2.化浊机制

抗炎;降低血压;降低胆固醇;抗病原微生物;抗癌。

(四十八)徐长卿

1.性味功效

辛,温。归肝、胃经。香郁散降。功效祛风除湿,行气活血,镇静止痛,利水消肿,解毒止痒。

2.化浊机制

改善心肌缺血;降血压;降血脂;抗氧化。

(四十九)海藻

1.性味功效

咸,寒。归肝、胃、肾经。气腥散降。功效化痰软坚,消瘿散结。

2.化浊机制

降血压;降血脂;抗凝,改善血液流变学;抗肿瘤;抗病原微生物;防治肝纤维化。

(五十)桑叶

1.性味功效

苦、甘,微寒。归肺、肝经。清凉散降。功效疏散风热,清肝明目。

2.化浊机制

降血糖;促进蛋白质合成;降低血脂;抗病原微生物。

(五十一)桑白皮

1.性味功效

甘、辛,寒。归肺、脾经。可升可降。功效泻肺平喘,利水消肿。

2.化浊机制

显著降压;降血糖;抑制子宫颈癌。

(五十二)桑寄生

1.性味功效

苦、甘,平。归肝、肾经。性缓气和,可升可降。功效补肝肾,强筋骨,祛风湿。

2.化浊机制

降血压;降血脂;抗氧化;抗肿瘤;抗病原微生物。

(五十三)黄芩

1.性味功效

苦,寒。归肺、心、肝、胆、大肠经。体轻气清,可升可降。功效清热燥湿,泻火解毒。

2.化浊机制

抗病原微生物;降低血压;降血脂;抑制血小板聚集;抗氧化;抗菌、抗真菌、抗病毒;抗炎抗变态反应;保肝利胆;抗癌;对糖尿病性并发症有防治作用。

(五十四)黄芩

1.性味功效

苦,寒。归心、胃、肝、大肠经。质坚味厚,降而微升。功效清热泻火,燥湿解毒。

2.化浊机制

抗病原微生物;降血压;利胆;降血糖,有与二甲双胍相似的增加胰岛素敏感性作用;抗凝;抗肿瘤;降低组织耗氧。

(五十五)黄柏

1.性味功效

苦,寒。归肾、膀胱、大肠经。味厚沉降。功效清热燥湿,坚阴固肾,退虚热,泻火解毒。

2.化浊机制

病原微生物;降血压;降血糖。

(五十六)黄精

1.性味功效

甘,平。归脾、肺、肾经。质润醇浓,可升可降。功效润肺养阴,健脾益气,滋肾填精。

2.化浊机制

降血糖;抗炎,抗病原微生物。

(五十七)萆薢

1.性味功效

苦,平。归脾、肾、肝经。气微降泄。功效利湿浊,祛风湿。

2.化浊机制

抗动脉粥样硬化。

(五十八)菊花

1.性味功效

甘、微苦,微寒。归肺、肝经。清香宣散,升中有降。功效疏风散热,清肝明目,清热解毒。

2.化浊机制

降血压;抗衰老;抗病原微生物;降低转氨酶,对抗铝中毒;抵抗放射线。

(五十九)蛇床子

1.性味功效

辛、苦,温。归肾、脾、肝经。辛香燥散。功效温肾壮阳,燥湿祛风,杀虫止痒。

2.化浊机制

降血压;抗病原微生物;抗变态反应;抗诱变、抗癌;拮抗糖皮质激素所致的骨质疏松。

(六十)猪苓

1.性味功效

甘、淡,平。归脾、肾、膀胱经。体轻味薄,降而微升。功效利水渗湿。

2.化浊机制

抗肿瘤;保肝;抗衰老。

(六十一)葛根

1.性味功效

甘、辛,平。归脾、胃经。轻缓气和,升散微降。功效解肌退热,发表透疹,生津止渴,升阳止泻。

2.化浊机制

抗炎;降血压,对高血压引起的头痛、头晕、项强和耳鸣等症状有明显疗效;改善微循环障碍;抗肿瘤;降糖作用显著;抑制血小板聚集;有较好的解酒作用,能降低乙醇在血液中的浓度;并具有一定的抗氧化作用。

(六十二)萹蓄

1.性味功效

苦,微寒。归膀胱、大肠经。体轻降利。功效利尿通淋,杀虫止痒。

2.化浊机制

抗病原微生物;降血压。

(六十三)番红花

1.性味功效

甘、微辛,平。归心、肝经。体轻质润,入血行散。功效活血祛瘀,散郁开结。

2.化浊机制

抑制血小板聚集;抗肿瘤;降血脂。

(六十四)槐米

1.性味功效

苦,微寒。归肝、大肠经。入血敛降,体轻微散。功效凉血止血,清肝泻火。

2.化浊机制

降血脂;抗炎,抗病原微生物;抑制醛糖还原酶。

(六十五)蔓荆子

1.性味功效

辛、苦,微寒。归肺、肝、膀胱经。轻浮升散。功效疏散风热,清利头目。

2.化浊机制

降血压;祛痰平喘;抗病原微生物;抗凝血;抑制宫颈癌;抑制黑色素形成。

(六十六)薤白

1.性味功效

辛、苦,温。归肺、心、胃、大肠经。体滑通散,可升可降。功效通阳散结,理气宽胸,温中散寒。

2.化浊机制

抗动脉粥样硬化;抗血小板聚集;减轻动脉粥样硬化;抗氧化;抗菌。

(六十七)薏苡仁

1.性味功效

甘、淡,微寒。归脾、胃、肺、大肠经。性缓渗泄,补而不滞。功效健脾渗湿,舒筋除痹,消痈排脓。

2.化浊机制

抗肿瘤;抗炎镇痛;降血糖。

（六十八）土鳖虫

1.性味功效

咸，寒。归肝、肾经。腥臭质润，善行走窜。功效破血逐瘀，续筋接骨。

2.化浊机制

提高心肌和脑对缺血的耐受力；降低血小板聚集性和黏附率，溶解血栓；降血脂；保肝；抗突变及抗肿瘤。

第五节　疗　效　评　价

一、概述

评价从本质来说是一种认识活动，在中国的词典中，"评价"是"泛指衡量、判断人物或事物的价值"。

中医学讲究辨证论治，主要是辨别证候的不同，根据患者的临床表现，进行辨证论治，选择合适方剂，从而提高疗效。因此，中医治疗的有效程度应当以证候的改善程度为基准。为了对中医临床中证候诊断与疗效评价的标准进行统一，中医及中西医结合临床研究的疗效评价体系中收纳了证候疗效评价，而建立起适当的证候疗效评定标准，从而完善中医临床疗效评价指标体系，有助于科学地评价中医药临床疗效。

大量的临床研究结果表明，照搬西医的指标体系来衡量中医中药的效果，来说明中医药的有效性和科学性，不重视中医"证"疗效的评价，不能真实全面地反映出疗效。中医是通过四诊合参，六经、八纲、脏腑等辨证方式进行疾病的诊断和治疗，而不是像西医一样根据实验室指标进行疾病的诊疗。中医疗效最直观的体现就是症状的改善，而不是依靠实验室检查数据来进行判别。中医诊断与疗效评价的关键是"证"，忽略"证"的改善，而一味地依赖西医的指标判别中医的疗效，则会使中医的传统优势丧失，不利于中医药的发展。

《中药新药临床研究指导原则》中对证候疗效的评价主要是对治疗前后证候改善程度的评价，即将证候改善程度分为 4 级。以中医临床症状、体征消失或基本消失，证候积分减少≥95％为临床痊愈；以中医临床症状、体征明显改善，证候积分减少≥70％为有效；以中医临床症状、体征均有所好转，证候积分减少

≥30％为显效；以中医临床症状、体征无明显改善，甚或加重，证候积分减少不足30％为无效；而对于代表证候改善程度的症状、体征则是采用构成证候诊断的主要症状和次要症状的分值来衡量。其计分方法则是根据在证候诊断中的贡献大小确定其权重，一般主症占有较大权重。症状一般可分为 4 级，即正常、轻度异常、中度异常、重度异常。在证候疗效评价时，多采用尼莫地平法，即减分率＝（治疗前积分－治疗后积分）/治疗前积分×100％的公式来计算证候积分的变化量。

尽管对以上的证候疗效评价方法，有学者提出了不同看法，但此评价方法具有一定代表性，在临床研究中被广泛使用，因此，血浊证疗效评价标准沿袭了《中药新药临床研究指导原则》中的评价方法，但结合实验室检测指标进行疗效综合评价。

二、评价方法

主要从证候特征和实验室检查两个方面的变化进行综合评价。

三、评价标准

（一）中医证候疗效评定标准

中医证候改善率＝（治疗前积分－治疗后积分）治疗前积分×100％。

痊愈：中医临床症状、体征消失或基本消失，积分减少≥95％。

显效：中医临床症状、体征明显改善，积分减少≥70％且＜95％。

有效：中医临床症状、体征均有好转，积分减少≥30％且＜70％。

无效：中医临床症状、体征无明显改善，甚或加重，积分减少不足 30％。

（二）实验室检查疗效判定标准

痊愈：实验室各项检查恢复正常。

显效：实验室检查恢复正常的项目≥70％。

有效：实验室检查恢复正常的项目≥30％且＜70％。

无效：实验室检查恢复正常的项目不足 30％。

通过辨证论治来治疗疾病，评价证候改善程度，不仅有助于疾病的恢复，而且还能突出中医的特色，继承和发展中医，有助于中医药事业的推广。

诚然，将"证候疗效"简化为治疗前后（中医）症状体征的变化，尚有不足之处。在以后的研究中，应该进一步明确"证候疗效"的定义与内涵、外延等基本问题，使证候疗效简便易行，易于接受，形成规范标准的评价指标和方法，为整个中医学体系中临床评价方法与指标的完善做出贡献。

根据病证结合的原则,目前的思路是将临床结局与微观评价进行结合。中医学具有整体观念,辨证论治的特点,而其疗效评价标准也可以分层次,多样化检验,在整体方面的效果检验,可以根据患者的检查报告评估的结果,或者医师对患者治疗后进行全面评估的结果,来进行评价。对于微观方面,则可以通过西医的理化检查的指标与评价方法来检验。两方面的评价指标和方法,相互联系相辅相成,根据临床实践的目的来确定评价指标和方法的选择。

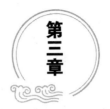

第三章

脑 病 基 础

第一节　中医对脑的认识

一、脑的结构与生成

脑位于颅内,由髓汇集而成,故名"髓海",为元神之官,生命之主宰。脑藏髓,主神志,智能出焉。脑外形如核桃,表面满布沟回,在头直通口鼻眼耳诸窍,下延脊髓。脊髓沿脊柱居于身背。脑为发令之官,髓为传令之使,督脉通贯脑髓连输五脏,协调于五脏六腑,统辖于四肢百骸。脑开窍于五官,灵机现于瞳子,应于语言。脑之经脉为督脉而统帅诸阳,通过督脉贯穿脑髓而共同发挥协调五脏六腑的生理作用。

(一)脑髓的解剖位置和结构

脑髓是由脑、髓及其经络筋脉共同组成脏腑系统。脑藏于颅内,位于人体最高位,古人称为"泥丸宫",下连脊髓,并发出脑气筋,输布气血到达全身。五脏六腑的精气,也通过经脉循行,上行与脑发生联系。

(二)脑髓的生成和发育

1.脑髓的物质来源

脑髓依赖精气而化生,在人出生之后依靠肾中精气、脾胃摄入五谷精微营养化生而充养长成。脑髓的生成来源由三部分组成。

(1)源于肾中先天精气,由来自父母的先天之精生成脑髓雏形。《灵枢·经脉》云:"人始生,先成精,精成而脑髓生",是说脑髓产生的原始物质基础是先天父母之精。《灵枢·本神》:"故生之来谓之精,两精相搏谓之神",指出脑髓由"两精相搏"而产生的,先天之精是化生脑及元神的物质基础,元神又依附于形体而存在。脑是人体中最先发育的器官,故元神藏于脑内,所以李时珍说:"脑为元神之府"。先天之精的盛衰,直接影响着脑的发育和神明的功用。肾精充足,先天之精气充盈,脑髓正常化生;肾气不足,先天之精亏虚,脑髓不能正常化生,则在小儿可见"五退""五软"诸证。是故,张锡纯《医学衷中参西录》中明确提出:"脑为髓海,乃聚髓之处,非生髓之处,究其本源,实由肾中真阴真阳之气,酝酿化合而成,缘督脉上升而贯注于脑。"

(2)水谷之精充养脑髓。肾中精气化生脑髓雏形之后,脑髓还需不断得到水谷精微的濡养化生才能逐步长成。《素问·五脏生成》说:"诸髓者皆属于脑",指出髓满脑充的生化之源来自后天脾胃将水谷精微转化为气血,并借助脾的升清与胃的降浊,将水谷精微之气上承脑髓,起到充养补益脑髓的作用。《灵枢·五癃津液别》说:"五谷之津液,和合而为膏者,内渗于骨空,补益脑髓",是说脑脏的生成和发育成熟,需要不断在五谷之津液和合濡养中而获得补益,才可以逐步长成。所以清代医家王清任《医林改错·脑髓说》认为:"灵机记性在脑者。因饮食生气血,长肌肉,精汁之清者,化而为髓,由脊骨上行入脑,名曰脑髓。"

临床上先天发育不良者,可在婴幼儿时期以饮食调补,通过后天水谷之精补养脑髓,可以开发智能。后天饮食不足,气血化生乏源。脑髓失养,临床则可见发育迟缓,智力低下等症。成人在饮食失调,脾胃运化功能失常之时,由于气血生化乏源,营血亏虚,不能上奉于脑,脑髓空虚,也常常出现头晕目眩、肢疲神倦、心神不安,以及失眠,甚至记忆力下降等表现。

(3)脏腑之精化髓充脑。脑髓为肾中精气所生,脾胃精气所化,五脏六腑之精气皆上充于脑而养脑髓。肾主骨生髓、脾气散精濡养脑髓、肺吸入自然界清气和合水谷之气上充脑髓,心主血脉使血行脉中上达脑髓,肝主疏泄调畅脑髓气血并藏血以养脑髓。脑髓充实而功能正常,是五脏精气充养、协调为用的结果。脑髓从先天之精产生之后,要逐渐接受肾中精气和肺中清气、脾胃五谷精微的濡养以及五脏六腑精气的填充,才能逐步充实。自然界中五气五味化生濡养五脏六腑精气,五脏六腑精气津液相成,化生脑髓,脑髓乃成,神乃自生。

2.脑髓的生成和发育过程

脑髓产生于父母先天精气,《灵枢·经脉》说:"人始生,先成精,精成而脑髓生",阴阳和合,精气化生脑髓。在胎中吸纳母体脏腑精气而成雏形,出生后由五脏六腑精气充养而逐渐长成,至老年又伴随脏腑精气的逐步衰退而衰退,最终由于脑髓的失用而宣告生命的结束。

对于脑髓的产生和发育过程,古人描述较少。历代医家秉承《黄帝内经》所述,受历史条件限制,对此也少有深入探讨。清代王清任《医林改错·脑髓说》论述道:"看小儿初生时,脑未全,囟门软,目不灵动,耳不知听,鼻不知闻,舌不言。至周岁,脑渐生,囟门渐长,耳稍知听,目稍有灵动,鼻微知香臭,舌能言一二字。至三四岁,脑髓渐满,囟门长全,耳能听,目有灵动,鼻知香臭,言语成名。"论述了脑髓从出生到长成的大体发育过程,较之过去的认识深入许多,这种认识符合现代医学对脑髓发育的描述。

(三)脑的生理特性

1.中清之脏,元神所居

脑为髓海,至清至纯,乃水谷精微中"和合而为膏者",张介宾云:"人之脑为髓海……亦曰泥丸宫君,总众神者也。"《医宗金鉴》说:"头……位居至高,内涵脑髓,脑为元神之府,以统全体",意指脑为诸神之统帅。《道藏·谷神不死论》曰:"是以头有九宫……乃元神所住之宫,其空如谷而神居之,故谓之谷神,神存则生,神去则死。"说明脑为中清之脏,为元神所居之处,不能受邪,邪犯之则为病。

2.喜静恶扰,不喜邪干

《奇效良方》云:"脑喜静谧而恶动扰,静谧清明内持,动扰则掉摇散乱。"脑为元神之府,以谧静明澈、内持敛蓄为贵,动扰则掉摇散乱,无所适从。在正常状态下,清阳出上窍,浊阴走下窍,神喜神和。当人体脏腑功能失常、气机逆乱,六淫、邪毒等诸邪上扰于脑而为病,或眩或痛,或不寐或多寐,或健忘、呆痴,或神蒙昏愦。《证治准绳》曰:"盖髓海真气所聚,卒不受犯,受邪则死不可治",足见脑在人体中的重要性,不能邪干,受外邪或金刃跌扑伤及颅脑,重则"死不治"。又见"脑喜清而恶浊,喜盈而恶亏,喜静而恶躁'扰',喜通而恶瘀"。

(四)脑的阴阳属性

脑居阳位,为阴脏,体阴而用阳,是阴阳一体、阴阳互用的脏腑。脑髓居于阳位,为人体至高之位,却又藏于骨内,为阳中之阴者,有学者认为脑为"真气之所聚",真气属阳,故脑体阴而用阳。脑统管人体一身阳气,但脑的正常功能发挥,有赖于脑体充实以及气血平衡,脑不满、脑萎缩则神识不清,智能低下。故阳气上承,精气化生脑髓,脑满髓充才能发挥正常的功能。

脑虽居于阳位,但它有藏而不泻的特点,符合脏的特点。按照脏腑的阴阳属性划分,当为阴。但其有主管一身视、听、感、知及灵动的作用,且其经脉又为督脉,行走于人体阳位,性又属阳。故此认为,其体阴而用阳。同时,由于阴阳二者"阳化气,阴成形"的特点,体阴用阳还有一层含义,是指脑体殷实脑髓满充的化形基础,是脑体发挥其"用为阳"作用的基础,只有脑髓充实,其功能才能正常。脑髓萎缩脑体不充之时,必然脑失所养则混沌而不灵,痴、傻、呆滞而表现阳不足的状态。

(五)脑气筋

脑髓系统由脑、髓、脑气筋及其连属的经络系统共同构成。脑气筋是从脑髓发出,分布到肢体、脏腑、五官九窍、皮肉筋骨的分支。这些脑气筋的存在是目之所以能视、耳之所以能听的基础。从脑发出的脑气筋共 12 对,连属于目、耳、鼻、口、舌等,或组成目系、舌本,或直接连接官窍,主司这些器官的运动与感觉。并有一对脑气筋从脑发出后,逾颈至脑下,垂胃口之前,并直接和心、肺、肝、胃、大小肠等脏腑发生联系,是脑直接联系其他脏腑协调脏腑功能的一支。从髓发出的脑气筋共 31 对,分布到手足、躯干,并连属脏腑,是脑髓协调其他脏腑功能的分支。躯干上的纵行经脉大都和这 31 对脑气筋中的部分脑气筋有交汇。行于胸腹的阴经和由髓发出的脑气筋存在交汇,故经景线上分布有治疗各个脏腑病变的募穴;足太阳膀胱经在背部的循行路线和由髓发出的脑气筋相交汇,故在其循行路线上有协调其他脏腑功能的背俞穴。脑气筋的存在是背俞穴和募穴功能作用的物质基础。脑气筋入五官脏腑,散精气入五官脏腑,统管五官脏腑的活动,并到达周身各处,传达输布脑的气血,发挥脑的功能。

二、脑的生理功能

脑的生理功能具有主持思维、发生感情、产生智慧、控制行为、支配感觉、统帅全身的作用。

(一)主神明

脑是神志活动的物质器官,是人精神、意识、思维活动的调控枢纽,主宰人的神志活动。《颅囟经》曰:"太乙元真在头曰泥丸,总众神也",《黄庭内景经·至道章》曰:"脑神精根字泥丸",喻昌在《寓意草》中说:"头者,泥丸宫。主一身之神明"等。

脑主神明主要是指脑主精神、意识、思维活动。这里的"神明"相当于现代医学的"意识",是指大脑的觉醒程度,即中枢神经系统对内外环境刺激做出应答反应的能力,或机体对自身及周围环境的感知和理解能力,包括定向力、感知力、注意力、记忆力、思维、情感和行为等。人处于觉醒、感知万物、充满情欲、支配肢窍于随意之间都属神(明)所主之列。脑主神明是脑的生理作用最基本、最重要的部分,是思虑、记性、司主肢窍的重要前提。若六淫、七情、金刃跌扑伤及脑神,轻则头痛、头晕,重则肢窍不遂、失忆,甚则神蒙、神昏、神呆(静而不动、睁眼若视、状若草木)、神脱(死亡)。神明是生命的体现,伤及神明人就会神识昏蒙而不省人事或状若草木而无知无欲,甚则阴阳离决而死亡。正如元代赵友钦《金丹正理》云:"头为天,欲以藏神……头有九宫,上应九天,中间一宫谓之泥丸……乃元神所住之",以及"神存在则生,神去则死"。

(二)主意识情志

人的精神、意识、情感活动虽然为五脏所主,但实际上都是脑的功能,是脑主神明功能的表现。脑调和五脏六腑,主神志。脑主神明与心藏神的认识并不冲突。清代张锡纯在《医学衷中参西录》中提出:"神明之体藏于脑,神明之用出于心。"认为神明之体在脑,而心为其用,神明还由脑主。而人的意识情志活动是人区别于其他动物的高级生命活动之一,七情致病多直接伤及脏腑,其原因还在于精神意识、思维活动都是脑高级功能活动的表现。脑调和五脏,主意识情志活动,七情致病,影响脑气输布,脑气或郁结不畅不能外达或直接损伤脑气使气不足。脑气不能到达五脏六腑四肢百骸,五脏失去协调,百节舒缓不用,表现为各个脏腑功能失调的症状,或心神不宁,或失眠健忘,或头胀痛,或眼昏花。长时间脑气郁结不能疏散,则致血瘀、痰浊交结,而出现虚、瘀、浊夹杂为病,临床出现善太息、晕厥、头痛、惊恐不安等种种意识情志活动异常,甚至出现癫狂、抑郁、昏迷、言语不清等临床病症。

(三)主智能

人的智能活动是脑的功能,人之所以能够思维、计算,具有记忆、识别和创造等各种智能活动,都赖于人脑的发达。小儿脑气未充,所以智能发育未全;青少年脑气渐长,脑脏发育最快,是智能变化最快的时期,所以青少年时期模仿力强,是学习的大好时期;中年人脑海充足气血充盈,能够上承脑府而养脑脏,所以中年之人智满力足,是发明创造等智能活跃的时期;老年人脑髓失养脑海不足,所以记忆力下降、健忘。人的智能活动,每一个时期都在随着脑脏发育的特点而变化。明初方以智《物理小识》谓:"人之智愚系脑之清浊";金正希《尚志堂文集·见闻录》也讲:"人之记性皆在脑中,小儿善忘者,脑未满也,老人健忘者,脑渐空也。凡是一形,必有一形留于脑中。人每记忆往事,必闭目上瞪而思索之,此即凝神于脑之意也",是说小儿善忘是由于脑髓未满,老年人健忘是由于脑髓渐空,人的记忆思维等智能活动全赖于脑气的充盈与否。

（四）主语言

脑还具有支配语言活动的功能。人区别于动物的一个重要特征就是人能够使用语言进行各种交流活动，包括使用口头语言直接交流、使用书面语言符号间接交流等。语言符号在人类各种社会活动中成为最重要的元素之一，而人之所以能够学习语言、使用语言，是和人的脑脏离不开的。语言活动是脑脏的功能。临床上可以观察到，脑脏受损的患者会出现言语不清、语言謇涩、失读、失认、失写等表现。古人对这一点也有所认识，清末医家邵同珍的《医易一理·论人身脑气血脉根源脏象论》言："人身之能知觉运动，及能记忆古今，应对万事者，无非脑之权也"，认为人的视听言动都由脑所主。

（五）主运动

人的运动是一种复杂活动，无论是身体的本能活动还是经过学习而获得的技巧性活动，都是筋、骨、肌肉、关节的协调运动，而协调各个脏腑和组织的器官就是脑髓。肾主伎巧实质上是脑髓司运动的表现。脑通过和筋骨、肌肉、关节的经络联属发挥其协调指挥作用。

头为诸阳之会，督脉总督诸阳，为阳脉之海，汇集诸阳经经气，贯脊入脑。形体得阳气之温煦，而腰脊能俯仰，四肢能屈伸。《素问·阴阳应象大论》说："阳在外，阴之使也。"阳主动，阴主静，脑为真气之所聚，元阴元阳化合而成，究其本源，实由肾中真阴真阳之气化合而成，肾中真阴真阳充足，筋、骨、肉、关节得到精血濡养才能发挥运动的功能。故《灵枢·海论》云："髓海有余，则轻劲多力，自过其度。"脑髓充盈，精气充足，肢体活动灵活。反之，髓海不足，则脑转耳鸣，胫酸眩冒，目无所见，懈怠安卧。如果脑髓精气空虚，或受外邪之后，则会影响到肢体运动功能的正常，而出现"气亏则半身不遂"，这都是脑主运动功能的具体表现。

（六）主感知

感觉包括人的听觉、视觉、嗅觉、味觉、触觉、位置觉等种种感知外界事物的意识活动。人能够感知外界事物，看到色彩、听到声音、触摸到事物的存在，感觉到方向、位置、深浅，全都有赖于脑功能的正常。脑气充盈则感觉灵敏，能够准确感知世界上存在的各种事物，并在脑中形成构象，即使没有看到、没有摸到、没有听到也能根据经验想象事物的形象，同时即使是脑气充盈的残疾人如聋哑、盲人也能够由未出现损伤的其他五官七窍代替损伤的官窍的功能，所以盲人的听觉和触觉可以非常灵敏，仍然能够达到生活自理。而脑气虚损的人，感知事物的能力则可能下降，于是目虽视而不见，口能张而不言，鼻不闻香臭，舌不知甘苦，身不知所处。

脑发挥其支配感觉的功能依靠的是脑气筋输布脑气到达五官七窍、四肢百骸。耳能听、目能视、鼻能分香臭、舌能知甘苦都是脑气筋的功能。而之所以由脑气筋传脑气入耳、目、鼻、口发挥各种感知功能，是因为"耳、目、口、鼻之所导入，最近于脑，必以脑先受其气，而觉之，而寄之，而存之"。说明人体的听觉、视觉、嗅觉、味觉等感知功能，是通过大脑对外在环境的反应而产生的。七窍受大脑的支配，各种感觉是大脑功能的外在表现。

三、脑与五脏

人是一个有机的整体，脑具有协调五脏六腑功能的作用，通过十二正经、奇经八脉以及经别的络属关系和五脏六腑发生联系，另外也通过脑髓发出的脑气筋散布脑气入脏腑发挥支配脏腑运动与感觉的作用。脑脏统摄五脏六腑，与五脏六腑共同维持生命的存在。脑的生成、濡养离不开五脏六腑化生、输布气血津液的作用，而脑又对五脏六腑化生、输布气血津液起着协调和支配作用，这种相辅相成相互为用的关系构成了人体脏腑系统环环相扣、紧密配合的协同作用体系。

（一）脑与心

脑与心之间的关系主要表现在心主血脉与脑主神明之间的关系上，以及脑与心的协调作用。

由于心主血脉，心奉血以养脑神之用，而脑为元神之府，以阳气为本，血赖气行，心神之用依赖脑神健旺。神明之用主要归功于脑，也可以说脑的功能包括神明之心的功能。

心主血脉是气血津液发挥濡养脑髓作用的前提条件。心主血脉是指心气推动血液在脉中运行，流注全身，发挥营养和滋润作用。心气推动血液的运行是神志活动的动力。如果心气旺盛，则运血有常，精神亦旺盛；心气不足，则心的推动作用减弱，血行无力，甚至出现血瘀，则见精神萎靡不振，易于疲劳。瘀血发生在脑髓之内更是能导致运动、感觉、语言等功能障碍，或半身不遂、语言謇涩等表现。血包含津液和营气，入颅脑则化为脑津，濡润滋养脑髓。心血充足，脑髓受心脉血气得以濡养，精神安详而思维敏捷，支配感觉、运动和精神意识思维活动的功能才能正常发挥。心气虚，心血不足则神明失养，神机失充，则见日间思绪难以集中，健忘疲惫，思维低下，惊悸不安，失眠多梦，入睡困难等表现。而由于失血导致脉中血液不足之时，还可以出现烦躁、恍惚，甚则昏迷等神志失常的表现。总之,心气心血充足则脑髓功能旺盛,心气心血不足则脑髓功能低下。

脑对心主血脉具有调和作用。心主血脉的功能受脑协调脏腑功能的影响,通过经络系统的连属关系,可调节心脏的跳动,调节心气对血液的推动作用。任脉行于身前,过膻中而散布胸内与心发生联系;督脉行于身后,贯脊髓入脑而与脑发生联系,两者同源而分别汇聚阴阳之气,互为补充。情志变化可以影响气血的运行,而这种影响主要是脑对心主血脉功能的影响。《素问·举痛论》说:"喜则气和志达,营卫通利。"说明喜可以使气血和顺,营血通畅,"喜"由脑主情绪意识思维而产生,"喜"之所以能够使营卫通利,是脑协调心脏功能的结果。《素问·举痛论》又说:"惊则心无所依,神无所归,虑无所定,故气乱矣。"人在受到惊吓之时,心跳加快,神不守舍也是脑协调心脏功能的结果。

对于脑和心的密切关系,清末医家邵同珍在《医易一理·论人身脑气血脉根源脏象论》中指出:"脑之精气,如树之枝干,根生于脑,缠绕周身,五官百体,无微不到。心之血脉,根生于心,亦树之枝干,百体内外,一气流通。脑之精气,心之血脉,互相环抱,如果核出生之二瓣,鸟卵之内黄白也。人形从此渐成,脏腑从此渐具矣。"认为这里脑之精气缠绕周身指的是脑气筋从脑发出之后散布全身,无处不到。心之血脉流通百体内外指的是从心发出的血脉到达全身内外。脑之气筋与心之血脉互相缠绕环抱,共同维系复杂的生命活动。

(二)脑与肾

肾藏精,生髓,是脑髓化生的重要来源。脑为髓海,脑与肾的关系十分密切。肾中所藏之精包括先天之精(来源于父母的生殖之精)和后天之精(来源于饮食水谷中的精微物质和脏腑代谢化生的脏腑精气)。先天之精是化生脑髓的物质基础,后天之精是充养脑髓的精微物质。在先天之精的推动下,利用后天之精,脑髓才得以化生。肾为作强之官,作强是增强工作能力,因肾主藏精,精生髓,髓汇于脑,脑为髓海,"府精神明",故精足则令人肉坚力强,智慧敏捷,动作灵活。实际上作强之功赖于脑髓充足,以脑髓充足为前提。脑髓充足又源自肾精充足。而伎巧之所由出,乃脑之神明为用的结果,伎巧是智慧运用的结果,意志、智慧都是脑的功能。

另外,肾藏精还有调节机体代谢和生理功能活动的作用,肾脏的这种调节功能是通过肾中精气所含的肾阴、肾阳两种相反相成的成分来完成的。临床上如果肾阳不足,则全身新陈代谢功能下降,各脏腑、经络、形体、官窍的生理功能均减弱,脑的生理功能也将随之而减弱,表现为精神萎靡不振,反应迟钝,面色苍白,畏寒肢冷,脉无力而迟缓等阳虚症状。肾阴通过三焦到达全身,促进津液的化生和血液的生成,发挥津液和血液的濡养作用。由于津液和血是在肾阴的促进下产生的,所以不少医家常将阴与津血互称,而名之为"阴津""阴血"。临床上,如果肾阴不足,则津液分泌减少,脑髓失去阴津濡养滋润,可以出现心烦意乱,血行加快,五心烦热,口干咽燥,脉细数,舌干红等阴虚内热表现。

(三)脑与脾

脑与脾的关系主要表现在脾为后天之本,化生气血对脑髓起濡养作用。

脾主运化,具有把水谷化为精微,并将精微吸收转输至全身的功能,脑髓也受水谷精微的滋养而司主神明。脾运化水湿的功能失调可以导致水液在体内的停滞,停滞在脑内,痰浊由生则导致痰浊阻痹,而见头痛、眩晕、昏冒甚或水液积聚的病理变化。

脾主统血,可以统摄血液在脉内运行,不使其逸出脉外,脾统血是靠脾气对血的固摄作用来实现的。脾气旺盛,统摄有力,血行于脉内而不外溢;脾气虚衰,脾不统血,血液溢于脉外,则见眼目口鼻之衄血,若颅脑血溢脉外,则可以导致头痛眩晕、行动不遂、言语不利甚或昏迷等症。

人的各种情志意识活动为脑所主,而以五脏为用。情志变化可以影响脏腑气血与功能活动。思虑伤脾,思虑由脑而发,思虑过度,所思不遂之时,会影响脾气运动,《素问·举痛论》说:"思则心有所存,神有所归,正气留而不行,故气结矣。"气结导致运化失司,升清降浊失常,出现不思饮食,眩晕健忘,脘腹胀闷等表现。

(四)脑与肝

脑与肝的关系主要表现在肝藏血主疏泄与脑主意识思维互动和情感之间的关系。

肝藏血,具有贮藏血液、调节血量及防止出血的功能。肝藏血可以提供给机体各部分活动时所需;调节血量是肝脏可以调节人体各部分血量的分配,特别是对外周血量的调节起着重要作用。正常生理情况下,人体各部分的血量是相对恒定的,但在机体活动量增减、情绪波动、气候变化时,各部分血量也随之变化。当机体处于静止状态情绪稳定时,外周循环血液的需要量较少,血液藏于肝脏之内;当活动剧烈或情绪波动较大时,肝将其所藏血液向外周输布,以供机体活动之所需。脑为髓海,精血同源,脑髓对血液的需求变化最为敏感,肝藏血,活动时可以提供脑髓所需,肝血不足,动则眩晕昏蒙,视物昏花。肝藏血也有收摄血液不使溢出脉外的作用,肝藏血功能失职,易导致各种出血。其原因无非虚实两端。《丹溪心法·头眩》中说:"吐衄漏崩,肝家不能收摄荣气,使诸血失道妄行。"是说肝气虚弱,收摄无力,血溢脉外,为虚之端;肝火旺盛,灼伤脉络,迫血妄行,是实之端。肝火旺盛,阳亢而迫血上冲头面,破络入脑,则导致脑内出血,产生突然昏仆、肢体不遂、语言不利等表现。故临床上很多脑内出血的患者发病于大惊大怒之时。

肝与脑之间的联系还在于肝主疏泄对情志的影响。脑具有支配情志、意识、思维活动的功能,情志活动虽属脑的功能但与肝的疏泄功能密切相关,正常的情志活动,主要依赖于气血的正常运行,异常的情志活动可以干扰机体正常的气血运行。所以,肝主疏泄功能对情志的影响,实际上是通过肝主疏泄、调畅气机、促进血液的运行输布而产生的。肝的疏泄功能正常,气机调畅,气血和调,心情开朗;肝失疏泄,则气机失畅,郁郁寡欢,情绪压抑。反过来,情绪活动的异常也可以导致肝失疏泄,影响肝脏的正常生理功能,"郁怒伤肝",怒可以导致肝气上逆、肝风内动,也可以导致气郁、气滞。

(五)脑与肺

脑与肺的关系主要表现在肺主气对脑的濡养作用,以及肺通调水道对脑内津液代谢的影响。

肺主气司呼吸,通过宣发和肃降布散精气,排泄人体浊气。脑内的新陈代谢需要不断从自然界摄取清气,排除体内浊气,而肺是体内外气体交换的场所。通过肺的呼吸作用,不断吸入自然界的清气,呼出体内浊气,吐故纳新。肺吸入的自然界的清气是人体气的主要来源之一,肺主气司呼吸的功能正常与否直接关系气的生成,脑中精气包含有来源于肺吸入的自然界的清气。肺司呼吸功能正常,清气吸入,浊气得以排出,则气的化生充足;反之,肺呼吸功能减弱,吸入清气不足,则气的化生乏源,以致气虚。如果呼吸停止,清气不能吸入,浊气不能排出,则脑髓之气无源以化,脑髓气尽而生命终结。

肺主通调水道,肺的宣发肃降对体内津液的输布、运行和排泄有疏通和调节作用。故肺的通调水道作用也影响脑髓中的水液代谢。

精神情绪的变化同样可以对肺产生影响。肺在志为悲,悲忧虽略有差异,但对人体的影响类似,故悲忧同属肺志。悲忧可以损伤肺中精气,导致肺的宣发肃降运动失调,气行不利,进而导致肺气耗伤,产生种种临床表现。《灵枢·本神》说:"愁忧者,气闭塞而不行。"情志过激,必伤精气,影响本脏腑功能变化的同时,也反过来影响脑髓的气血变化,伴见神志精神异常的表现。

四、脑与气血

气血是不断运动着的极其细微的物质,是构成人体、维持人体生命活动的最基本物质。人体气血来源于自然清气与水谷转化来的精微物质。脑作为人体脏腑器官的重要组成部分,统领和协调其他脏腑器官的功能,均依赖于气血的功能。

气主要来源于先天之气和后天之气。先天之气禀受于父母,先身而生,是构成生命机体的原始物质;后天之气包括饮食物中的营养物,即水谷之气和存在于自然界的清气。气的主要功能有推动、温煦、防御、固摄、气化。血由心所主,藏于肝,统于脾,循行于脉中,充润营养全身脏腑组织,而目能视,耳能听,鼻知香臭,舌知味。脏腑功能协调皆有赖于气血之濡养。脑与气血之间的关系主要表现在以下几个方面。

(一)生理上相互联系

1.元气是脑髓产生和生长发育、发挥正常生理功能的基础

元气根植于肾,由肾精化生,赖三焦循行全身,内而脏腑,外而肌肤腠理,是人体中最基本最重要的气。元气源于父母之精,对人体的代谢和功能起推动和调节作用。元气根于肾,又赖于后天水谷之气的培育而充盛。元气的主要功能是推动人体的生长发育和生殖,激发和调节各个脏腑、经络等组织器官的生理功能,是人体生命活动的原动力。同样,元气的充足与否也关系到脑的生长发育,关系到脑各种生理功能的正常发挥。

2.营气与血并行是濡养化生脑髓的基本物质

营气是行于脉中之气,具有营养作用。《素问·痹论》中说:"荣者,水谷之精气也,和调于五脏,洒陈于六腑,乃能入于脉也,故循脉上下,贯五脏六腑也。"营气在十二经脉中循行,周流不息。又有一个分支从肝别出,上至额部,循巅顶下行项背中间,沿脊骨下入尾骶部,为其督脉循行路线。营气在十二经脉及任督二脉中随血循环灌注,"如环无端",发挥濡养各个脏腑的功能。循经脉流注全身,进入脑髓,为脑髓提供营养物质,对脑发挥濡养作用。

3.脑髓散布精气至其他脏腑发挥协调脏腑功能的作用

脑髓接受五脏六腑精气的贯注濡养,也将脑气输布至全身其他脏腑,发挥协调脏腑功能的作用。脑通过十二正经以及任督二脉,将脑中之气循环达于五脏六腑,也通过脑气筋联属五官九窍与四肢百骸,散布脑气到达五脏六腑,共同协调五脏六腑的运动与感觉。

4.气的升降出入、血的正常输布是脑髓发挥正常生理功能的基础

气血在人体内处于升降出入的不断运动之中,在人体生命活动中无时无刻无处不存在着气的升降出入与血的循经巡行过程。没有气的升降出入,就没有生命活动。人体脏腑的生理功能无非是升清降浊,脑也是在升其清气,降其浊气,摄其所需,排其所弃的过程中维持正常的生理功能。气在脑升降出入,升已而降,降已而升,升中有降,降中有升,维持脑脏气血平衡,和其他脏腑组织共同处于气机升降、出入的对立统一体之中,共同完成整个机体的新陈代谢,保证生命活动中气的不断更新。

脑髓生成发育过程中除了要依赖于气的濡养之外,还需要血的濡养才能发育成长。气血的不足都可以产生脑髓发育和功能的异常,出现头痛、眩晕、胀闷不适等各种病变。同时,血的正常输布也是脑髓协调脏腑功能的重要物质基础。没有血的正常输布,五脏六腑气血亏虚,脑失去气血与脏腑精气的濡养,脑髓功能不能正常发挥,对五脏六腑功能的协调能力下降,则出现脏腑功能的紊乱不调。

(二)病理上相互影响

气血的生成、输布以及升降出入异常均可影响脑的气化功能及导致脑疾而出现种种临床病症。气虚、血虚、气陷、气郁、气结、气滞、气逆、气虚血瘀皆是导致脑髓病变的重要原因。张介宾在《类经》中提出"上气不足""髓海不足"理论,认为"无虚不作眩",论述了脑气血不足气机不畅产生的临床表现。王清任进一步指出:"脑气虚,脑缩小,脑气与耳窍之气不接,故耳虚聋,耳窍通脑之道路中,若有阻滞,故耳突聋。"提出耳聋是由于脑气虚不能与脑窍之气相接,产生"因虚而聋"以及脑气阻滞不通而出现的"不通而聋"。宋代严用和《济生方·头痛论证》指出"血气俱虚,风寒暑湿之邪伤于阳经,伏留不去"可以导致厥头痛,则是脑气虚之时恰逢邪伤而导致外感头痛。

脑气血虚损多出现眩晕,头空痛或隐痛,记忆力下降,计算能力下降,视物昏花,失眠多梦,精神萎靡不振,甚至昏不知人,嗜睡等。气陷则可见到头晕目眩,少气倦怠,耳鸣耳聋,目眶深陷等。脑气郁则可见头闷痛,嗳气太息及郁病、癫狂等表现。气滞可见头胀痛不舒,时轻时重,随精神情绪变化而增减。气逆则见头痛,眩晕,突然昏厥等。

脑位于巅顶,为阳脏,喜清恶浊,升降失司,则脑气不清,浊气犯脑,出现头痛昏重,眩晕,视物昏花,言语不清,甚至郁病、癫狂等表现。

血虚、血瘀、血行异常或出血也是形成脑髓病变的重要原因。一般临床见到

脑血虚损之人多有头痛,眩晕,耳鸣,视物昏花,失眠,多梦,易惊等;血虚甚者还可出现烦躁、恍惚、昏迷等神志失常的改变。血虚血不养筋则脑气筋气血亦虚,目无血而不能视,耳无血而不能听,鼻无血而不闻香臭等。血虚血运不畅,抑或血热熏灼、脉道不畅等皆可致血瘀的发生。血瘀在临床可见到头中刺痛固定不移,舌下络脉迂曲,耳鸣目眩,甚或导致肢体废用、口舌㖞斜等。脑出血的患者则可见到突然口眼㖞斜,语言不利,口角流涎,半身不遂,甚至昏仆不省人事等症。

五、脑与津液

津液是人体一切正常水液的总称,包括各脏腑组织的内在体液及其正常的分泌物。脑髓内外充斥脑津,为脑之津液,具有滋润濡养脑髓的作用。津和液来源于饮食水谷精微,由脾胃运化而成,渗入血脉,由血脉入脑,渗灌而生化为脑中之津液濡养脑髓。

(一)生理上相互联系

1.津液与血、精同源,共同发挥濡养脑髓的作用

津液含有丰富的营养物质,有滋润和濡养作用,入脑可化为脑津,濡养脑髓。《灵枢·五癃津液别》说:“五谷之津液,和合而为膏者,内渗入于骨空,补益脑髓。”《灵枢·决气》进一步阐述:“谷入气满,淖泽注于骨,骨属屈伸,泄泽,补益脑髓,皮肤润泽,是谓液……液脱者,骨属屈伸不利,色夭,脑髓消,胫酸,耳数鸣。”并提出津液脱失之时,脑髓滋润濡养缺乏,可以导致种种病症。

2.津液的正常运行、输布是脑髓充养的前提条件

津液运行依赖于脾气散精、肺气行水、三焦通调、肾之气化以及肝主疏泄、心主血脉等各脏腑功能正常,津液方能上达脑中充养脑髓。脾气不能散精,津液生成不足,则脑髓中津液亏乏,无以充养脑髓,脑髓渐空。肺气不能行水,则津液输布无力,不能上达与下行,或可水病害血,水血同病,而致颅脑水瘀互结为病。肾主持和调节人体津液代谢,肾气不足,津液不能蒸腾气化上输于脑髓,久之则脑髓失养,发为脑髓病变。心主血脉,推动血液在脉内的循行,心气充盈,血脉通畅,则能奉血于头面,化生脑津。肝藏血,主疏泄,有调节血量的作用,肝血不足则不能养筋骨脑髓,而见抽搐动风之象,是谓“诸风掉眩,皆属于肝”。三焦通调水道,具有运行水液的功能,三焦水道通利,水液才能正常地升降出入,津液才能出入脑髓发挥其濡养滋润作用。由此可见,津液的正常化生、输布与排泄是其濡养脑髓的前提条件,其过程是由诸脏腑共同参与和协调完成的。

(二)病理上相互影响

津液对脑髓具有濡养滋润作用,津液的化生、输布与排泄是由诸脏参与共同完成的过程,其中任何一个环节发生障碍都可以导致脑髓中津液运行障碍而产生脑髓病变。津液不足、津化过多、排泄不及、运行失常、化痰生瘀阻滞脑络是导致脑髓病变的常见病机形式。

津液不足者除鼻燥咽干、皮肤干燥外,可见五心烦热,躁扰不宁,为脑失濡润之故。脑髓中津液生成过多和排泄不及之时,常常脑津阻滞,而致颅脑水瘀,痰湿交浊等,见头痛昏蒙,视物昏花,健忘,虚烦不眠,嗜睡,甚或昏不知人。热灼伤津,炼液成痰,或气化失常而生痰湿,或七情内伤,六淫外感,饮食劳倦导致津液运行障碍,化而成痰,阻滞脑络,出现肢体麻木不仁、屈伸不利,甚或半身不遂等;或上蒙清窍,扰动神明,出现神志失常的病证,见头昏头重,精神不振,眩晕耳鸣等,正如朱丹溪所言"无痰不作眩"。痰之为病亦可致癫、狂、痫病,亦可见失眠、易怒、喜怒不休甚则发狂、登高而歌、弃衣而走、不辨亲疏等表现。

第二节 病因病机

一、病因

(一)外感

1.六淫

六淫是风、寒、暑、湿、燥、火6种外感病邪的统称。六淫犯脑各有其致病特点。

(1)风邪犯脑:风为阳邪,其性开泄,易袭阳位。头位居巅顶为诸阳之会,易受风邪侵袭。故"伤于风者,上先受之"。风性善行而数变,起病急,致病后变化多端,且易引起各种变证。如见中风病,起病急骤,进展迅速,且变生他证;若化为火热,火邪内燔,可发为狂证,即《黄帝内经》所谓"重阳者狂"。

风邪为百病之长,易与它邪合而犯脑。如风寒、风火、风痰、风热等,所致疾病表现为头痛、头晕、半身不遂、高热抽搐等。风邪致病,多见脑窍不通,脑气筋痹阻,神明被扰之象,如头痛、头晕、半身不遂、昏迷、抽搐等。

（2）寒中于脑：足太阳为巨阳，而巨阳通于脑，故寒入太阳，亦易入脑。同时，寒为阴邪，易伤阳气，肾为阳气之根，肾由督脉而通于脑，终至伤脑，故阳虚之人寒邪易中于脑。

寒主收引，寒邪中脑，脑之真气不得敷和布达，可见头痛、头紧之症。同时，阴寒之邪客于阴脉，阴寒内盛，可见"重阴者癫"。

肾阳亏虚之人，触冒大寒，大寒入骨，髓冷脑逆，头齿俱痛。《河间六书》曰："肾虚犯大寒，头痛齿亦痛，痛至数不已者是也"，此则真头痛。

（3）暑扰神明：暑邪致病有明显的季节性，多见于盛夏炎热季节或高温作业之人，暑扰脑神，可发为脑病。

暑为阳邪，其性炎热，热盛蒸脑，脑之神受扰，则见头痛、烦躁、神昏谵语等症。暑性升散，易伤津耗气，复致气阴大亏，不能上承于脑，而出现嗜寐怠惰，甚至暑厥等证；筋脉失养可出现颈项强直、口噤不语、抽搐等。

（4）湿蒙清窍：久居湿地或冒雨涉水，易感受外来之湿邪。湿为阴邪，易阻气机。"因于湿，首如裹"，湿邪阻遏脑之真气宣发敷布，临床上表现为神情呆滞，喃喃独语，重者可见身形似偶的木僵状态。湿邪易与热邪胶结，以至湿热不解、湿热蒙蔽脑之清阳，可见癫病痴呆，独语神昏等。湿热上蒙清窍可见耳聋、目瞑；湿阻廉泉则令人不语；湿热阻遏脑之真气使之不能敷布于经络，可致肢体不遂或拘挛痿痹。《素问·生气通天论》曰："湿热不攘，大筋软短，小筋弛长。软短为拘，弛长为痿。"《素问·痿论》曰："有渐于湿，以水为事，若有所留，居处相湿，肌肉濡渍，痹而不仁，发为肉痿。"

此外，脾阳不振之人每至湿从内生，湿性重浊黏滞，久留于阴，可致脑神不振而出现困倦多寐。

（5）燥邪伤神：燥胜则干，易耗津伤液。津液相成，神乃自生。津液亏耗，则阴血衰少，血不养神，脑神失养，则神识昏乱，可见神志失常之症。此外，燥易伤肺，致肺津不能四布，脑神失养，则可见四肢痿厥不用，《素问·痿论》曰："肺热叶焦，发为痿躄。""肺主气，一身之气贯于耳，故能听声"，肺为燥袭亦可致耳鸣、耳聋等。

（6）火扰神明：热极为火，火性炎上，最易伤津，致阴血亏少，脑神失养，而出现神志失常的现象。火邪又极易与其他五邪相合，兼夹为病。如风火相煽，可见两目直视，四肢抽搐，角弓反张等。

《素问·至真要大论》中论述病机，"诸禁鼓栗，如丧神守""诸逆上冲""诸躁狂越""诸转反戾"等均属火热，充分体现了火热致病的广泛性。

火热灼津伤液,神失所养,可见唇焦舌燥、神昏谵语;火扰清窍,脑神失养,出现烦躁、不寐,甚则狂越妄动,神昏谵语;伤寒后期,寒邪化火,可见舌绛心烦,咽痛不寐。风火相煽可出现两目直视、四肢抽搐、角弓反张等。

情志过极易化火伤神。大怒气逆,上而化火,可出现眩晕、耳鸣、急躁、失眠、多梦等。房事不节,相火妄动,上扰于脑,可见头晕、耳鸣、梦遗等。饮食不节,胃郁化热,上干于脑,则表现为不寐,亦即"胃不和则卧不安"。情志过极化火,在伤及相关脏腑的同时,也上扰于脑,临床上常见的手足心热、心悸虚烦、骨蒸劳热、两颊潮红等。

2.疫疠之气

疫气是一类具有强烈传染性的致病因素,《温疫论》云:"温疫之为病,非风非寒,非暑非湿,乃天地间别有一种疫气所感。"其特点是发病急骤,病证重笃,症状相似,传染性强,极易流行。疫气之为病,从口鼻而入,传变入里,扰及神明;或上扰于肺,上犯脑窍,蒙蔽脑神,导致脑窍闭塞,经络营卫闭阻,气血逆乱出现神昏、谵语、厥逆、闭证等。临床疫气伤人,尽管其感染途径或传变方式不一,但最终必致伤及脑神。多表现为头面肿痛,神昏谵语,不省人事,或发狂谵妄。若治疗得当则预后良好,否则遗有神情呆滞、肢体瘫痪等后遗症,或不治身亡。

关于温热疫毒导致脑病的发生,《重订广温热论》记载:"温热伏邪,内陷神昏,蒙蔽厥脱等危症……虽由于心包络及胃肝脾肾任冲督等之结邪,而无不关于脑与脑系。盖脑为元神之府,心为藏神之脏,心之神明,所得于脑而虚灵不昧,并智识而省人事,具众理而应万机。但为邪热所蒸……血毒所致,则心灵有时而昏,甚至昏狂、昏颠、昏蒙、昏闭、昏痉、昏厥,而会不省人事矣。"说明温热疫毒可犯脑髓为病。

疫气虽与六淫有不同之处,但均为外来的邪气,均可导致脑病。其致脑病发生的机制:①六淫疫气为害,伤之则病,未有不伤气血者,也未有不伤神者,正所谓"神者,气血所生,生之本也"。而脑为元神之府,血气一脉并上属于脑,故无论伤气或伤神,都会伤及脑而为脑病。②气是构成人体的基本物质,并维持人体的生命功能。而脑为髓之海,真气之所聚,疫毒或六淫邪气易导致气之升降运动失常,引起清阳不升,浊阴不降,元神受损,脑病即可发生。

3.中毒和外伤

中毒所致脑病者临床亦较为常见。中毒是指有毒物质进入机体对人体的生理功能和组织产生破坏作用。常见的中毒有药物中毒、食物中毒、酒精中毒、虫兽毒、煤气中毒以及慢性重金属接触性中毒等。临床上无论何种中毒,其病理结局均会对脑神产生必然的损害。如果误食有毒物或某些药物的运用超过其安全剂量,导致毒淫脑脏,则出现神识昏乱、昏迷不醒、语无伦次、烦躁不安、抽搐、瞳仁散大等,重者致人于死。因此,药毒、饮食毒、虫兽毒等都是脑病的重要致病因素。食物中毒,轻则厌食,竭绝营养来源,可见反常的精神状态;药物中毒,毒淫脏腑,则神识昏乱,或语无伦次,循衣摸床,口吐白沫,毒犯筋脉则全身抽搐;慢性接触性中毒,由于毒物在体内逐渐蓄积,到一定贮量时则毒气上扰于脑,出现手足震颤,甚则谵妄、昏迷等;急性酒精中毒,酒毒犯脑,扰乱神明,可见狂言乱语,行为暴烈;煤气中毒,毒气熏脑,则见心胸憋闷,口唇发绀,呼吸微弱。甚则谵语、昏迷等,若抢救及时则病可愈。否则脑神废用,留下终生后遗症,或发生死亡。

外伤导致的脑病,称为外伤性脑病,既可因打击损伤于脑而发病,也可因损伤他脏而病及于脑。外伤包括坠落、撞击、跌打损伤,枪弹、金刃伤,持重努伤,烧烫伤,冻伤以及虫兽伤等。从临床上看,意外车祸、高空坠落及斗殴是造成颅脑外伤的首要因素,轻则脑髓击荡,表现为头晕头痛,失眠,记忆力减退,重则脑破血溢,昏迷不醒;另如狂犬咬伤,病发则烦躁,惊恐不安,恐水,恐风,牙关紧闭,四肢抽搐。金疮破伤,创口不洁,风毒入侵脑髓者,可致破伤风,发则神昏,面容苦笑,牙关紧闭,四肢抽搐,角弓反张等。此类多属邪毒内盛,毒害脑神,病多难治,预后不良;或因脑部受伤(如产伤、跌仆等),血络受损,血溢脉外导致成瘀血阻滞脑部而发病。

(二)内伤

1.七情致病

七情是人体对外界客观事物变化的不同情志反映,通常协调的情志活动不会引发疾病,乐观的情绪、舒畅的心境,可以缓和紧张的情绪,使人体气血和平,脏腑功能协调。一旦情志活动不及或太过,超越了人体正常的生理活动范围,使人体气机紊乱,气血失调,即可导致疾病的发生。

七情动神伤脑的机制:①七情易伤害五脏之神,五脏神伤则脑神必受其伤。②七情之为病首先影响气血,而气血运行失常则必伤及脑神,因脑为诸经汇聚之处,《素问·调经论》云:"血之与气并走于上,则为大厥。"③七情为病无一定的传变次第。总之,七情在伤及相关脏腑之神时必将伤及脑神而致脑病,因而在脑病的病因上有极其重要的意义。如喜无节制,暴喜过度则使心气涣散而不收,心血脉失乖,则脑神失主,神无所藏而游离。临床上可见神志恍惚,心悸、不寐、心烦、多梦等症。若喜乐太过,纵生火邪,则可见失神狂乱,狂妄无知,行为异常之症。如过于愤怒,则气郁不畅,脑郁不舒而善疑多虑,神志恍惚,临床上可见头晕、耳鸣、失眠、多梦；或过于愤怒，肝气横逆上冲，血随气逆，并走于上，扰乱神明，蒙闭清窍，则见头晕目眩。面红目赤，甚至昏厥卒仆，偏身不遂，口眼㖞斜。悲与忧皆内合于肺，过度悲忧，则使肺气抑郁而耗伤。临床多表现为少气懒言，言语低微，面色不华，行动迟缓，意志消沉，记忆力减退等失神之症。忧悲导致气机闭塞，肺伤神扰，就会出现胸闷心悸、精神萎靡、意志消沉等症，此即所谓"悲则气消"也。脑主神明，而神以气血为本，久思伤神过度，不仅耗伤阴血，而且暗耗脑髓，扰及神明，易出现失眠、多梦、健忘等症，并且加快脑的衰老。思虑过度，气结损脾，脾伤则气血化生乏源，气血更虚致神失其养，髓海空虚，脑失所用，失其调畅而出现烦躁、不寐等症。临床多见头晕，耳鸣，失眠多梦，健忘，心悸怔忡，腹胀便溏等一系列脑心脾亏虚病证。肾气通于脑，脑需肾精的不断转化、充满才能发挥其正常功能，若惊伤肾，终可致脑之功能失常。同时，若精血不足，而情志神伤则惊恐更易乘之。恐则气下，故恐伤人可致机体气机逆乱，升降失常，脑之功能受到影响，形神失调而致脑病发生。惊与恐相类似，惊则心无所倚，神无所归，虑无所定，惊慌失措，每发癫、狂、痫病。

2.饮食、劳逸

人体所需精、气、血、津液等，都来源于饮食，以供神明。同时，五脏之所欲与五味之所合在保证生理需求时保持相互协调，有所偏差，则易损伤脏气。因此，维持生命活动就必须要"饮食有节，起居有常，不妄作劳"，否则就会导致疾病的发生。

(1)饮食不节：饮食不节包括饥饱失常，饮食不洁和饮食偏嗜三方面。①饥饱失常：过饥则摄食不足，气血之源匮乏。气血不足则脑髓失养，髓海失充，可致脑发育不良症、脑髓消、健忘等病症。反之，过饱食滞胃脘，气机升降失常，则可致"胃不和则卧不安"，聚湿则可上蒙清窍而出现不寐、痴呆等；暴食多饮，蕴结日久，而酿痰生热，痰热上扰，脑神失主，故易发狂乱或昏仆。另外，暴饮多食，营养过剩，形体肥胖，终至"仆厥"。②饮食不洁：进食不洁而引发脑病，临床并非少见。如疫毒痢，毒气犯脑，故症见高热神昏，甚则四肢抽搐等脑神失主之象。若误食腐败之物，常出现剧烈腹痛，吐泻交作，甚则昏迷不醒，肢厥不复。另如误食有绦虫卵污染之品，易使猪囊尾蚴寄生于脑而发为脑囊虫病。③饮食偏嗜：人体精神气血均为五味所滋生，如果长期偏食某种食物，就会使机体某部分功能偏盛或偏衰，久则损伤精、气、血而发生多种病变。过食生冷，多见寒湿伤阳，倦怠嗜卧，少气乏力，精神萎靡；过食辛辣，炼液成痰，痰火扰神，可病发妄言谵语，骂詈叫号，狂笑暴怒，伤人毁物之狂病，故《素问·生气通天论》有"味过于辛，筋脉沮弛,精神乃央"之谓;过食肥甘厚味,则生痰积热,乃见邪蒙清窍,身热不扬,默默欲寐,起卧不安,甚则中风昏仆;味过于咸则伤肾,肾生髓通于脑,血脉凝泣,易发脑老化之证。

(2)劳逸过度:正常的劳动和体育锻炼有助于气血流通,增强体质。必要的休息及安逸,可利于消除疲劳,恢复体力和脑力。如果长时间的过度劳累,或过于安逸怠惰,均可致气血紊乱。

过劳包括劳力过度、劳神过度和房劳过度三方面。过度劳累挫伤机体正气,正气伤可见少气无力、四肢困倦、少气懒言、精神疲惫、喘息汗出、欲卧嗜寐等症;劳神过度易致阴血暗耗,脑神失养见神志不安、失眠多梦、头晕健忘、魂不守舍等症;房劳过度,易伤肾精,真气受损,脑失其养,致脑髓空虚而出现头晕耳鸣、精神萎靡、健忘、耳妄闻、头痛、失眠等。

过逸也会伤气血而为脑病。长期安逸懒动,会使气血运行不畅,正气虚弱,可见精神不振、倦怠嗜卧、肢体软弱乏力、心悸。同时,对于人来说,过逸还表现在大脑久而不用,心脑消遣,思不再省,出现记忆无存,伎巧不出,神气昏庸,意识思维均显迟钝等症。

(三)先天及体质因素

先天因素导致脑病是临床不容忽视的病因之一,它包括先天禀赋不足、母病及胎以及遗传因素等。如父母体质欠佳,精弱精病,则子代易患五迟、五软、解颅等疾病。母病及胎,胎孕调理失宜,则胎儿在母体中即疾病在身,如药物致畸,惊恐所致痫病等。而遗传因素致病,多因父母精元不足,痰气偏盛,其脏腑不平,则引发子代小儿先天禀赋不足而变生他病。

体质是神与形的结合体,是机体在先天及后天的生长、发育、衰老过程中形成的在功能、结构、思维等方面的特殊性。这种特殊性往往决定其对某些致病因素的易感性,并在一定程度上决定疾病病理过程中产生病机变化的倾向性和病证的类型,以及影响病程和转归,其在脑病的发病中占有重要地位。

大体而言,阳性体质者,阳盛于阴,在性格特质上多呈现自信、兴奋、多喜、多怒、外向性等;阴性体质者,阴盛于阳,在性格特质上多呈现抑郁、悲忧、沉静、内向性等。由于个体性格和气质等的差异,在同一外界事物的刺激下,有的人可保持平和的情绪状态,有的人则易患情志内伤的脑病。

(四)痰饮及瘀血

痰饮及瘀血既是病理产物,又是引起脑病的原因。一方面,脑病发生后,易产生痰饮瘀血而为病理产物；另一方面，痰饮、瘀血阻痹脑络而引发脑病，互为因果常使病情恶化或加剧。

痰饮是水液代谢障碍或气血津液运行受阻的病理产物。痰浊所致脑病，多因其阻滞脑络所为，若痰浊上蒙清窍，则脑神失司，常发眩晕、癫狂、昏仆之证。临床症见：神识痴呆，精神抑郁，神志昏蒙，举止失度，喃喃自语，或昏仆倒地，喉中痰鸣，口吐白沫；痰火扰神则性情急躁，两目怒视，狂乱无知，毁物伤人；痰阻脑络则中风失语，口眼㖞斜，偏身不遂。总之，由于气机升降出入不利，致津液为痰为饮停聚于脑，则脑神失用，脑病随之发生。临床多种脑病，如中风病、眩晕病、头痛病、癫狂病、痫病、痴呆病等，从痰论治多有效验。

水饮与瘀血又易合而为病，"血积既久，其水乃成""血不利则为水"，气血流通不畅，以致脑络受阻，或络破血溢，终成瘀血内留，血化为水。水瘀互结，阻于脑络，而见颅脑水瘀之证。临床多表现为头痛剧烈，呕吐频繁，目睛外突，瞳仁缩小，重则神昏，瞳仁大小不等，二便自遗。如病发小儿，症见头颅膨大，囟张不合，双目下视，神情呆滞，头面青筋暴露等症。此类病证可见于中风病、解颅病、痴呆病、脑瘤、脑外伤等多种脑病过程之中。

瘀血和痰饮一样既是病理产物，又是引起脑病的原因。由气滞、气虚、外伤、热结等多种原因导致血液瘀积不行，凝结不散，阻于脑络，致清窍闭塞而发为脑病。瘀血可导致例如头痛病、眩晕病、昏迷病、癫狂病、不寐病、中风病、癫狂病、痴呆病、颤病等病证，而治疗从瘀血入手，均能取得一定的临床疗效。

（五）其他因素

其他可致脑病的因素有狂犬的咬伤、寄生虫的感染、产后大失血，以及一些无明显诱因而出现的脑病，常表现为精神失常或显露一些奇怪的症状，如语言错乱、意志不安、神思不宁或发狂等。此外，由于地域因素，如缺碘等，亦可致智力低下，发为脑病。

二、病机

寒、热、虚、实、气、血、津液、阴阳之不同，均会伤及神机而致脑病病情变化多端，且易出现痰、瘀、毒互结为患，致使病程难愈、缠绵，常常酿成久病顽疾。脑病病机特点具有以下几种。

（一）清灵之窍，窍易闭

脑窍贵在清灵通利，一旦闭阻，则脑神失养，神机不运而变证从生。脑窍的闭阻常由痰、瘀、水、湿、火热之邪交结为患，如因痰、瘀、热邪闭阻清窍或痰湿蒙闭清窍,元神被扰者,可见健忘、昏迷、癫病、痫病、狂病、厥病等;如因猝冒秽浊之气,浊邪害清,清窍闭塞,元神闷乱者,则易猝发闭病;若因气滞血瘀,痰瘀交阻,脑脉瘀痹,清窍不利,则易猝发中风之脑络痹阻证;若因络破血溢,致瘀血内停,水津外渗,水瘀互结,脑窍闭塞,则易形成中风之颅脑水瘀证。

(二)元神之府,神易伤

脑为元神之府,脑神的损伤,常表现为神志异常和神机失用两方面。

1.神志异常

因痰火上扰者,可见头痛病、不寐病、癫病、痫病、狂病等;痰湿上蒙者,可见郁病、嗜睡、癫病、痫病;因七情过极者,可出现郁病、厥病、脱病、癫病、不寐病、梅核气病、痴呆病、脏躁病等;因颅脑外伤、脑络受损或络破血溢,侵扰脑神,可出现头痛病、眩晕病、中风病、痫病、昏迷病等。

2.神机失用

神机失用多为神机运行受阻,进而出现所主司的四肢百骸、五官九窍的功能障碍,常易发痉病、麻木病、颤病、痿病、痹病、面风病、风痱病、口辟病、急惊风病、慢惊风病,甚或出现中风病之偏瘫,失语舌强,饮水呛咳,口角流涎,鼻多流涕,目光呆滞,视物昏花或视歧,耳鸣耳聋病等病症。

(三)诸阳之会,阳易亢

手足三阳经及督脉皆入于脑,而成诸阳会聚之处。阳气易亢而化火,故脑病以阳亢,火热证较多。诸如,热结腑实引起的躁扰不宁、谵语、昏迷等;少阳火郁,胆热痰扰所致的头晕目眩、耳聋耳鸣、不寐多梦等症;肝火上炎、风阳妄动以及肝阳上亢侵扰脑神所致的昏迷病、厥病、闭病、痉病、颤病、麻木病、眩晕病、头痛病、耳鸣耳聋病、癫狂病等;阴虚火旺所致脑之阴阳失衡出现的不寐病、健忘病、耳鸣病、眩晕病等病症;六淫之邪侵扰清空所致的头痛病、眩晕病、痉病、颅脑痈病、急惊风病等。

(四)诸髓之海,髓易虚

"脑为髓之海",髓为先天精气所化生,赖后天气、血、精液以濡养。髓海不足多因先天禀赋不足,肾亏精气化源不足,加之后天脾胃失调,精血难以为继,故而髓海空虚不满,多见于幼儿"五迟""五软"等病症;或因年老精亏,肝肾虚损,精气化源日竭,髓海渐空,出现眩晕病、耳鸣耳聋病、健忘病、癫病、痴呆病、嗜睡等;或因五脏气血阴阳耗脱亡散,波及脑髓,致髓海虚极而发为脱病。此外还有瘀血痰浊、癥积压迫(如脑癌)等,致精髓升降出入之道壅塞失畅,阴阳、气、血、精津难上奉于头,日久必致髓海空虚,表现大实有羸状之情形。

(五)诸脉之聚,脉易损

《灵枢·邪气脏腑病形》曰:"十二经脉,三百六十五络,其气血皆上诸于面而走空窍。"可见脑为诸脉所聚之处,脑之脉络损伤常表现为络破血溢和脑脉瘀阻两方面。各种原因导致阴阳失调,气血逆乱,脏腑功能受损,气血津液运化障碍,进而皆可损伤脑脉脑络。若肝阳暴亢、心火炽盛,气血上冲于脑可致络破血溢;或血凝为瘀,津滞为痰,痰瘀互结痹阻脑脉脑络,皆可导致中风病的发生。病理过程中出现痰饮、瘀血、痰瘀交阻,水瘀互结的格局,临床常见于中风病的络破血溢、脑脉瘀阻、颅脑水瘀证。

第三节　诊　断　方　法

一、望

(一)望神

1.得神与失神

双目灵活,神志清爽,志意聪慧,动作矫健,反应灵敏,记忆力强,语言清晰,谓之得神。反之,目光晦暗,睛珠呆板,精神萎靡,志意淆乱,动作迟缓,反应呆钝,视物不清或视见两物,息微而语弱,甚则出现昏迷或深度昏迷导致的神志昏迷、不省人事、鼻有鼾声、对外界无反应,或中度昏迷导致的神志不清、无鼾声、强呼之偶尔能应,或是谵妄状态,循衣摸床,撮空理线,目闭口开,遗溺等,多是失神。

2.神气淆乱

表情淡漠,抑郁寡欢,独自言语,哭笑无常,神思迷惘,秽浊不分,其中包括兴奋状态、抑郁状态、紧张状态、情感障碍等方面的失态。狂呼乱叫,气力倍常,登高而歌,弃衣而走,骂詈不避亲疏,不避水火,伤人毁物等,多为痰火扰心,脑神受挫,属实证。丧神失意时可见紧张状态,如惕怵不安,惊恐害怕,如人所捕,独居处所,喜卧暗室,或倚于门后等,多为心神、脑神不足。喜悲伤欲哭,数欠伸,形体呆板,推之不动,呼之不应,皆为神气淆乱之故。

(二)望头

1.头之外形

小儿头颅过大及方颅,为先天大脑积水、佝偻病,属肾气不足。头颅过小,属发育不良。小儿囟门下陷,多见于吐泻伤津或久病缠绵之后,以津亏气虚为主,称为"囟陷"。小儿囟门高突,属实热,火毒上攻,称为"囟填"。囟门迟闭,骨缝不合,称为"解颅",多因肾气不足而水停。囟门早闭,头顶又尖又小,前额窄,智力迟钝,属发育不良。

2.头之动态

如"垂头",多见于森林脑炎后遗症,常伴耳鸣耳聋、腰膝酸软、遗精、脉沉等症,因髓海不足所致。破伤风患者可见仰头不下、目睛上吊之症,小儿急惊风亦然。头摇不能自制,或不自觉摇动之症,俗称"摇头风",可见于风阳上扰或虚风内动的脑病患者。经现代医学诊断的先天性脑发育不全、舞蹈病、小儿多动症等多伴有这些头部的动态改变。

(三)望目

瞳神的望诊是对脑病极好的诊察方法,因为瞳神能直接反映脑的病变。瞳神又称"眸子""瞳仁"。正常的瞳神,黑莹幽深,圆圆端正,阳看则小,阴看则大,变化灵活。目之所视,经过目系入脑、而瞳神又是神光外现的客观存在,所以,眼之神光是脑神的客观反映。

(四)望面

1.面部色泽

面部色青白,精神抑郁,手指麻痛,小腿转筋,多属肝虚风动。面目青黑,突然不能说话,四肢软弱,甚至不能站立,多属肝虚寒,肝阳不升。小儿高热,面部青色,以鼻柱与两眉间及口唇四周较易察见,为将发惊风之证。突然面色苍白,伴冷汗淋漓,多为阳气暴脱。面白而干瘦,是为血枯。面黑而暗淡,为阳衰而阴盛。思则气结于脾,故睑定而色黄以涩。喜则气发于外,故颐解而色红且散。悲则气消于内,故五脏皆摇……忧则气并于中,故两眉双锁,色沉滞而气郁以塞。恐惧者精神荡惮而不收,故色脱而面白。惊怖者血气分离而乖乱,故气促而面青。

2.面部形态

口眼㖞斜,肌肤不红,见于面瘫。面呈苦笑面容,见于破伤风。"面具脸"见于帕金森病。这些都是脑病常见的症状。

(五)望体态

若卧而不得坐,坐而昏眩,多为气血俱虚之象。若见突然昏仆,全身震颤,四肢抽搐,多为肝风内动的痫证。突然瘫软,不能步履,癔症性运动障碍,四肢震颤、痉挛、不自主运动,多属肝风内动。行走呈前趋步态,多属肾虚脑海不足,多见于中风后遗症。下肢瘫软不能站立,多为痿证。凡此皆关乎脑病。小儿急惊风、破伤风皆可见之。外感性热病多见颈项强直,伴呕吐、口噤、头痛如破。如神昏肢厥,或面赤身热,躁扰不宁,乃热毒亢盛于脑。颈项软弱、倾斜,头项不能抬举,为五软之一。背骨弯曲突起,形如龟背,多因先天不足、后天失养、骨髓失充、督脉虚损所致。四肢枯瘦,伸四肢无力而颤抖,腰膝酸软,五心烦热,属肝肾阴虚。形寒肢冷,阳痿遗精,属脾肾阳虚。下肢痿软,瘫痪,四肢不用,震颤,抽搐,肌肉萎缩等症,均属痿证。两手紧握,两手松撒,撮空理线,循衣摸床等症,都属神明之乱。

(六)望舌

望舌主要分为望舌质和察舌苔。望舌质在脑病诊断中比较多见,这是颇有意义的诊断方法,可为辨证论治提供依据。察舌苔在于观察邪气的盛衰和性质。

二、闻

(一)语音

语音高亢,声调洪亮,狂喊恶叫,多言善语,高谈阔论,口若悬河,兼有躁动不安者,多属实证、热证、阳证,多见于躁狂状态的患者;语言低微,沉默寡言,或喃喃独语,伴见孤独离群,倦怠欲寐,多为虚证,多见于抑郁状态的患者;若患者口张无语,对任何询问概不回答,目视不瞬,病在脾胃,多为气虚痰壅,常见于癔症、精神分裂或脑部病变的患者;语声重浊,唠叨不休,胸满腹胀等症,病在肝胆,多为气结痰阻之象;强制性哭笑,表现为无故哭或笑,多见于癔症、脑动脉硬化、精神病、阿尔茨海默病等患者;对病前往事不能做出回答,多为脑海不足,或脑络受损,常见于一氧化碳中毒、颅脑损伤后的患者;小儿夜啼不宁,每因惊恐所致;声音嘶哑,亦常见于肝气郁结患者,或久病不愈,肺肾阴虚者。

(二)语言

语言错乱,神识昏蒙,声高有力,此为谵语,多见于热扰心(脑)神实证;神志不清,语言重复,时断时续,声音低弱,此为郑声,多见于心气大伤,精神散乱之虚证;言语粗鲁,狂妄叫哭,失却理智,多见于狂证,系痰火扰心(脑)所致;若喜居一处,不欲见人,喃喃自语,说话无对象,逢人即止,此为独言,常见于癫证,多为心气虚、精不养神之故。

三、问

(一)问家族史

应当询问患者父母有无类似疾病,了解所患脑病是否与遗传有关。痫证抽搐患者,应了解父母的身体状况和母亲怀孕期间的生活,有无不良刺激,以及婴儿出生前后的生长发育情况,对诊断极有价值。

(二)问一般情况

应当询问的一般情况包括姓名、性别、年龄、民族、籍贯、婚姻、职业等。

1.性别

男女在生理特性与心理素质上有着较大的差异。例如,女性常因气郁情伤而诱发脏躁、奔豚、梅核气等证;男子多见气病为患,以及精神障碍和外伤引起的精神失常。男子可患其独有的疾病,如遗精、阳痿等,进而出现癫病、痴呆等;女子热入血室或经带胎产后可出现发狂、月经周期性精神病等。

2.年龄

老幼年龄有异,病证亦常不同。诸如伴随着五迟、五软、解颅,出现遗尿、夜惊、夜啼、智能低下,每见于小儿;更年期综合征和老年人痴呆、老年性精神病则见于老龄之人。

3.职业

因脑力劳动和体力劳动有差异,脑病也有虚实的不同,前者多虚,后者多实。长期接触毒气毒液及化学物质的人,则多见中毒性精神病。

4.婚姻、籍贯

此对脑病诊断也有参考价值。

(三)问既往病史

了解患者有无精神病史和其他传染病史,了解是原发还是继发,曾经采用过何种治疗,从而为提供切合病情的治疗方案提供依据。

(四)问病因

要详问发病原因,包括精神因素、人际关系等。《素问·疏五过论》指出:"凡未诊病者,必问尝贵后贱……尝富后贫""凡欲诊病者,必问饮食居处,暴乐暴苦,始乐后苦"。《医学入门》也说:"所处顺,则情性和而气血易调;所处逆,则气血佛郁。"意思是说,长期精神抑郁,气血失调,易患精神情感类疾病。

（五）问现病史

询问脑病发生发展的演变过程、治疗情况、现在症状、导致疾病的直接因素,掌握发病时间,然后按照以下方面逐步进行询问。

1.问寒热

患者有无怕冷、发热情况,以排除外感,包括传染病引起的精神症状。如暑温,高热时病邪传里,可见神昏谵语、热极生风的痉挛、震颤等;若体寒畏冷,嗜卧倦怠,自语神呆,多为脾胃阳虚所致。

2.问汗

阳明气分热盛,可致大热大汗而谵语;汗出淋漓不断,扪之冰冷,气脱于外;若见绝汗亡阳,神脱于外。半侧身体出汗（左右或上下）,可为风动经络,痰与风相搏所致,多伴见眩晕、手足蠕动,多为中风先兆。

3.问饮食

食少纳呆,甚或数天不饮不食,多见于癫证患者。若食欲亢进,或喜食异物,或暴饮暴食,多见于狂证。口渴不欲饮水,多为湿热。饮水即吐,则为停饮,高颅内压患者常见。饮水作呛,偏瘫患者多见。

4.问二便

大便稀溏,多为虚寒。大便常年秘结,排便困难,多见于老年津枯,或久病。大便失禁,多见于昏迷或神志不清的患者。小便清长,多为虚寒,重症肌无力、运动神经元病者易见。小便失禁伴昏迷者,多见于急性脑病、癫痫大发作、老年大脑软化症。小便失禁无昏迷者,多见于脊髓病变、遗尿而突发中风、厥证等。

5.问头身

（1）头:如自觉脑户寒冷,喜戴帽或以毛巾裹头,不胜风寒,主要为厥阴中寒和督脉虚寒。头部发热,多见虚火上炎。如头痛隐隐,眩晕目赤,为血虚头痛;头脑空痛,腰膝酸软,属肾虚头痛;头痛如裹,泛呕眩晕,为痰浊头痛;头痛而胀,口苦咽干,为肝火头痛;偏头痛多疼痛剧烈,时痛时止,血管神经性头痛尤为多见;有外伤史者,头痛如刺,多瘀阻脑络;肾气虚衰,多健忘,兼见耳鸣;头晕且胀,兼见烦躁易怒,是为肝火上亢。头皮不知痛痒,麻木不仁,伴见眩晕,肢体倦怠,呕恶吐涎,为痰湿阻络;伴见头晕心悸,为血虚头皮失养所致。

（2）面:面痛,呈阵发性、烧灼性或刀割样疼痛,为风热夹痰阻络;面痛,呈抽掣样阵发性疼痛,剧痛面苍,遇冷加重,为风寒夹痰阻络,多为三叉神经痛;突然面部麻木,口眼㖞斜,兼见语言不清,流涎不止,多见于风痰阻络之中风。

（3）目：目痛如锥，头痛如劈，甚至眼前昏黑，是谓"雷头风"，多因痰火内盛，上乘清窍，或因风邪外客，循目系入脑所致。眉棱骨和眼眶骨部疼痛，昼静夜剧，伴目珠胀痛，谓之"眉棱骨痛"，多由风热之邪上扰清窍所致，多见于额窦炎。

（4）耳：可询问有无耳鸣、重听、耳聋、耳胀、耳闭、耳痛等症状。以耳鸣而言，耳鸣呈高音调，多为肝胆火盛，邪气壅闭；耳鸣呈低音调，多为心肾、肝肾虚损或气血不足。以耳聋而言，暴病多实，久病多虚，脑病中以感染性脑病因邪热蒙蔽清窍、阴精不能上达者多见；耳聋伴久病痴呆、脑软化者多虚。

（5）鼻：鼻渊又称脑漏，不闻香臭是其主症。

（6）身：上、下肢痛，多见于风湿、类风湿性关节炎；上、下肢痿软无力，伴有肌肉萎缩，为血不荣筋；持久性四肢麻木，为气血不足；触电样放射性麻木，为肝风欲动之兆；四肢瘈疭、痉挛、抽搐等不自主运动，为肝风内动。

（7）胸腹：阵发性气上冲，为奔豚。胸和两肋疼痛，喜太息，短气，在排除心脏器质性病变后，多为肋间神经痛，属肝郁不舒。胸肋窜痛，呃逆，为肝胃不和，多见于自主神经紊乱。

6.问睡眠

睡眠是昼夜生物钟节律，这一节律被破坏，则会导致疾病的发生。以失眠而言，闭目静卧，不能入睡，闻声则心悸，为心血虚；昼不精、夜不瞑，或失眠，或多寐，或夜游，或梦魇，夜间烦躁，不能安卧，时时起床行走，为心肝火盛；欲睡突然清醒，或全身抽动而醒，再无睡意，为心肾不交；眠后遗精而醒，为肾阴不足；精关不固的梦遗，为肾阳不足。以上这些症状都与脑神受扰有一定的关系。

7.问月经

更年期精神病多见月经紊乱；青春期精神病多见经期疾病；热入血室发狂，多处在月经期。

8.问出生与发育情况

询问患者是第几胎，是否顺产、难产、早产，有无手术及脐绕窒息，有无受惊史、梦游史等，有利于探讨脑病发生的潜在因素。

结合问诊，全面了解疾病发生、发展演变的全过程，有利于提高辨治水平。

四、切

切诊包括脉诊和触诊两部分，是医者运用指端的触觉，在患者的一定部位进行触、摸、按、压，以了解病情的一种诊断方法，也是脑病的一种重要诊断方法。

（一）脉诊

后世切脉都以寸口脉为主，分寸、关、尺三部。成人的正常平脉，是一息脉来四至,和缓有力,从容有节,不快不慢,不大不小,不浮不沉。反之,则为病脉。脑病常见的病脉包括浮脉、沉脉、迟脉、数脉、滑脉、涩脉、弦脉、虚脉、实脉、洪脉。

(二)触诊

触诊对脑病的诊断侧重于以下方面。

1.切头额

切触颅骨,检查颅骨有无缺损、肿块、压痛等,必要时测量头颅的大小;头皮光滑,切囟门中有凹缝,即可诊为解颅;小儿切眉端感指热,主夹惊之候;切额头角疼痛,双眉紧锁,多为额窦炎;攒竹穴疼痛明显,按之痛甚,为眉棱骨疼痛;头痛剧烈,按压眼珠,坚硬如石,多为雷头风。

2.皮肤切诊

如阳气亢盛,肌肤多热,狂证、实证见之;阴邪内结,肌肤发冷,厥证、虚证多见;皮肤甲错,晦暗无光者,多为瘀血性精神病。

3.按手足

如手足俱热而又躁动,多见于狂证、感染性脑病;手足冷,欲卧着衣,多见于阴癫及脑病后期;手足心热,多见于脏躁、百合病。

4.按腹

根据腹皮温度觉以判断虚实。按之热而灼手,为热证、实证;按之不温或冷,为寒证、虚证;危重患者少腹冰冷者,为阳气欲绝;治疗后脐下转温,为阳气回复。

五、查

(一)脑脊液检查

脑脊液是存在于脑室和蛛网膜下腔内的一种无色透明液体,主要由侧脑室脉络丛通过主动分泌和超滤作用形成。脑脊液经第三、四脑室流入小脑延髓池,然后分布于蛛网膜下腔内。大部分脑脊液经蛛网膜颗粒吸收到上矢状窦,小部分经脊神经根间隙吸收。

成人脑脊液总量为 110～200 mL,平均 130 mL,每天约生成 500 mL,即脑脊液每天可更新 3～4 次。中枢神经系统任何部位发生器质性病变时,如感染、炎症、肿瘤、外伤、水肿和脑脊液循环障碍等都可以引起脑脊液成分的改变。脑脊液压力、性状、化学成分、细胞学、免疫学、微生物学检查,对疾病的诊断、治疗和预后判断都有很大的帮助。

（二）神经影像学检查

1.头颅和脊柱 X 线平片

头颅平片主要投照体位有后前正位、侧位、汤氏位以及切线位，可以观察头颅轮廓改变、颅底畸形、颅骨骨折、骨质侵蚀、骨质肿瘤性增生、颅内肿瘤和鼻窦感染等。脊柱平片通常摄正、侧、斜位片，可以观察脊柱的生理曲度、有无脊柱裂，椎管骨性结构的形态，椎体、椎间隙、椎弓根、椎间孔、椎板和嵴突的情况，椎旁有无软组织影等。脊柱平片可以显示椎体的破坏性病变、骨折移位和 Paget 病等。目前 CT 和 MRI 的应用在很大范围内取代了平片检查。

2.电子计算机体层扫描成像

（1）电子计算机体层扫描：由英国 Hounsfield 及其同事于 1969 年发明的电子计算机体层扫描（computerized tomography，CT）技术使 X 线从头颅平片发展到可以从任何切面观察头颅和内容物。CT 在结果图像上可以分辨出骨质、脑脊液、血液和脑白质、灰质的不同密度。头颅 CT 广泛应用于颅内血管病的检查，特别是脑梗死、脑出血、蛛网膜下腔出血等的检查。另外应用于颅内肿瘤、外伤、感染、先天性发育不良以及白质病变等的检查。CT 扫描有其局限性，如在颅后窝、颅中窝和颅腔高突面等处的病变因受骨性伪影干扰不易显示；CT 一般只能做横断面扫描，且组织分辨力较 MRI 低。

（2）CT 血管成像：螺旋 CT 技术的发展不仅加快了扫描速度，减小部分容积效应，而且除传统断面外，还能进行冠、矢状面及任意斜面断层，可进行各类三维重建及血管成像。三维重建图像可以多方位地观察血管、肿瘤及病变周围血管情况，提供血管内外的影像信息，显示血管与邻近结构的关系；显示出动静脉畸形的主要供血动脉与引流静脉，有助于手术及放射治疗计划的制订。CT 血管成像可以清楚地显示 Willis 动脉环以及大脑前、中、后动脉及其分支，主要用于动脉瘤、肿瘤血管、动静脉畸形、较大血管的栓塞、烟雾病等检查，还可以用于颈部血管的检查。CT 血管成像检查时间短，适于不能行长时间检查者，另外无动脉损伤及脑卒中危险；可很好显示钙化，不受金属夹限制。但对碘过敏及心肾功能不全者不宜检查。

（3）脑 CT 灌注成像：脑 CT 灌注成像是近年来发展起来的一种脑血流功能成像技术，也是一种脑血管造影成像技术。脑 CT 灌注成像是利用同位素示踪剂的原理来计算脑血流灌注量，能准确反映脑血流灌注情况，提供多个脑灌注参数图，包括脑血流量、脑血容量、平均通过时间和达峰时间的灌注参数图。

3.磁共振成像

磁共振成像(magnetic resonance imaging,MRI)是目前应用最为广泛的神经影像学技术之一,主要用于诊断颅内和脊髓病变,对海马硬化、肿瘤以及皮质发育异常尤其敏感,对于诊断脱髓鞘脑病、脑炎、脑缺血、早期脑梗死等明显优于CT。可以提供人体的清晰,直观的组织和器官的三维解剖图像。近十年来该技术发展迅速,在检查脑和神经疾病已经成为常规手段。一些新的磁共振技术如磁共振血管成像、磁共振脑静脉成像、磁共振波谱分析、功能磁共振、弥散张量成像等已广泛应用于神经科学临床与科研。

4.数字减影血管造影

数字减影血管造影(digital subtraction angiography,DSA)是通过电子计算机辅助成像的脑血管造影方法,其具有良好的时间和空间分辨率,能清晰显示血管病变范围、部位、严重程度及侧支循环情况,是目前诊断颅内外血管病的金标准。DSA 的临床应用有利于个体化治疗,评估预后,为后期复诊和治疗提供良好的影像资料,是开展脑血管内介入治疗及动脉内溶栓等的必需手段。DSA 检查有创、有辐射,复杂费时和费用高,操作复杂,技术含量高,需专业技术团队,但其较无创检查结果具有更高准确性,已广泛应用于出血性脑血管病包括颅内动脉瘤、脑血管病畸形、硬脑膜动静脉瘘;缺血性脑血管病以及脊髓血管病包括脊髓动静脉瘘等。

(三)神经电生理学检查

1.脑电图检查

脑电图的临床应用起自 1924 年,脑电检查应用电子放大技术将脑部的生物电活动放大 100 万倍,通过头皮上两点间的电位差,或头皮和无关/特殊电极之间的电位差描记出的脑波图线,来反映脑神经细胞的电生理功能。脑电图测定脑的自发电活动,而 CT 及 MRI 提供的是脑结构改变的各种信息。功能与结构的研究常常是互补的,当神经功能障碍不伴有可检测的脑结构改变时,电生理研究则具有重要意义。

2.脑诱发电位

脑诱发电位指中枢神经系统在感受内在或外部刺激过程中产生的生物电活动。对感觉器官或周围神经的刺激会激发相应皮质区域以及皮质下中继站的反应。无论是脑电图还是肌电图都不可能在皮质下中继站附近放置记录电极或者在背景电压中察觉几微伏的电压改变。与脑电图检查比较,诱发电位检查最具特征的一点是不受麻醉、镇静药物、甚至大脑半球损害的影响。因此在无法进行脑电图检查时可以使用这种检查来检测大脑功能。

3.肌电图检查

肌电图检查是将针电极插入肌肉中,记录神经和肌肉的生物电活动,用以判定神经、肌肉功能的一种检查方法。

4.神经传导速度

神经传导速度是评定周围运动神经和感觉神经传导功能的一项技术,一般包括运动神经传导速度、感觉神经传导速度和F波的测定。

5.重复神经电刺激

重复神经电刺激指超强重复刺激神经干,在相应肌肉记录复合肌肉动作电位,是检测神经肌肉接头功能的重要手段。正常情况下,肌肉随意运动约10秒以后,以1~10 Hz频率重复刺激运动神经,复合肌肉动作电位的大小基本没有变化。而给重症肌无力患者施加低频重复电刺激时,复合肌肉动作电位波幅逐渐减低,提示神经肌肉接头病变。

(四)血管超声检查

1.颈外段动脉彩色多普勒超声检查

颈外段动脉彩色多普勒超声检查是一项无创检测方法,已越来越广泛应用于临床,可客观检测动脉结构和动脉硬化斑块形态,对缺血性脑血管病诊断有重要意义。颈外段彩色多普勒超声检测部位包括双侧颈总动脉、颈内动脉、颈外动脉、椎动脉和颈内静脉等。检测内容包括血管壁结构(内膜、中膜和外膜),血管内径和血流动力学变化。常见的异常包括血管内膜弥漫性或节段(局灶性)增厚、管腔动脉硬化斑块形成、动脉狭窄或闭塞、血管走行异常、先天发育异常和动脉瘤等、血流方向异常如盗血综合征等。

2.经颅多普勒超声检查

经颅超声多普勒检查是利用超声波的多普勒效应来研究脑大血管及其分支的血流动力学的一项新技术,具有简便、快捷、无创伤、易重复及可监测等特点,能直接获得颅内大动脉的血流动态信息,在帮助诊断脑血管病,研究脑循环方面有其独特的使用价值。

(五)放射性同位素检查

1.单光子发射断层扫描

单光子发射断层扫描是一种安全、无创、可动态监测脑灌注情况的检测技术,将能发射γ射线的放射性核素标记化合物注入体内,体内发射出的γ射线为单光子发射断层扫描探头收集,经电子计算机处理成三维图像。这种技术可以研究脑缺血和脑组织代谢活跃状态下的局部脑血流情况,以及局部作用物的代谢、蛋白质合成、细胞膜的传输作用和受体的位置、密度和分布等。它们不仅能研究各种脑疾患的特征,而且能评价疾病治疗效果和研究正常脑功能。它可以鉴别早老性痴呆和多灶性局部脑萎缩;可动态检测脑血管疾病的脑循环状态,对分析脑血管疾病的病理生理、指导临床诊断及治疗有重要作用。帮助癫痫患者手术前的癫痫灶定位;鉴别术后脑肿瘤复发与术后脑水肿及瘢痕等。

2.正电子发射计算机断层扫描

正电子发射计算机断层扫描(positron emission tomography,PET)是无创性探测放射活性示踪剂在脑部浓聚度的断层显像技术,作为一种活体生物化学显像,具有高灵敏度和高分辨率的特点。正电子发射同位素由回旋加速器或直线加速器产生,并和生物活性复合物结合。示踪剂在脑内不同部位的浓度经体外检测仪无创性的检测,通过类似 CT 和 MRI 的技术重建断层图像。正电子发射计算机断层扫描可测量局部脑血流的模式、耗氧量、葡萄糖利用、氨基酸代谢、受体的功能与分布情况。主要应用的方面是脑代谢显像、脑灌注和脑血流显像、脑受体显像,其中以代谢显像应用最为广泛。

(六)活体组织检查

1.脑活组织检查

脑活组织检查(以下简称活检)主要适用于在非侵入性检查方法(如影像学等)不能明确诊断时,获取脑组织进行病理诊断。适于进行活检的病变多位于脑浅表部位、影像学检查能够定位、能够进行外科手术治疗、并多选择非功能区,不是重要的组织结构(如脑干、与语言和运动功能相关的皮质结构等)。脑活检标本来源一般有两条途径:一是外科手术时开颅取得;二是在 CT 立体定位下通过定向穿刺取得脑标本。随着近年来计算机技术,神经影像学技术和立体定向手术技术的不断发展,立体定向脑内病变活检术在颅内病变的定性诊断和决定治疗方案中起着越来越重要的作用。脑组织活检能够帮助诊断性质不明的颅内占位性病变、亚急性硬化性全脑炎、脑白质营养不良、Alzheimer 病等疾病。

2.神经活检

神经活检是在人的活体上切取有病变的部分周围神经组织,经过特定的处理和染色,在光镜或电镜下观察周围神经组织细微结构改变的方法。包括周围神经活检和皮肤神经活检。周围神经活检多取腓肠神经,极少数患者根据需要切取腓浅神经、隐神经以及腕部桡神经的皮支或者其他外科手术病灶临近部位

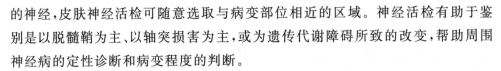
的神经,皮肤神经活检可随意选取与病变部位相近的区域。神经活检有助于鉴别是以脱髓鞘为主、以轴突损害为主,或为遗传代谢障碍所致的改变,帮助周围神经病的定性诊断和病变程度的判断。

3.肌肉活检

肌肉活检不仅能区分病变是肌源性或神经源性,而且能提供对各种遗传性、炎症性、代谢性神经肌肉疾病的诊断和鉴别诊断的信息。

(七)基因诊断技术

基因诊断技术也称分子生物学诊断技术,是采用分子生物学方法在 DNA/RNA 水平检测分析致病基因的存在、变异及表达状态,直接或间接地判断致病基因和诊断疾病。目前基因诊断的方法主要包括染色体检查、核酸分子杂交技术、聚合酶链式反应扩增技术、限制性片段长度多态性连锁分析技术和基因芯片技术等。

第四节 治 则 治 法

一、治则

治则是治疗疾病的法则,是在整体观念和辨证论治的基础上制定的,是用以指导治疗方法的总则。疾病发生的过程就是正邪斗争及其消长盛衰的变化过程,因此,扶正祛邪为疾病的治疗总则,在治疗总则的指导下采取补气、养阴、温阳、发汗、攻下、涌吐等具体治疗方法。疾病的证候表现是多种多样的,病理变化是极为复杂的,且病情有轻重缓急的差别,不同的时间、地点与个体发病,对病情的变化也会产生不同的影响。因此,只有从复杂多变的疾病现象中抓住病变的本质(即治病求本),结合脑病的生理、病理特点,根据疾病的发病机理,采取相应的措施扶正祛邪、调整阴阳,并针对病变的轻重缓急以及病变个体和时间、地点的不同,治有先后,因人、因时、因地制宜,制定相应的治疗措施,才能获得满意的治疗效果。

(一)治病求本

治病求本就是治疗疾病时必须寻找疾病产生的根本原因,并针对根本原因进行治疗,这是辨证论治的一个根本原则。在临床应用这一治疗原则时必须掌握正治与反治、治标与治本两大治疗方法。

1.正治与反治

正治是通过分析疾病表现出来的证候,辨明病变的寒热虚实,分别采取寒者热之、热者寒之、虚者补之、实者泻之的不同治疗方法。临床上多数疾病的外在征象与其病变性质是相一致的,如热证见热象、寒证见寒象等。正治属于逆证候而治的一种正常的治疗方法,故称"逆者正治",又称"逆治"。正治法是临床上最常用的一种治疗方法。

反治是顺从疾病证候而治的不一般的治疗方法,故称"从者反治",又称"从治"。临床上有些疾病比较复杂,表现出来的证候与病变性质不符,也就是出现了假象。寒证出现热象,用温热药治疗,即"热因热用";热证出现寒象,用寒凉药治疗,即"寒因寒用"。这些治疗方法所从的证候是假象,因此,所谓"反治"实质上还是正治,还是在治病求本法则指导下,针对疾病本质而治的方法。

2.治标与治本

病有标本缓急,所以治有先后。"治病必求于本",治本是一个根本法则。在某些情况下,标病甚急,若不及时治疗可危及患者生命或影响本病的预后,这时应采取"急则治标,缓则治本"的法则,先治标病,后治本病。治标是在应急情况下的权宜之计,治本才是治病的根本目的。急则治标,标病解除,可为治本创造更有利的条件,其目的仍是为了更好地治本。若标本并重,则应标本同治,从而达到邪去正复之目的。标本的关系并不是绝对的、一成不变的,而是在一定条件下可以相互转化,在临证时要掌握标本转化的规律,抓住疾病的主要矛盾,做到治病求本。

(二)扶正祛邪

疾病发生、发展的过程就是正气与邪气矛盾双方互相斗争的过程,邪胜于正则病进,正胜于邪则病退。扶正祛邪是指导临床治疗的一个根本原则。《素问·评热病论》曰:"邪之所凑,其气必虚",指出体内正气充实,则邪气不可侵犯,疾病就不会发生。

"邪气盛则实,精气夺则虚",邪正盛衰决定着病变的虚实。虚者补之、实者泻之就是扶正祛邪这一法则的具体应用。扶正即补法,用于虚证;祛邪即泻法,用于实证。扶正与祛邪虽然是具有不同内容的治疗方法,但它们相互为用、相辅相成。

临床运用扶正祛邪这一法则时,要根据正邪在矛盾斗争中所占的地位,确定扶正与祛邪的主次、先后。扶正适用于正虚邪不盛、以正虚为主要矛盾的病证;

祛邪适用于邪实而正虚不显、以邪实为主要矛盾的病证;扶正祛邪同时并举,适用于正虚邪实的病证。疾病的证候表现、病理变化是复杂多样的,在临床具体运用时要认真分析、辨清正邪矛盾的主次,分别选择扶正为主、兼顾祛邪,祛邪为主、兼顾扶正,先扶正后祛邪,先祛邪后扶正的方法。总之,在运用扶正祛邪这一法则时,应以扶正不留邪、祛邪不伤正为原则。

(三)调整阴阳

疾病的发生,从根本上说是阴阳的相对平衡遭到破坏,即阴阳的偏盛偏衰代替了正常的阴阳消长。调整阴阳,也是指导临床治疗的根本法则之一。

调整阴阳是指恢复人体阴阳的相对平衡。阴阳偏盛,可采用"损其有余"的方法。阳胜则阴病,阴胜则阳病,应清泻阳热或温散阴寒,若其相对一方有偏衰时,则当兼顾其不足,配以扶阳或益阴治法。阴阳偏衰,可采用"补其不足"的方法。阴虚则阳热亢盛,应滋阴以制阳,即所谓"壮水之主,以制阳光",《素问·阴阳应象大论》称之为"阳病治阴";阳虚则阴寒偏盛,应补阳以制阴,即所谓"益火之源,以消阴翳",《素问·阴阳应象大论》称之为"阴病治阳";若阴阳两虚,则应阴阳双补。因为阴阳是相互依存的,故在治疗阴阳偏衰的病证时,应注意"阴中求阳"和"阳中求阴"。

(四)因时、因地、因人制宜

因时、因地、因人制宜,简称"三因制宜",是指要根据季节、地域及人的体质、年龄等不同情况制定适宜的治疗方法。天时有春温、夏热、秋凉、冬寒之气候变化,地域有东西南北、寒热燥湿之不同,人则有男女老少的不司、强弱盛衰的差别。人体与自然界阴阳之气的变化息息相关,因此人体的生理功能、病理变化必然受时令气候、地域环境等因素的影响,尤其是患者个体的体质因素对疾病的影响更大。"三因制宜"强调治疗疾病时不可孤立地看待病证,必须综合考虑时、地、人的特性和差异等诸多因素,因此,"三因制宜"也是治疗疾病所必须遵循的一个基本原则。

二、治法

(一)理气活血,开郁化痰法

理气活血,开郁化痰法适用于气滞痰瘀互结于脑的诸多病证。痰浊、瘀血贯穿于诸多脑病病理过程的始终,气滞则血瘀,气不化津则凝聚成痰。症见唇舌紫暗,或舌体青紫、肿胀,边有齿痕,苔白腻或白滑,舌下可见瘀丝瘀斑,脉弦滑。药用丹参、半夏、陈皮、水蛭、地龙、枳实、竹茹、石菖蒲、蝉蜕、茯苓、桔梗、冰片等。本治法常用于治疗眩晕、头痛、中风先兆病以及现代医学之高血压病、高脂血症、高黏血症、腔隙性脑梗死等多种疾病。

(二)清肝活血,通络宁神法

清肝活血,通络宁神法主要用于肝热血瘀上扰脑神证。临床症见头痛眩晕或目胀面赤,心烦躁急,狂乱骂詈,伤人毁物,不避亲疏;语言错乱,哭笑无常;神昏谵语,肢体麻木;短暂性语言謇涩或一过性肢瘫无力;肢体强痉拘急;大便秘结或排便不爽。舌暗红或紫红,苔黄腻或黄厚而干,舌下散布瘀丝、瘀点,脉滑数、弦滑、细涩或弦硬。方用清脑通络汤,药用菊花、葛根、草决明、地龙、水蛭、川芎、赤芍、丹参、天麻、磁石、山楂、川牛膝等,大便干结可加大黄。本法常用于治疗癫狂病、眩晕病、顽固性头痛病、中风病以及现代医学之高血压病、精神分裂症、抑郁症、三叉神经痛、脑血管病等。

(三)通窍活血,化痰醒神法

通窍活血,化痰醒神法适用于痰瘀阻滞脑窍证。症见突然昏仆,神志不清,肢体偏瘫,喉中痰鸣,语言不利或失语,脉弦滑或弦硬,舌体胖大或偏㖞,舌暗红,舌下有瘀点、瘀丝为特征的一类病证。方用"蒲金丹"(石菖蒲、郁金、丹参等),配合清开灵注射液静脉滴注,收效甚佳。

(四)通窍醒脑,活血利水法

通窍醒脑,活血利水法适用于颅脑水瘀证。临床表现为神识恍惚,或昏聩不语,痰涎壅盛,言语错乱;神识呆滞迟钝,失眠健忘;头痛如锥刺,日久不愈;半身不遂,肢体麻木,重滞肿胀。小儿可见头颅膨大畸形,囟张不合,头面青筋暴露等症,舌暗红或青紫,舌体胖大边有齿印等,脉弦滑或硬,或沉细而涩。方用脑窍通汤,药用丹参、桃仁、红花、川芎、赤芍、川牛膝、益母草、茯苓、琥珀、麝香等。本治法常用于治疗中风病、中风后遗症、顽固性头痛病、解颅以及现代医学的急性脑血管病、高颅压综合征、脑积水、脑外伤综合征等多种疾病。

(五)益气活血,通脉舒络法

益气活血,通脉舒络法适用于气虚血瘀,脑络痹阻证。症见半身不遂,或肢体麻木,神疲乏力,口眼㖞斜,口角流涎,语言不利,下肢萎废或偏身麻木,面色㿠白,舌暗淡、苔白或白腻,脉细涩,或舌下脉络迂曲,脉滑重按无力或细涩。方用通脉舒络注射液(黄芪、丹参、川芎、赤芍等)静脉点滴并加辨证口服汤药,也可用补阳还五汤加减。

（六）破血逐瘀，化痰软坚法

破血逐瘀，化痰软坚法适用于痰瘀毒邪胶结脑络证。本证常见于颅脑痛及顽痰瘀毒交阻颅脑之脑瘤病证。症见头痛剧烈，或头重胀闷难忍，如劈如箍，痛处固定不移；或头皮抽掣麻木，甚则神昏谵妄；或呕吐痰涎，抽搐震颤；或躁扰不宁，唇舌紫暗或舌淡紫、舌体胖大，苔白腻，舌下散布瘀斑瘀点，脉滑或弦滑，或细涩。方用导痰汤合通窍活血汤加减（半夏、陈皮、胆南星、郁金、麝香、石菖蒲、水蛭、川芎、蜈蚣、僵蚕、三棱、莪术、海藻、全蝎、丹参、青礞石、半枝莲、土茯苓等）。

（七）通腑化痰，活血醒脑法

通腑化痰，活血醒脑法适用于痰瘀滞闭脑络，兼胃肠腑实之证。症见半身不遂，躁扰不宁，舌强语謇或失语，口舌㖞斜，偏身麻木，口黏痰多，口气秽浊，腹胀便秘，舌暗红苔黄腻，脉弦滑。常用方为星蒌承气汤合桃红四物汤化裁，临证常选用全瓜蒌、胆南星、生大黄（后下）、芒硝（冲服）、丹参、地龙、赤芍、桃仁、红花、水蛭、天竺黄、郁金、石菖蒲等。本治法常用于治疗中风病、狂病、眩晕病以及现代医学的急性脑血管病、高血压病、精神分裂症等多种疾病。

（八）培补命门，活血化瘀法

培补命门，活血化瘀法适用于命门水火俱虚，血瘀脑髓失养证。先、后天各种原因引起肾的阴阳精血不足，血亏液乏，血脉不利而为瘀。症见音暗失语，半身不遂，腰膝酸软，心悸少寐，口干心烦，耳鸣、耳聋，或夜尿频数，阳痿不举，头晕，健忘等。舌红或暗红，脉沉细等。常用地黄饮子去官桂、附子，加丹参、鹿衔草、桑寄生、川牛膝、肉苁蓉、桃仁、红花等，或佐黄芪以益气活血，水蛭以祛瘀生新。本法适用于治疗中风后遗症、脑萎缩、脑脱髓鞘改变等病症。

（九）温经活血，化痰通络法

温经活血，化痰通络法适用于痰瘀交滞脑络、脑阳郁遏不得外展而致的严重恶寒等症。症见精神萎靡，彻骨寒冷，虽值暑季也着冬装。面色灰滞或青紫，唇舌紫暗，苔白腻，舌下散布瘀丝瘀点，脉沉涩或沉伏。方用脑泰通颗粒或通窍活血汤合二陈汤，加制附子、桂枝、鹿角胶、淫羊藿、仙茅、细辛、白芷等品。本法可用于治疗现代医学所称的自主神经功能紊乱症、脑梗死等具有上述表现的病症。

第五节　预防与调摄

一、适应自然，外避邪气

《素问·四气调神大论》云："夫四时阴阳者，万物之终始也，死生之本也，逆之则灾害生，从之则苛疾不起。"人与自然息息相通，只有顺应天地阴阳四时昼夜的变化规律，来调节生活起居，适其寒温，才能做到"虚邪贼风，避之有时"，有效防止脑病发生，而"与万物浮沉于生长之门"。人体昼精夜瞑的"生物钟"现象，是由脑所控制和调节的，合理的作息有利于养脑。具体来说，早起、早睡，保持充足的睡眠时间，让脑的能量在睡眠时得到补充，不可使脑陷于疲劳，从而有利于大脑工作效率的提高。

适应自然四气并非一味地消极适应，要真正做到外避邪气，还应避免环境污染，谨防脑受毒害。要"法于阴阳，和于术数"，积极参加体育运动，增强体质，可根据个体情况，选择合适形式，如导引、吐纳、按摩及太极拳等，以提高抵抗力和免疫力，防止脑病发生。同时根据一些外感性脑病的发病规律进行人工防疫，避免外感疫疠之气犯脑致病。

二、调摄精神，保养正气

"恬淡虚无，真气从之，精神内守，病安从来"，明确指出了调摄精神，保养正气的重要性，即要通过自主调理精神的手段强身祛病。脑为元神之府，主神明，神志活动的异常是脑病的表现，精神刺激也可诱发脑病，和谐平谧的心境是维持脑胜安和的重要条件，因此一定要努力培养乐观豁达的性格，顺应天地自然的习惯，"外不劳形于事，内无思想之患，以恬愉为务，以自得为功""未事不可先迎，遇事不可过扰，既事不可留住，听其自来，应以自然，任其自去，忿愤恐惧，好乐忧患，皆得其正"。为达到这种境界，一方面可以借助音乐、花鸟、书画、棋牌、影视、居住环境的布置等业余爱好修身养性，也可以通过吐纳、体育锻炼等调气、调形以调神；另一方面，还必须清静养神，尽量减少精神刺激，"志闲而少欲，心安而不惧"，才能"精神内守""度百岁而动作不衰"，脑病无由发生。

三、饮食有节，摄养后天

营养不良对大脑和智力发育有着极其重要影响；大脑主要需要糖、蛋白质、

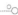

脂类、微量元素、B族维生素、维生素C等,因此,除主食物外,合理摄入蛋、瘦肉、大豆、猪羊脑、蔬菜、水果等,有益于营养大脑。此外根据脑消耗能量的不同情况,一日三餐之中,早晨吃好,中午吃饱,晚餐吃少的原则,有利于脑能量消耗后的补充。同时一要注意饮食卫生,不食腐烂变质、毒邪秽浊之物;二要注意饮食节制,定时定量,避免过饥过饱,暴饮暴食;三要注意营养均衡,不可偏食偏嗜;四要注意食饮宜忌,清淡为上,不"以酒为浆",不过食温补燥烈食品,如煎、炸、炙、煿之品均非所宜。

四、惜精养元,顾护先天

精是生成脑和维持脑功能活动的最基本物质,脑髓的生成来源于先天之精,并依赖肾精和水谷精微之气的不断转化、培育和充养;精的盛衰直接影响脑髓功能的正常发挥。因此,要根据体质强弱的不同,注意节制情欲,不能"以妄为常,醉以入房",以保精养生,使元气充盛,始终保持大脑功能旺盛。

五、多思考,勤用脑

研究表明,勤于思考分析的人,脑血管经常处于舒张状态,使神经细胞得到良好的营养,大脑功能就不会早衰。相反,如果整天无所事事,中枢神经系统功能就会衰退,而各种器官的衰竭也会因之相应提前出现。事实上,随着学习、记忆、智力的发展,脑细胞的突触之间联系不断增加,脑的无限潜力也就在此,勤用脑不仅可以延年益寿,防止早老、痴呆等病,而且可以大大开发大脑的潜力。

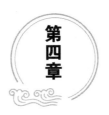

第四章

血浊与短暂性脑缺血发作

第一节 概 述

一、定义

短暂性脑缺血发作是指数分钟至数小时内出现的一过性或短暂性脑循环供血障碍,具有短暂性、可逆性、反复性等特点,一般 24 小时内完全消失,恢复后不遗留神经功能缺损的症状和体征。

近年来,随着生活水平提高和社会老龄化的加剧,脑血管病的发病率不断上升,严重危害患者的生命健康安全。人们对短暂性脑缺血发作发病机制有了较深的认识,发现脑缺血持续时间≥1 小时出现脑组织损伤,安全恢复的可能性 <15%,24 小时的时间界限越来越受到人们的质疑,将短暂性脑缺血发作持续时间 24 小时更换为 1 小时更符合其病理生理学特点。短暂性脑缺血发作患者 7 天内发生脑梗死的风险高达 8%,90 天风险可高达 20% 左右。美国心脏病学会建议将短暂性脑缺血发作定义修改为由脑、脊髓或视网膜局灶性缺血引起的短暂性神经功能障碍,但无畸形脑梗死的证据,需进一步加强紧急干预。

该病的病因与脑动脉硬化有关,在动脉硬化的基础上发生:①微血栓,即动脉粥样硬化斑脱落,在血流中成为微栓子,随血流流到小动脉而阻塞血管,则出现脑局部供血障碍的脑缺血发作。如果微栓子在人体内某些酶的作用下被分解,或因远端血管的扩张,微栓子向末梢移动,使局部血液循环恢复,脑缺血的症状便可自然缓解或消失。所以短暂性脑缺血发作有时不经治疗可恢复正常。②某些小动脉管腔狭窄或血管痉挛,通过的血液减少,致使所供应的脑区发生缺血。③血流动力学障碍,当血压降低,心排血量减少时,脑组织供血不足。④某种原因造成的血液黏稠度增高、血流缓慢及血液成分的改变,也可发生脑缺血。

未经治疗的短暂性脑缺血发作患者,约 1/3 发展为脑梗死,俗称"大中风";1/3 继续发作;1/3 自行缓解。短暂性脑缺血发作短期内多次出现,常常是发生严重脑梗死的警报。因此,及时诊断和治疗短暂性脑缺血发作是预防脑梗死的重要手段。

二、分类

根据受影响的脑供血动脉系统,可将短暂性脑缺血发作分为以下 2 种类型。

(一)颈内动脉系统短暂性脑缺血发作

颈内动脉系统短暂性脑缺血发作较椎-基底动脉系统短暂性脑缺血发作较少,但持续时间较久,且易引起完全性脑卒中。最常见的症状为偏瘫、偏身感觉障碍、失语、单眼视力障碍等,亦可出现同向偏盲及昏厥等。

(二)椎-基底动脉系统短暂性脑缺血发作

椎-基底动脉系统短暂性脑缺血发作较颈内动脉系统短暂性脑缺血发作多见,且发作次数也多,但时间较短。主要表现为脑干、小脑、枕叶、颞叶及脊髓近端缺血,常见症状为眩晕、眼震、站立或行走不稳、视物模糊或变形、视野缺损、复视、恶心或呕吐、听力下降、延髓性麻痹、交叉性瘫痪,轻偏瘫和双侧轻度瘫痪等,少数可有意识障碍或猝倒发作。

三、分型

短暂性脑缺血发作的病因分型见表 4-1。

表 4-1　短暂性脑缺血发作的病因分型(TOAST)

分型	描述
大动脉粥样硬化型	皮质累及或皮质下梗死灶>1.5 cm;必须有相应颅内外大动脉粥样硬化性狭窄>50%
小动脉脑栓塞型	临床有腔隙性梗死综合征表现,影像有与其符合的脑深部腔隙性梗死;影像学无相应腔隙性梗死,但临床表现有相应腔隙性梗死综合征之一;临床不符合腔隙性梗死综合征,但头颅脑深部有腔隙性梗死
心源性脑栓塞型	多发急性梗死灶;无相应颅内外大动脉硬化证据;不存在能引起急性多发梗死灶的其他原因;有心源性卒中证据
其他明确病因型	有特殊病变的证据,该病变累及与临床相吻合的脑动脉;没有导致卒中的其他病因
不明原因型	多病因,发现 2 种以上病因,但难以确定哪种与该次卒中有关;无确定病因,未发现确定的病因,或有可疑病因,但证据不够强。检查欠缺

四、中医对短暂性脑缺血发作的认识

中医学无"短暂性脑缺血发作"的概念及病名,根据其临床表现,本病相当于中医"眩晕""头痛""中风先兆"等病证范畴。中风先兆又是中风病的早期信号。大量研究表明,中风先兆与高血压病、心脏病、糖尿病、高脂血症、动脉粥样硬化症等有密切关系。它多见于中年以上人群,主要临床症状为短暂性瘫软、眩晕、肢麻、语涩、晕厥发作等。未经治疗的中风先兆,约有 1/3 的患者有可能在 3～5 年内发生中风病。因此防治中风先兆具有重要意义,也符合中医"治未病"的治疗原则。在对中风病先兆证的防治方面,中医学也积累了丰富的经验,历代相关文献很多。

早在《黄帝内经》中就有"微风"的记载:"气血未并,五脏安定,肌肉蠕动,命曰微风",予以"针刺分肉间"。金元四大家刘完素又在《素问病机气宜保命集·中风论》提出:"中风者,俱有先兆之证",至此有了"中风先兆"之名。

历代医家对中风先兆的临床表现及病因病机的认识逐渐深化丰富。孙思邈在《备急千金要方》中提出因"风邪"所致的"偏枯",可用汤药、针灸、蒸、熨等方法预防治疗。张三锡在《医学准绳六要》中提到了需"屏除一切膏粱厚味,肥甘生痰动火之物……远色戒性",这与现代医学短暂性脑缺血发作的控制危险因素的预防方法异曲同工。《寿世保元》中提出针对中风先兆早期干预,服用"六味地黄丸"等药物来预防疾病发展。清代王清任较前人更为全面详细地列举出多种中风先兆的典型症状,并创立通窍活血汤、血府逐瘀汤、补阳还五汤等经典方剂,创制调气活血治疗中风先兆的诊疗思路。清代叶天士以"增液柔肝,封固护阳"来治疗"肝阴不足,肝风内动"中风先兆。

第二节　病　因　病　机

一、血浊内阻

经过多年临床观察和深入系统的研究发现,虽然风、火、痰、瘀等因素在短暂性脑缺血发作的发病中起到一定的作用,但血浊内阻乃是其根本原因。其依据有如下几个方面。

(一)从血浊的形成原因来看

在当今社会,血中浊邪的形成具有广泛性和普遍性。中医病因学说经历了不断发展、完善的历史过程。随着时代的发展,致病因素也不断发生变化,自然界六淫邪气致病渐退其次,而环境污染、精神情志内伤和不良生活习惯导致的疾病越来越多。大气污染使有害物质如一氧化碳、硫化氢等沉积污浊之邪气,弥漫空中,随天之清气同入于肺中,或吸食烟草等,致宗气浊而不清,"贯心脉"后,浊邪亦随而入血,沉积血中,是为血浊。不良生活习惯如饮食不节,或过食膏粱厚味,或嗜酒过度,或不慎进食败蔬馁肉,或食用污染之食物,或饮用污染之水体,致使脾胃受伤,水谷精微清纯冲和之气被污,污浊之邪随营气入脉,于血液中沉积,蓄积日久,则为血浊。《金匮要略》云:"秽饭、馁肉、臭鱼,食之皆伤人。"短暂性脑缺血发作患者发病年龄多在 40 岁以上,多有长期不良生活习惯、感受外界环境污染及精神情志内伤等病史,所以患者血中必然长期存在着浊邪。

(二)从血浊的致病特点来看

浊邪客于血分,循经脉周流全身,最易侵犯脑神,伤及五脏。浊血扰神,神明失养,则出现突然头晕目眩,头脑昏沉,或短暂性全面遗忘。正如《灵枢·五乱》曰:"清气在阴,浊气在阳,营气顺脉,卫气逆行,清浊相干……乱于头,则为厥逆,头重眩仆。"然血浊又不同于血瘀,不等直接阻滞脉道,所以待新血来复,神明得养,则症状又可减轻或消失。浊血伤及五脏,则五脏失养,功能减退,出现一系列复杂症状。如浊血污肝,"肝主筋,开窍于目",失却肝血的濡养,可见突发单眼黑蒙或失明、复视、幻视;或突感一侧或两侧肢体麻木、抽动、挛急、软弱无力。浊血污心,心窍失养,则见舌肌偏斜,或突发语言謇涩,构音障碍,甚至失语、失读。浊血污脾,可见突发吞咽困难或口眼歪斜,不自觉口角流涎或面肌抽搐;脾胃升降失调,可见恶心呕吐;浊血污肺,"肺主气,气舍魄",肺失所养,则见皮肤感觉失灵,不知痛温。浊血污肾,可见倦怠懒言、嗜睡耳鸣等;浊污舌脉,可见舌质晦暗,舌苔垢浊不清,脉涩滞而不流畅。而上述症状均为短暂性脑缺血发作的常见症状或特征性症状,其发生皆与血浊内阻有关。

(三)从短暂性脑缺血发作的发病特点来看

本病多起病突然,症状多在 1 小时内恢复,不遗留任何后遗症状,且易反复发作,每次发作症状基本相似。此种特点用风、火、痰、瘀等理论均不可解释,却正符合血浊致病的特点。血浊介于无形与有形之间,尚未形成血瘀,不等于直接阻滞脉道。浊血归于肝,肝失疏泄,周身气机不畅,经脉之气亦不畅,故血浊客于脉道,可致脉道痉挛,气机一时逆乱,出现各种症状。而待新血又至,复养其脉,脉气来复,气机顺畅,五脏得养,症状即可随之而消失。故血浊致病,可出现症状随起随消、反复发作的特点。

(四)从实验室检测指标来看

短暂性脑缺血发作患者多伴有一项或多项血液成分的改变,如血脂、血糖、血黏度、纤维蛋白原等的异常。此种状态亦符合血浊理论体系对血浊状态的界定。

综合以上因素,可以看出血浊内阻为短暂性脑缺血发作的根本原因,贯穿其发生的始终。血浊不去,日久则易生痰致瘀,伤及肝肾,引动肝风,而致诸多症状。最后五脏亏损,痰瘀互结,肝风内动,上犯清窍,则发为中风;血浊若去,则脉道通畅,气机和顺,五脏得养,脑窍清明,不再有中风之虞。因此,清化血浊、行血畅血,防止其进一步转化,乃是治疗短暂性脑缺血发作的根本方法。

二、肝阳上亢

肝为风木之脏,体阴而用阳,其性刚劲,主动主升,如《黄帝内经》所说:"诸风掉眩,皆属于肝"。阳盛体质之人,阴阳平衡失其常度,阴亏于下,阳亢于上,则见眩晕;或忧郁、恼怒太过,肝失条达,肝气郁结,气郁化火,肝阴耗伤,风阳易动,上扰头目,发为眩晕。

三、肾精不足

脑为髓之海,髓海有余则轻劲多力,髓海不足则脑转耳鸣,胫酸眩冒。而肾为先天之本,主藏精生髓。若年老肾精亏虚;或房事不节,肾经亏耗过甚;或先天不足;或劳役过度,伤骨损髓;或阴虚火旺,扰动精室,遗精频频;或肾气亏虚,精关不固,滑泄无度,均使肾精不足而致眩晕。

四、气血亏虚

脾胃为后天之本,气血生化之源,如忧思劳倦或饮食失节,损伤脾胃,或先天禀赋不足,或年老阳气虚衰,而致脾胃虚弱,不能运化水谷,化生气血;或久病不愈,耗伤气血;或失血之后,气随血耗。气虚则清阳不振,清气不升;血虚则肝失所养,虚风内动;皆能发生眩晕。如《景岳全书·眩晕》曰:"原病之由有气虚者,乃清气不能上升,或汗多亡阳而致,当升阳补气;有血虚者,乃因亡血过多,阳无所依附而然,当益阴补血,此皆不足之证也。"

五、痰浊中阻

饮食不节,肥甘厚味太过损伤脾胃,或忧思劳倦伤脾,以致脾阳不振,健运失职,水湿内停,积聚成痰;或肺气不足,宣降失司,水津不得通调输布,留聚而生痰;或肝郁气结,气郁湿滞而生痰。痰阻经络,清阳不升,清空之窍失其所养,则头目眩晕。若痰浊中阻更兼内生之风火作祟,则痰挟风火,眩晕更甚;若痰湿中阻,更兼内寒,则有眩晕昏仆之虑。

六、瘀血内阻

跌仆坠损,头脑外伤,瘀血停留,阻滞经脉,而致气血不能荣于头目;或瘀停胸中,迷闭心窍,心神飘摇不定;或妇人产时感寒,恶露不下,血瘀气逆,并走于上,迫乱心神,干扰清空,皆可发为眩晕。

总之,短暂性脑缺血发作反复发作,病程较长,多为本虚标实,并常见虚实之间相互转化。如发病初期,病程较短时多表现为实证,即痰浊中阻、瘀血内阻,或阴阳失调之肝阳上亢,若日久不愈,可转化为气血亏虚、肾精不足之虚证;也有气血亏虚、肾精不足所致眩晕者,反复发作,气血津液运行不畅,痰浊、瘀血内生,而转化为虚实夹杂证。痰浊中阻者,由于痰郁化火,煽动肝阳,则可转化为肝阳上亢或风挟痰浊上扰;由于痰浊内蕴,阻遏气血运行,日久可致痰瘀互结。

第三节　诊断与鉴别诊断

一、诊断

短暂性脑缺血发作缺乏诊断标准和常规评估方法,美国心脏协会指南将短暂性脑缺血发作的诊断分为5步:第1步为确定是否为短暂性脑缺血发作;第2步为鉴别是真性短暂性脑缺血发作还是假性短暂性脑缺血发作;第3步为区分导致短暂性脑缺血发作症状的动脉供血系统是椎-基底动脉系统还是颈动脉系统;第4步为明确短暂性脑缺血发作的病因和发生机制;第5步为评估短暂性脑缺血发作因素。

(一)症状

短暂性脑缺血发作具有突发性、短暂性、反复性和恢复较完全,常不遗留神经功能缺损体征的临床特点。常见一过性一侧肢体无力、偏身或麻或木、失语、黑矇、雾视或眼前阴影晃动,光线减少;或表现为眩晕、复视、偏盲或双侧视觉丧失,共济失调、构音障碍、面部口周麻木;短暂性脑缺血发作较少出现晕厥、头痛、单纯尿便失禁、嗜睡、记忆缺失或癫痫症状。

(二)体征

缺血症状与体征主要取决于受累血管的分布,发作时通常存在如下体征。

1.颈内动脉系统短暂性脑缺血发作

轻偏瘫,偏身感觉减退,可伴有偏瘫同侧的中枢性面瘫,言语困难或失语;单眼一过性黑矇、视野模糊及自发性闪光,同时可伴有对侧偏瘫和/或感觉障碍。

2.椎-基底动脉系统短暂性脑缺血发作

眩晕,复视,平衡障碍,异常的眼球运动,构音障碍,单侧或双侧面部、口周麻木,交叉性运动或感觉障碍,偏盲或双侧视力丧失,跌倒发作。

(三)辅助检查

检查主要目的在于确定短暂性脑缺血发作发生的病因,特别针对可能需要特殊治疗的短暂性脑缺血发作的病因,并寻找可改善的危险因素及判断预后。临床上没有常规标准化的评估顺序和固定的辅助诊断检查项目,常需要根据个体病情而定。

1.CT 和 MRI 检查

CT 有助于排除与短暂性脑缺血发作类似的颅内病变。MRI 的阳性率更高,但一般不常规应用于筛查。

2.超声检查

(1)颈动脉超声检查:是短暂性脑缺血发作患者的一个基本检查手段,可显示颈动脉、椎动脉颅外段、锁骨下动脉等血管狭窄情况,血管管腔内径、动脉粥样硬化斑的形态、大小、部位及斑块的稳定性。

(2)经颅多普勒超声(transcranial doppler,TCD)检查:是发现颅内大血管狭窄的有力手段,有助于发现严重的颅内血管痉挛或狭窄,了解侧支循环情况。超声心动及经食道超声心动检查:可确定血栓栓塞源或左心室收缩功能障碍,二者都是常见的缺血性卒中的预测因素。

3.脑血管造影检查

(1)数字减影血管造影(digital subtraction angiography,DSA):DSA 是颅内外血管检查的"金标准",但造影价格昂贵又是有创性技术,具有一定风险。严重并发症的发生率为 0.5%～1.0%,不作为短暂性脑缺血发作常规检查手段使用。

（2）计算机成像血管造影（ct angiography，CTA）和磁共振血管造影（magnetic resonance angiography，MRA）：是评价颅内外血管的无创方法。可以识别颅内一、二级血管（主干血管）或颈部血管的动脉狭窄闭塞情况，但易导致动脉狭窄程度的判断过度，是短暂性脑缺血发作非常规检查手段。

（3）血管检查：所有短暂性脑缺血发作患者均应尽快进行血管评估，可利用CTA、MRA、DSA 等血管成像技术进行血管检查；颈动脉血管超声和 TCD 也可发现颅内外大血管病变；DSA 是颈动脉行动脉内膜剥脱术、颈动脉血管成形和支架植入术治疗术前评估的"金标准"。

（4）侧支循环代偿及脑血流储备评估：应用 DSA、CT 或 MR 脑灌注成像和TCD 检查等评估侧支循环代偿及脑血流储备，对于判断是否存在低灌注及指导治疗有一定价值。

（5）易损斑块的检查：易损斑块是动脉栓子的重要来源。颈部血管超声、血管内超声、高分辨 MRI 及 TCD 微栓子监测有助于对动脉粥样硬化的易损斑块进行评价。

（6）心脏评估：疑为心源性栓塞时，或＞45 岁患者颈部和脑血管检查及血液学筛选未能明确病因者，短暂性脑缺血发作发病后应尽快进行多种心脏检查。当最初脑影像检查和心电图不能确定病因时，应该进行长程心电监测或 Holter。对于怀疑短暂性脑缺血发作的患者（尤其是其他检查不能确定病因时），应行经胸超声心动图。经食道超声心动图检查可用于诊断卵圆孔未闭、主动脉弓粥样硬化、心脏瓣膜病，识别这些情况可能改变治疗决策。

4.实验室检查

实验室检查主要是针对血栓前状态的进一步检查，新近发生的短暂性脑缺血发作除进行全面细致的体格检查外，应尽快了解血小板计数、血红蛋白、血细胞比容、凝血酶原时间、纤维蛋白原含量及其他的血凝指标。对于有明确卒中危险因素的患者，应进行高凝状态评价。此外，血常规及生化检查有一定的鉴别意义。

5.危险分层

常用的短暂性脑缺血发作危险分层工具为 ABCD 评分系统（表 4-2），其中$ABCD^2$ 评分能很好地预测短期卒中的风险，应用最为广泛。最新的研究表明，在$ABCD^2$ 评分基础上增加短暂性脑缺血发作发作频率与影像学检查（$ABCD^3$ 和$ABCD^3$-I），能更有效地评估短暂性脑缺血发作患者的早期卒中风险。建议怀疑短暂性脑缺血发作患者应早期行 $ABCD^2$ 评估，并尽早进行全面检查与评估。

表 4-2　ABCD 评分系统

项目	ABCD(分值)	ABCD^2(分值)	ABCD^3(分值)	ABCD^3-I(分值)
年龄(A)				
＞60 岁	1	1	1	1
血压(B)				
收缩压＞18.7 kPa(140 mmHg) 或舒张压＞12.0 kPa(90 mmHg)	1	1	1	1
症状(C)				
单侧无力	2	2	2	2
不伴无力的言语障碍	1	1	1	1
症状持续时间(D)				
10～59 分钟	1	1	1	1
＞60 分钟	2	2	2	2
糖尿病(D)		1	1	1
双重(7 天内)短暂性脑缺血发作(D)			2	2
影像检查(I)				
同侧颈动脉≥50％				2
DWI 检查出现高信号				2
总分	0～6	0～7	0～9	0～13

二、鉴别诊断

短暂性脑缺血发作主要与一些发作性的疾病相鉴别。

(一)短暂发作性神经病变

短暂发作性神经病变主要包括局灶性癫痫、偏瘫型偏头痛、晕厥、Meniere 综合征。

(二)可逆性缺血性神经功能缺损或小卒中

可逆性缺血性神经功能缺损或小卒中症状常＞24 小时,可在数天至 3 周内完全消失。短暂性脑缺血发作病灶多位于半卵圆中心、放射冠、丘脑或皮质,而卒中病灶多位于内囊,弥散张量成像上卒中患者的各向异性分数降低,而短暂性脑缺血发作患者的各向异性分数升高。

(三)颅内占位性病变

多发性硬化、脑膜瘤、胶质瘤、脑脓肿及脑内寄生虫病等患者亦可见类似短暂性脑缺血发作症状;慢性硬膜下血肿患者也可出现一过性偏瘫,感觉障碍的短暂性脑缺血发作表现,这些疾病可通过 CT、MRI 检查进行鉴别诊断。

(四)眼科疾病

视神经炎、青光眼、视网膜血管病变等,有时因突然出现视力障碍而与颈内动脉眼支缺血症状相似(即发作性黑矇),但多无其他局灶性神经功能损害。

(五)短暂性全脑遗忘症

短暂性全脑遗忘症常发生于中老年人,发作时出现顺行性遗忘,通常伴有逆行性遗忘,每次发作可持续数小时,之后患者恢复记忆,并能回忆起过去的事情,但会永远忘掉发作期的记忆,无其他神经系统症状。

(六)原因不明的摔倒发作

原因不明的摔倒发作多见于中老年女性,总是在行走时发作,发作前无先兆,发作的原因不明,也无较严重的预后。

(七)精神因素

癔症性发作严重的焦虑症、过度换气综合征等神经功能紊乱可有类似短暂性脑缺血发作症状。

第四节 治 疗

一、治疗原则

清化血浊是治疗短暂性脑缺血发作的根本方法。浊血客于脉中,扰乱神明,伤及五脏,发为短暂性脑缺血发作。只有及时清除血中浊邪,恢复血流紊乱状态,才能防止短暂性脑缺血发作反复发生,更能够防止血浊进一步发展,成痰致瘀动风,而形成中风病。

基于以上认识,认为清化血浊法是治疗短暂性脑缺血发作的根本方法,应贯彻于短暂性脑缺血发作治疗的始终。化浊行血汤是具有清化血浊之效的处方,该方基于血浊理论并结合临床经验创制,在短暂性脑缺血发作治疗中取得了良好的疗效,有效防止了短暂性脑缺血发作的复发及中风病的形成。此方药物组成和方义前已详加阐释,此不赘述。

化浊行血汤是清化血浊的基本方,对于血浊内阻引起的短暂性脑缺血发作皆可用之。然临床上患者体质有别,病情轻重不同,具体治疗时又应当因人制宜,随证加减。同时浊邪客于血脉,变证丛生,既可污浊五脏,损伤肝肾,又能扰乱气机,化热伤阴,更能化痰致瘀,引动肝风。因此在治疗时必须根据兼证的不同,有所侧重。若脾胃气虚,则原方酌加党参、白术、太子参;若肝肾阴血亏损较甚,可加用熟地黄、肉苁蓉、桑寄生;若气机郁滞,则加用川芎、郁金、香附;若浊郁化热,则加用牡丹皮、赤芍、紫草;若痰湿较重,则合用二陈汤或温胆汤;若血浊致瘀,则加用丹参、泽兰;若内风动越,则应当按照中风病论治,配伍本方化浊之品。总之,要根据临床具体情况,依据三因制宜的原则,灵活使用,恰当配伍,才能获得满意疗效。

除此之外,短暂性脑缺血发作还应当积极治疗动脉粥样硬化、心律失常、心肌病变、高血压等原发疾病。扩容抗凝,降低血液黏滞度,改善微循环,必要时血管手术切除血管内膜和硬化斑,或行血管扩张支架成形术。

二、中医治疗

本病卒然为病,旋即而复,符合风邪致病的特点;同时具有痰瘀互结、络脉痹阻的病理特征。在此基础上来势凶猛,急骤而至为肝阳亢盛,阳亢化风,内风扰动致络脉绌急;表现为风动频频,风动不已,小动不休,症状时发时止,或在近期中风的基础上反复发作短暂性脑缺血发作,为正气不足,阴虚风动。平素或病情缓解后多表现肝肾不足、气血亏损的本虚证候。

(一)辨证论治

1.肝阳上亢

此证多由心忧气怒,肝气不顺,火气中生,阳亢于上所致。

(1)症状:头晕目眩,耳鸣、头胀痛。面色通红,心烦急躁,焦虑易怒,失眠多梦,口干。舌红,苔黄,脉弦数。

(2)治法:平肝潜阳。

(3)方药:天麻钩藤饮加减。

(4)加减:若小便频数、大便秘结者多因肝胆热盛所致,可加龙胆、大黄;心烦易怒加牡丹皮、白芍,若兼见神疲乏力,少气懒言,可酌情加黄芪、党参。

2.肝肾阴亏

此证多由肝肾亏虚,髓海不足,脑窍失荣所致。

(1)症状:头晕目眩,精神疲劳,健忘。耳鸣,突发昏厥并失去知觉,醒后眼干,甚则出现失明,失眠多梦,腰膝无力,手足心热,口干。舌红少苔,脉细无力。

(2)治法:滋阴养肾,养肝明目。

(3)方药:杞菊地黄汤加减。

(4)加减:若五心烦热者,则可加知母、黄柏;若兼见神疲乏力,少气懒言,可酌情加黄芪、党参。

3.风痰阻络

此证多由风痰上扰,肝阳化风,痹阻经脉所致。

(1)症状:头晕目眩或头重脚轻,甚者出现昏仆,肢体麻木或乏力。胸闷心慌,恶心。舌苔肥厚,脉弦滑。

(2)治法:祛风通络。

(3)方药:半夏白术天麻汤加减。

(4)加减:若头晕脑胀,舌苔黯而发黄,脉滑而数者,可加胆南星、黄芩;痰湿偏胜者,可加泽泻、桂枝;肝阳偏亢者,加钩藤、赭石。

4.气虚血瘀

此证多由气虚运血无力,脑脉瘀阻所致。

(1)症状:头晕目眩,或突发昏厥,短暂过后可醒来。肢体麻木,浑身乏力,心悸,神疲乏力,夜间尤甚。舌质黯淡,舌苔薄白腻或有齿痕,脉沉细、细缓或细弦。

(2)治法:益气活血,扶正祛邪。

(3)方药:补阳还五汤加减。

(4)加减:如气虚明显者加党参、太子参以益气通络;若上肢偏瘫者加桑枝、桂枝以通络,下肢瘫软无力者加杜仲、桑寄生、牛膝、地黄、山茱萸等以壮筋骨,强腰膝;半身不遂较重可加水蛭等药加强活血通络;肢体麻木加木瓜、伸筋草、防己以舒筋活络;兼有言语不利者加石菖蒲、郁金等化痰开窍;大便溏薄者,去桃仁,加白术、山药以健脾。

(二)针刺疗法

1.毫针疗法(项针疗法)

(1)取穴:人迎、风池、供血、翳风、翳明。

(2)操作:先针人迎,亦可用指针轻拨一下人迎,后针其他穴,一般一次显效。每天1次,每次30分钟,10次为1个疗程。针刺风池、供血、翳风有利于椎-基底动脉血流加速,针刺翳明、人迎有利于颈内动脉血流加速。

(3)远部取穴:取曲池、足三里。

(4)操作:每天1次,留针30分钟,6次后休息1天。

2.电项针疗法

(1)取穴:风池、供血。

(2)操作:两组导线,分别连接同侧穴,正极在上,负极在下,选用疏波,每天1次,留针30分钟,6次后休息1天。

三、西医治疗

参照《中国短暂性脑缺血发作早期诊疗指导规范》,短暂性脑缺血发作的治疗方案包括病因治疗(如降压、调脂、降糖)、抗血小板聚集治疗、抗凝治疗、外科治疗等。

(一)病因治疗

短暂性脑缺血发作患者的危险因素有高血压、糖尿病、高脂血症及不良生活习惯,对于这些因素可以进行有效干预。

高血压是短暂性脑缺血发作最重要的、可治疗但又未引起足够重视的危险因素,积极防控高血压能降低短暂性脑缺血发作的发生率并减少不良事件的发生。短暂性脑缺血发作二级预防指南中认为既往已知高血压且接受药物治疗者,此次发生短暂性脑缺血发作后数天应该恢复降压治疗,降压后血压目标低于18.7/12.0 kPa(140/90 mmHg)是合理的。糖尿病可通过增加动脉粥样硬化程度和微血管病变的危险来影响缺血性卒中的发生发展和不良预后,因此需要强化血糖控制来减少短暂性脑缺血发作患者卒中及心血管事件的发生。

短暂性脑缺血发作患者出现血脂异常推荐高强度他汀类药物进行强化降脂治疗,以减少卒中或心血管事件的风险。强化降脂治疗能使短暂性脑缺血发作患者再发卒中风险降低16%,主要冠脉事件风险降低35%,美国心脏协会指南中认为非心源性短暂性脑缺血发作患者均应使用他汀类强化治疗,建议对无禁忌症的患有动脉粥样硬化的心血管疾病的患者应接受高强度他汀类如瑞舒伐他汀、阿托伐他汀治疗,使患者低密度脂蛋白胆固醇水平降低至少50%,对于动脉粥样硬化的短暂性脑缺血发作患者而言,进行强化降脂治疗有助于稳定斑块。

(二)抗血小板聚集治疗

阿司匹林是目前应用最广泛、作用很强的抗血小板聚集药物,在常规治疗基础上加用阿司匹林进行药物治疗能有效提高短暂性脑缺血发作治疗效果,针对阿司匹林效果不佳时,可采用双重抗血小板药物联合治疗。

有学者研究表明,在短暂性脑缺血发作或小卒中后应用阿司匹林及氯吡格雷联合治疗在降低卒中复发风险方面优于阿司匹林单药治疗,且不增加严重出血风险。最新的《短暂性脑缺血发作与轻型卒中抗血小板治疗中国专家共识》建议具有高卒中复发风险（ABCD^{2}评分≥4分）的急性非心源性短暂性脑缺血发作（根据24小时时间定义）急性期患者（起病24小时内），应尽早给予氯吡格雷联合阿司匹林治疗21天（氯吡格雷首日负荷量300 mg），随后氯吡格雷单药治疗（75 mg/d），总疗程为90天。此后，氯吡格雷、阿司匹林均可作为长期二级预防一线用药。

（三）抗凝治疗

抗凝治疗不作为短暂性脑缺血发作患者的常规治疗。除短暂性脑缺血发作合并心房颤动患者外，抗凝治疗对缺血性卒中和短暂性脑缺血发作的预防作用并不优于抗血小板治疗，反而增加了出血的风险。对于怀疑心源性栓子引起的短暂性脑缺血发作及大血管狭窄、症状频发的短暂性脑缺血发作患者均可进行抗凝治疗。

（四）外科治疗

对有颈动脉或椎-基底动脉严重狭窄（＞70％）的短暂性脑缺血发作患者经药物治疗效果不佳或病情有恶化趋势者，可酌情选择动脉血管成形术和颈动脉内膜切除术。

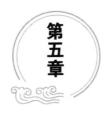

第五章

血浊与脑梗死

第一节 概 述

一、定义

脑梗死又称缺血性卒中,是指脑部血液供应障碍,缺血、缺氧引起局限性脑组织坏死或软化而出现相应的神经系统症状。该病在脑血管疾病中最为常见,占全部脑卒中的 60%～80%,包括脑血栓形成、脑栓塞和腔隙性脑梗死等,血管壁病变、血液成分和血流动力学改变是引起本病的主要原因。

二、分类

(一)脑血栓形成

脑血栓形成是脑动脉主干或皮质支动脉粥样硬化导致血管增厚、管腔狭窄闭塞和血栓形成,引起脑局部血流减少或供血中断,脑组织缺血缺氧导致软化坏死出现局灶性神经系统症状。症状持续超过 24 小时,或症状很快消失但影像学上存在与临床表现相应的急性脑损害。脑血栓形成是脑梗死中最常见的类型,特点如下。

(1)常于安静状态下发病。

(2)大多数发病时无明显头痛和呕吐。

(3)发病较缓慢,多逐渐进展,或呈阶段性进行,多与脑动脉粥样硬化有关,也可见于动脉炎、血液病等。

(4)一般发病后 1～2 天内意识清楚或轻度障碍。

(5)有颈内动脉系统和/或椎-基底动脉系统症状和体征。

（6）应做 CT 或 MRI 检查。

（7）腰穿脑脊液一般不应含血。

（二）脑栓塞

脑栓塞是指血液中的各种栓子（如心脏内的附壁血栓，动脉粥样硬化的斑块、脂肪、肿瘤细胞、纤维软骨或空气等）随血液进入脑动脉而阻塞血管，当侧支循环不能代偿时，引起该动脉供血区脑组织缺血性坏死，出现供血区域神经功能缺损。脑栓塞占脑卒中的 15%～20%，左侧较右侧为多。脑栓塞特点包括以下几点。

（1）多为急骤发病。

（2）多数无前驱症状。

（3）一般意识清楚或有短暂性意识障碍。

（4）有颈内动脉系统和/或椎-基底动脉系统症状和体征。

（5）腰穿脑脊液一般不含血，若有红细胞可考虑出血性脑梗死。

（6）栓子的来源可为心源性或非心源性，也可同时伴有其他脏器、皮肤、黏膜等栓塞症状。

（三）腔隙性脑梗死

腔隙性脑梗死是高血压小动脉硬化引起的脑部动脉深穿支闭塞形成的微梗死，也有人认为少数病例可由动脉粥样硬化斑块脱落崩解导致的微栓塞引起，其发病率相当高，占脑梗死的 20%～30%。凡脑深部穿通动脉闭塞引起的脑梗死，经巨噬细胞作用使留下梗死灶直径<2 mm 者，称为腔隙性脑梗死，多位于基底节、内囊、丘脑、脑桥，少数位于放射冠及脑室管膜下区，特点包括以下几方面。

（1）发病多由于高血压动脉硬化引起，呈急性或亚急性起病。

（2）多无意识障碍。

（3）应进行 CT 或 MRI 检查，以明确诊断。

（4）临床表现多不严重，较常见的为纯感觉性卒中、纯运动性轻偏瘫、共济失调性轻偏瘫，构音不全-手笨拙综合征或感觉运动性卒中等。

（5）腰穿脑脊液无红细胞。

（四）脑分水岭梗死

脑分水岭梗死是指脑内相邻的较大血管供血区之间局限性缺血，出现相应的神经功能障碍。本病约占全部脑梗死的 10%。

三、分型

(一)传统分型

1.完全型

完全型是指起病 6 小时内病情即达高峰者,常为完全性偏瘫,病情一般较严重,甚至昏迷。

2.进展型

局限性脑缺血症状逐渐进展,呈阶梯式加重,可持续 6 小时以上至数天。

3.缓慢进展型

起病 2 周后症状仍进展,常与全身或局部因素所致的脑灌流减少,侧支循环代偿不良,血栓向近心端逐渐扩展等有关。此型应与颅内占位性病变如肿瘤或硬膜下血肿等相鉴别。

4.可逆性缺血性神经功能缺损

可逆性缺血性神经功能缺损曾被称作完全恢复性脑卒中,因其临床特征为缺血所致神经症状,体征一般超过 24 小时,最长者可持续存在 3 周,而后恢复正常,不留后遗症。实际上是一种供血较好部位的梗死,随着侧支循环的代偿而使功能得以恢复所致。

(二)牛津郡社区卒中研究分型

牛津郡社区卒中研究分型不依赖于影像学结果,主要根据临床表现对急性期脑梗死迅速分型,提示闭塞血管和梗死灶的大小和部位,有利于指导治疗和评估预后。牛津郡社区卒中研究分型临床分型标准如下。

1.全前循环梗死

全前循环梗死表现为三联征,即完全大脑中动脉综合征的表现:大脑较高级神经活动障碍;同向偏盲;偏身运动和/或感觉障碍。多为大脑中动脉近段主干,少数为颈内动脉虹吸段闭塞引起的大片脑梗死。

2.部分前循环梗死

部分前循环梗死有以上三联征中的 2 个,或只有高级神经活动障碍,或感觉运动缺损较全前循环梗死局限。提示大脑中动脉远段主干、各级分支或大脑前动脉及分支闭塞引起的中、小梗死。

3.后循环梗死

后循环梗死表现为各种程度的椎-基底动脉综合征,为椎-基底动脉及分支闭塞引起的大小不等的脑干、小脑梗死。

4.腔隙性梗死

腔隙性梗死表现为腔隙综合征,大多是基底节或脑桥小穿通支病变引起的小腔隙灶。

(三)CT分型

脑梗死按解剖部位分为大脑梗死、小脑梗死和脑干梗死。其中大脑梗死又可分为大梗死(超过1个脑叶,50 mm以上)、中梗死(<1个脑叶,31～50 mm)、小梗死(16～30 mm)、腔隙性梗死(15 mm以下)。

四、中医对脑梗死的认识

脑梗死属中医"中风"范畴,对于"中风",历代医家论述颇多。"中风"这一病名最早出现在中医四大经典之一《伤寒杂病论》之中,"中""风"两字体现了中风病的发病特点——感风而卒中,所以中风病最主要之病机便为"风",以猝然昏仆,不省人事,伴有口眼㖞斜,言语謇涩,偏瘫、偏身感觉障碍,或不经昏仆而仅以㖞僻不遂等为主要表现。情志过激尤其平素忧郁恼怒,情志不畅,肝气郁结,久郁化火,导致肝阳上亢引动心火,或突然暴怒气血上逆脑窍可致中风,如《素问·生气通天论》云:"大怒则形气绝,而血菀于上,使人薄厥。"正虚可致中风,《金匮要略·中风历节病脉证并治》云:"浮者血虚,络脉空虚,贼邪不泻。"认为发病是由于"内虚邪中",即气血不足,外风入侵,气血痹阻或外风引动痰浊,经络痹阻而中风;清代叶天士《临证指南医案·中风》中提出"精血衰耗,水不涵木……肝阳偏亢,内风时起"的理论,即素体肝肾阴虚,肾精亏虚,风火易炽,肝阳偏亢,易于化火生风,而致中风。

第二节　病因病机

一、血浊

(一)血浊是脑梗死的核心环节

血浊理论指出,血浊的产生有内外二因,外为六淫或污染、秽浊之气侵袭,内为七情、饮食、劳逸所伤,内外因相合引起机体脏腑经络功能紊乱,气血失调,阴阳平衡破坏而产生血浊。脑梗死从病理性质属本虚标实,而此病理变化正是促使血浊产生的根本因素。虚者多为气虚、阴虚或两者兼而有之,气虚则气失却推动血液的动力,致血液循行乏力而成血浊;阴虚则不能滋养血液,血液生化不利则会致血质失常,兼之阴虚易化内热,进一步可煎灼血液而致血浊产生。标实则多为风、火、痰、瘀,风则既有外风又有内风,而外风需引动内风才致病,肝风内动则气血逆乱也可使血之正常循行紊乱而致血浊;痰邪为病,阻碍经脉气血运行,阻滞气机升降出入,浊气蓄积入血而致血浊内生,且痰性黏滞与血浊胶结难分,既可致血液循行失常,又可致血液失却清澈而发血浊;火性燔灼炎上,伤津耗气,生风动血,易煎津成痰,可致多种病理因素共同出现,壅腐气血,灼伤血脉,血液之正常循行受阻而致血浊;瘀则多由素体脾虚,运化不利而生痰湿,气虚血行不畅,瘀血停滞,而致血液黏稠,血流缓慢而生血浊。血浊既生,血液失却其清纯冲和之气,污浊之邪随血于脉中周行,浊血久行脑脉,长期浸淫不得清化,沉积血脉而致血脉壅阻,血行滞涩,浊邪内阻,又扰乱脏腑气机,易上袭脑神,伤及五脏,与其他致病因素相互胶结,或并走于上,或淤阻脉络致脑为浊污,血不养脑而发中风。总之,血浊既是一种病理产物,又是一种新的致病因素,是脑梗死的核心环节。

(二)血浊是脑梗死的病理生理基础

脑梗死包含很多不同病因的疾病和临床综合征。西医学研究表明,脑动脉硬化是脑梗死的重要病因和病理基础。血流动力学因素是动脉粥样硬化产生的基本原因,一定血脂水平是动脉粥样硬化发生的必要条件,高血压是动脉粥样硬化的主要病因。面对脑梗死复杂的因果网络关系,直线因果医学观显得无能为力。但仅仅满足于多因素、复杂性病因理论,不再深入研究具体的、每一种类型的脑梗死的具体病因,会削弱临床医师对有针对性地防治具体病因的重视和努力。

中西医结合工作者根据脑梗死的发病特点,对血瘀给予了极大的关注,将血栓形成的三大因素(血管壁、血流、血液构成)的改变均归于血瘀,甚至把近年来缺血性脑损害引发的钙超载、兴奋性氨基酸神经毒性、自由基与再灌注损伤、磷脂膜降解和脂类介质的毒性作用等,也以血瘀解释。在脑梗死治疗中,活血化瘀方法已得广泛应用,但现实效果仍然不尽人意。

根据中医方从法立、法从证出、审因论治的原则,疗效突破的关键是对疾病病因病机的客观把握和认识。虽然血瘀学说的临床价值已被证实,但血瘀阶段却是脑梗死的治疗困难时期,是多种病因的终极归宿。因此,脑病的病机主要是脑浊不清、脑痿髓空、脑络瘀阻,以及脑病及脏、脏病及脑,其中,血浊是脑病的病理枢纽。

血是构成人体和维持人体生命活动的基本物质之一。血液循环于脉管中，充盈血脉，濡养、滋润全身脏腑组织，抵御外邪，为精神情志活动提供重要物质基础。各种污染由口鼻而入，积滞血中，沉淀日久，而致血浊；精神紧张，情志刺激，可致气机郁滞，血行不畅，日久亦可积淀为浊；饮食不节或过食膏粱厚味，损伤脾胃，运化失司，脂浊留血，更可致血浊。血浊既生，血失清纯，血浊污脑，可致脑浊不清、脑络不通等病理变化。

在脑梗死的发生发展过程中，血浊蓄积也是动态变化的。众所周知，风、火、痰、虚、瘀内生诸邪不仅可导致中风发生，而且存在于中风的各个阶段，不断推动疾病的转化。在这一过程中的不同时期，血浊伴随始终，不仅参与卒中的发生，而且还与其他病邪夹杂而影响卒中的发展和预后。血浊的存在，导致卒中患者体内相关物质基础随病情而发生动态变化。这些物质基础基本涵括了与卒中有关的高血脂、高尿酸血症、高血糖、血小板聚集、能量代谢障碍等一系列缺血性代谢紊乱连锁反应，以及即早基因、热休克蛋白等多个层面组成的信息网络的异常变化。

（三）血浊是脑梗死的高危状态

血浊既是病理产物，又是脑梗死的致病因素。血浊产生后，和痰瘀互相胶结影响，阻滞津液的正常运行，使之停聚生痰；痰邪又可加重浊邪沉积，并可酿生浊邪，加重血浊；血浊日久，不能清除，又致血行涩滞，血中有形成分结聚黏附，终致血行瘀滞。说明血浊者气涩，气涩则血涩，血涩则渐成血瘀。血瘀亦可加重浊邪沉积，瘀滞日久又可酿生浊邪，加重血浊。痰、瘀、浊相兼为病，致使病情愈加复杂，胶着难治。可见，血浊、血涩、血瘀是一个逐渐发展演变的过程，血浊是血瘀的前期阶段，是脑梗死的高危状态。

（四）血浊是脑梗死的可预测阶段

血浊成于脾，总统于心，血量受肝调节。其循行内而脏腑，外而肢节，无处不到。故人身各处，凡脏腑、头面、胸腹、四肢百骸，均可因血浊而导致各种疾病发生。形成血浊后，会出现相应的临床表现，可据此辨证，确定病位。血又是神志活动的物质基础，气血充盈，血运正常，才能神志清晰，精力充沛。血液一旦发生病变，则藏神功能异常而出现善忘、头晕等临床表现。正如《医林绳墨》所说："血乱而神即失常也。"所以，血浊阶段是可以预测的。准确辨知血浊并进行治疗，可以有效阻断脑梗死的进一步演变，逆转脑梗死的进程，进而提高脑梗死临床疗效。

综上所述,血浊是脑梗死的重要病因病机,血浊蓄积污脑的发病学说阐释了卒中发生发展的全过程。

二、风痰瘀血,痹阻脉络

年老体衰或劳倦内伤或饮食不节,致使脏腑功能失调,内生痰浊瘀血,适逢肝风上窜之势,风痰相搏,上壅脑脉;或外风引动内风,皆使风挟痰瘀,窜犯经络,气血痹阻,留置于虚损之脑脉,故见半身不遂,口舌㖞斜,舌强语謇,偏身麻木。

三、肝肾阴虚,风痰火亢

由于肝肾阴虚,肝阳偏亢,阳亢于上,阴亏于下,故平素常见头晕头痛,腰膝酸软,甚则偏身麻木,心烦易怒。若遇诱因触动,使肝阳暴张,内风动越,风火内窜经络,气血逆乱,可见半身不遂,口舌㖞斜,语言謇涩,甚则失语。

四、痰热腑实,浊毒内生

饮食不节,嗜好膏粱厚味及烟酒之类,易致脾胃受伤,运化失司,痰浊内生;若遇阳盛之体,则痰热互结,腑气雍结,内生浊毒,挟风阳之邪上扰清窍,神机失灵而突发半身不遂、口舌㖞斜,言謇失语;痰滞中焦,腑气不通,则脘腹胀满,大便秘结。

五、肝肾阴虚,阴虚风动

由于肝肾阴虚,阴不制阳,阳亢风动,气血逆乱,上犯脑脉,则见半身不遂,口舌㖞斜,五心烦热,头晕健忘等。

六、肝阳偏亢,风火上扰

平素肝旺易怒,或肝肾阴虚、肝阳偏亢,又因情志相激,肝失条达,气机不畅,气郁化火,更助阳亢化风,风火相煽,冲逆犯脑,清窍闭塞发为中脏腑症,故见神志迷蒙,或神昏,半身不遂,颈项强直。

七、痰湿蒙神,发为闭证

患者素体阳虚,痰湿内蕴,或饮食伤脾,脾失健运,痰湿内生,当肝风内动之时,痰湿借风阳上逆之势,闭塞清窍发为阴闭,而见神昏,静而不烦,肢冷偏瘫。若痰湿久郁化热,痰热内闭清窍,又可转化为阳闭。若湿浊内盛日久,阳气衰微,元气败脱又可化生脱证。

本病的病机特点是本虚标实,肝肾阴虚,气血亏虚为致病之本,风、火、痰、气、瘀为发病之标。二者可以相互因果,相互转化。中风病机转化取决于风、火、痰、瘀等病邪与人体正气的盛衰。近年来青中壮年人的发病逐年增加,主要是由于饮食、情志、起居、烟酒等不良嗜好导致人体内气血津液的运行输布的功能紊乱,出现痰、火、风、瘀等邪实,随着病情的发展,邪实的积聚,主要表现为肝阳上亢,阳亢风动,心肝火旺或体内气血津液紊乱,发生突变,即发为中风。而年老之人则为本虚,无以推动气血津液的运行,从而形成风、痰、瘀等病邪,导致脑脉不畅,脑髓失养。此外,中风初期时,热象并不明显,但内风煽动,痰浊、瘀血内蕴,阳气郁积,多有化热之势,若内热炽盛,不但灼伤正气,还能炼液成痰,甚则化风迫血,加重气血上冲之势。

第三节　诊断与鉴别诊断

一、诊断

大部分脑梗死患者静态下急性起病,动态起病者以心源性脑梗死多见,部分病例在发病前可有短暂性脑缺血发作,如短暂的肢体麻木、无力等。病情一般在数小时或数天内达到高峰,也可能症状进行性加重或病情波动。

(一)症状

脑梗死的临床症状取决于病变部位、大小、血栓形成速度、侧支循环建立情况等。根据闭塞血管不同,可致多种临床综合征。

1.大脑中动脉闭塞综合征

在缺血性脑血管病中,大脑中动脉病变最多见,不同部位的闭塞呈现的临床症状差异较大。大脑中动脉上侧皮质支损害时,出现对侧面部、手和臂的偏瘫及相应的偏身感觉缺失,但不伴有同向偏盲。如损伤优势半球,可以出现 Broca 失语。单纯大脑中动脉下侧皮质支病变可导致对侧同向偏盲。大脑中动脉分叉处闭塞时临床症状较重,多合并上、下侧皮质支综合征。大脑中动脉主干(发出豆状核纹状动脉前)损害时,临床表现为整个大脑中动脉供血区障碍,对侧肢体瘫痪和感觉缺失,因内囊受损,故上、下肢体损伤程度相似。

2.大脑前动脉闭塞综合征

该综合征出现对侧小腿瘫痪和感觉缺失、因反射性排尿抑制损害引起急迫性排尿,临床上此综合征不常见。

3.大脑后动脉综合征

主干闭塞引起对侧同向偏盲,上部视野损伤较重。中脑水平大脑后动脉起始处闭塞,可见垂直性凝视麻痹、动眼神经麻痹、核间性眼肌麻痹、眼球垂直性歪扭斜视。

4.颈内动脉闭塞综合征

颈内动脉闭塞综合征临床症状差异颇大,取决于侧支循环,侧支循环多是缓慢进展的动脉阻塞的代偿结果。颈内动脉闭塞可以无症状,而有症状时表现恶性大脑中动脉综合征。

5.椎-基底动脉闭塞综合征

椎-基底动脉闭塞往往是较重的缺血性脑血管事件,随时有死亡可能,影像学表现为脑干梗死、小脑梗死、丘脑及枕叶等一个或多个部位的梗死,临床上常表现为眩晕、呕吐、四肢瘫、共济失调、昏迷等。因累及的部位不同可呈现多种综合征,如 Weber 综合征(动眼神经交叉瘫)、Benedit 综合征(同侧动眼神经瘫、对侧不自主运动)、Millard-Gubler 综合征(外展及面神经交叉瘫)等。

6.小脑后下动脉闭塞综合征

小脑后下动脉闭塞综合征又称延髓背外侧综合征,为脑干梗死的常见类型。典型症状表现为眩晕、呕吐、眼球震颤、交叉性感觉障碍、同侧 Horner 征、饮水呛咳、吞咽困难、同侧小脑共济失调等。

(二)体征

与脑血管供血区的神经系统功能缺损相关,如出现眼球运动障碍、肢体瘫痪、感觉异常、步态/肢体共济失调、构音/吞咽障碍、视野缺损、声嘶、Horner 综合征等。

(三)辅助检查

1.血液检查

血小板、凝血功能、血糖等。有条件的医院可以进行血浆同型半胱氨酸等检查。

2.影像学检查

(1)头颅 CT 检查:头颅 CT 检查应常规进行,对于脑梗死和脑出血的鉴别有重要价值。但是对于超早期(发病6小时以内)缺血性病变和皮质或皮质下小的梗死灶不敏感,不能显示脑干和小脑较小梗死灶。多数病例在发病24小时后逐渐显影,大面积脑梗死可以较早显示病灶。主要表现为低密度灶,大面积梗死可以伴有脑水肿和占位效应,出血性梗死呈现混杂密度。超早期阶段可以有微小改变,如大脑中动脉高密度征、皮质边缘(尤其岛叶)及豆状核区灰白质分界不清、脑沟消失等。

(2)头颅 MRI 检查:可以清晰地显示早期缺血性梗死灶,对脑干和小脑梗死显示清楚,主要表现为 T_1 低信号、T_2 高信号病灶,出血性梗死显示其中混杂 T_1 高信号。对于超早期脑梗死和脑出血则难以鉴别。弥散加权成像在发病2小时即可显示病变,对早期梗死敏感,为早期治疗提供重要信息。灌注加权成像显示的病灶区域较弥散加权范围大,目前认为弥散-灌注不匹配区域为半暗带,为溶栓治疗提供信息。

(3)经颅彩色多普勒超声检查:有利于判断颅内外血管狭窄、闭塞和侧支循环建立程度。

(4)血管造影:磁共振血管成像、CT 血管成像等属于无创检查,可以了解血管情况及疗效等。数字减影血管造影在进行血管内介入治疗、动脉溶栓时有意义,但有一定的风险。

(5)其他:正电子发射断层扫描、单光子发射计算机断层扫描等在有条件的单位用于临床研究。

二、鉴别诊断

(一)脑出血

活动中起病,病情进展快,常有高血压史,头颅 CT 可资鉴别。

(二)颅内占位性病变

颅内肿瘤、硬膜下血肿和脑脓肿可表现为卒中样发作,出现偏瘫等局灶性体征,颅内压增高征象不明显时易和脑梗死混淆,需提高警惕,CT 或 MRI 检查可予鉴别。

(三)短暂性脑缺血发作

短暂性脑缺血发作的早期临床表现可以和脑梗死完全一样,但发作多持续数分钟,通常在30分钟内完全恢复,CT 或 MRI 不会出现责任病灶。

第四节 治 疗

一、治疗原则

在急性脑梗死未发阶段,浊已侵血,阻血循行,扰乱神明,可发为中风先兆,此时应用清化血浊法可起到截断病情发展之作用,使浊血得化,清血得通,逆转脉道紊乱,以奏防止脑梗死发生之效。而当脑梗死已发之时,浊血阻脉,脑络不通,应清血中之浊,护未阻之脉,使血行通畅,清净之血可以濡养脑府,重视患者预后,避免进一步加重病情。此时病理过程复杂多变,本虚标实杂为一体,而以血浊为之枢纽。故无论预防脑梗死之发生,又或对于控制病情之发展,清化血浊法均应贯穿脑梗死的防治始终。治疗血浊的基本方剂是化浊行血汤,前文已有叙述,此不再赘述。在清化血浊的基础上,对于个人证候的偏颇不同,做加减调整,比如偏于气滞者,方中加入郁金、香附理气行滞;偏于痰浊者可加用草果、厚朴、半夏、白芥子等燥湿化痰,也可参照援药理论,对应平时有高血压的患者,在中风的恢复期相应添加黄芩、牛膝、桑寄生、炒杜仲、罗布麻、夏枯草调节血压;如果平素有高血糖,可以加用黄连、黄芩、地骨皮、知母;或者可配伍泽泻,以改善血脂代谢异常。

除此之外,治疗挽救缺血半暗带,避免或减轻原发性脑损伤是脑梗死治疗的最根本目标。"时间就是大脑",对有指征的患者,应力争尽早实施再灌注治疗。根据患者发病时间、病因、发病机制、卒中类型、病情严重程度、伴发的基础疾病、脑血流储备功能和侧支循环状态等具体情况,制定适合患者的最佳个体化治疗方案。

二、中医治疗

(一)辨证论治

1.中经络

(1)风痰阻络证。①症状:突然偏身麻木,肌肤不仁,口舌㖞斜,言语不利,甚则半身不遂,舌强言謇或不语,头晕目眩,痰多而黏,舌质黯淡,舌苔白腻,脉弦滑等。②治法:息风化痰,活血通络。③方药:半夏白术天麻汤合桃仁红花煎加减。④加减:便秘者加大黄、黄芩、栀子清热通便,或合星蒌承气汤加减;烦躁不安,失眠,口干,加生地黄、沙参、夜交藤养阴安神;若痰涎壅盛,口㖞不语,半身不遂,用真方白丸子以化痰通络。

（2）风阳上扰证。①症状：半身不遂，肌肤不仁，口舌㖞斜，言语謇涩，或舌强不语。平素急躁易怒，头痛，眩晕耳鸣，面红目赤，口苦咽干，尿赤，便干。舌质红或红绛，苔薄黄，脉弦有力。②治法：清肝泻火，息风潜阳。③方药：天麻钩藤饮。④加减：若头痛较重，加羚羊角、夏枯草以清肝息风；急躁易怒明显，加牡丹皮、生白芍清泻肝火；便秘不通，加生大黄、玄参清热通便；下肢重滞，加杜仲、寄生补益肝肾；夹有痰浊，胸闷，恶心，苔腻，加胆南星、郁金。

（3）阴虚风动证。①症状：半身不遂，一侧手足沉重麻木，口舌㖞斜，舌强语謇。平素头晕头痛，耳鸣目眩，双目干涩，腰酸腿软，急躁易怒，少眠多梦。舌质红绛或暗红，苔少或无，脉细弦或细弦数。②治法：滋养肝肾，潜阳息风。③方药：镇肝息风汤。④加减：若痰盛者，去龟甲，加胆南星、竹沥以清热化痰；心烦失眠者，加黄连、莲子心、栀子、首乌藤清热除烦；头痛重者，加生石决明、珍珠母、夏枯草、川芎镇肝止痛，或加地龙、全蝎以通窍活络。

2.中脏腑

（1）闭证。①痰热腑实证。a.症状：平素头痛眩晕，心烦易怒。突然发病，半身不遂，口舌㖞斜，舌强语謇或不语，神志欠清或昏糊，肢体强急，痰多而黏，伴腹胀，便秘，舌质暗红，或有瘀点瘀斑，苔黄腻，脉弦滑或弦涩。b.治法：通腑泄热，息风化痰。c.方药：桃仁承气汤。d.加减：若头痛，眩晕严重者，加钩藤、菊花、珍珠母平肝降逆；烦躁不安，彻夜不眠，口干，舌红，加生地黄、沙参、夜交藤养阴安神。②痰火瘀闭证。a.症状：突然昏仆，不省人事，牙关紧闭，口噤不开，两手握固，大小便闭，肢体强痉，面赤身热，气粗口臭，躁扰不宁，苔黄腻，脉弦滑而数。b.治法：息风清火，豁痰开窍。c.方药：羚角钩藤汤，另服至宝丹或安宫牛黄丸以清心开窍。d.加减：若痰热阻于气道，喉间痰鸣辘辘，服竹沥水、猴枣散以豁痰镇惊；肝火旺盛，面红目赤，脉弦劲有力，加龙胆草、山栀、夏枯草、代赭石、磁石等清肝镇摄之品；腑实热结，腹胀便秘，苔黄厚，加生大黄、桃仁、赤芍、元明粉、枳实；痰热伤津，舌质干红，苔黄糙者，加沙参、麦冬、石斛、生地黄。③痰浊瘀闭证。a.症状：突然昏仆，不省人事，牙关紧闭，口噤不开，两手握固，肢体强痉，大小便闭，面白唇暗，静卧不烦，四肢不温，痰涎壅盛，苔白腻，脉沉滑缓。b.治法：化痰息风，宣郁开窍。c.方药：涤痰汤，另用苏合香丸宣郁开窍。d.加减：若动风者，加天麻、钩藤以平息内风；有化热之象者，加黄芩、黄连、丹参。见戴阳证者，属病情恶化，急进参附汤、白通加猪胆汁汤救治。

（2）脱证。①症状：突然昏仆，不省人事，目合口张，肢体软瘫，鼻鼾息微，肢冷汗多，大小便自遗，舌质痿，脉细弱或脉微欲绝。②治法：回阳救逆，益气固脱。③方药：参附汤合生脉散加减。④加减：若汗出不止者，加炙黄芪、生龙骨、煅牡蛎益气收敛固涩;舌干,脉微者,加玉竹、黄精以救阴护津。面赤足冷,虚烦不安,脉极弱或突然脉大无根,是由于真阴亏损,阳无所附,而出现虚阳上浮欲脱之证,用地黄饮子,或参附注射液或生脉注射液静脉滴注。

（二）针灸治疗

1.中经络

(1)治则:醒神开窍,疏通经络。

(2)主穴:百会、人中、内关、极泉、尺泽、足三里。

(3)配穴:肝阳上亢者选太冲、太溪、百会;痰热腑实者选曲池、内庭、丰隆;风痰阻络者选丰隆、合谷;气虚血瘀者选气海、三阴交;口歪者选颊车、地仓;上肢不利者选肩髃、合谷;下肢不利者选环跳、阳陵泉;尿失禁者选关元、阴陵泉、三阴交。

2.中脏腑

(1)治则:醒神开窍,启闭固脱。

(2)主穴:百会、人中、内关。

(3)配穴:①闭证选十二井穴(放血)、合谷、太冲;②脱证选关元(灸)、气海、神阙(隔盐灸)。

三、西医治疗

（一）一般处理

1.呼吸与吸氧

必要时吸氧,应维持氧饱和度＞94％。气道功能严重障碍者应给予气道支持(气管插管或切开)及辅助呼吸。无低氧血症的患者不需常规吸氧。

2.心脏监测与心脏病变处理

脑梗死后24小时内应常规进行心电图检查,根据病情,有条件时进行持续心电监护24小时或以上,以便早期发现阵发性心房颤动或严重心律失常等心脏病变;避免或慎用增加心脏负担的药物。

3.体温控制

对体温升高的患者应寻找和处理发热原因,如存在感染应给予抗感染治疗;对体温＞38 ℃的患者应给予退热措施。

4.血压控制

(1)高血压:约70％的缺血性脑卒中患者急性期出现血压升高,原因主要包括病前存在高血压、疼痛、恶心呕吐、颅内压增高、意识模糊、焦虑、脑卒中后应激状态等。多数患者在脑卒中后24小时内血压自发降低。病情稳定而无颅内高压或其他严重并发症的患者,24 小时后血压水平基本可反映其病前水平。

(2)脑卒中后低血压:脑卒中后低血压很少见,原因有主动脉夹层、血容量减少以及心排血量减少等。应积极查明原因,给予相应处理。

5.血糖

(1)高血糖:约 40% 的患者存在脑卒中后高血糖,对预后不利。

(2)低血糖:脑卒中后低血糖发生率较低,尽管缺乏对其处理的临床试验,但因低血糖直接导致脑缺血损伤并加重水肿而对预后不利,故应尽快纠正。

(二)特殊治疗

1.静脉溶栓

静脉溶栓治疗是目前最主要的恢复血流的措施,药物包括重组组织型纤溶酶原激活剂(阿替普酶)、尿激酶和替耐普酶。阿替普酶和尿激酶是我国目前使用的主要溶栓药,现认为有效抢救缺血半暗带组织的时间窗为 4.5 小时内或 6.0 小时内。

2.血管内介入治疗

血管内介入治疗包括血管内机械取栓、动脉溶栓、血管成形术。

(1)血管内机械取栓:血管内机械取栓是近年急性缺血性脑卒中治疗最重要的进展,可显著改善急性大动脉闭塞导致的缺血性脑卒中患者的预后。

(2)动脉溶栓:动脉溶栓使溶栓药物直接到达血栓局部,理论上血管再通率应高于静脉溶栓,且出血风险降低。然而其益处可能被溶栓启动时间的延迟所抵消。由于缺乏充分的证据证实动脉溶栓的获益,因此,目前一线的血管内治疗是应用血管内机械取栓治疗,而不是动脉溶栓。

(3)血管成形术(急诊颈动脉内膜切除术/颈动脉支架置入术):急诊颈动脉内膜切除术或颈动脉支架置入术治疗症状性颈动脉狭窄,有助于改善脑血流灌注,但临床安全性与有效性尚不明确。对于神经功能状态不稳定的患者(例如进展性脑卒中),急诊颈动脉内膜切除术的疗效尚不明确。对经过评估、存在缺血性半暗带(临床或脑部影像显示脑梗死核心小、缺血低灌注脑组织范围大)的患者行颈动脉内膜切除术的疗效尚未确定,应根据个体情况决定。

3.药物治疗

(1)抗血小板:①对于不符合静脉溶栓或血管内取栓适应证且无禁忌证的缺血性脑卒中患者应在发病后尽早给予每天口服阿司匹林 150～300 mg 治疗。急性期后可改为预防剂量(每天 50～300 mg)。②溶栓治疗者,阿司匹林等抗血小板药物应在溶栓 24 小时后开始使用,如果患者有在其他特殊情况(如合并疾病),在评估获益大于风险后可以考虑在阿替普酶静脉溶栓 24 小时内使用抗血小板药物。③对不能耐受阿司匹林者,可考虑选用氯吡格雷等抗血小板治疗。④对于未接受静脉溶栓治疗的轻型卒中患者,在发病 24 小时内应尽早启动双重抗血小板治疗(阿司匹林和氯吡格雷)并维持 21 天,有益于降低发病 90 天内的卒中复发风险,但应密切观察出血风险。

(2)抗凝:①对大多数急性缺血性脑卒中患者,不推荐无选择地早期进行抗凝治疗。②对少数特殊急性缺血性脑卒中患者(如放置心脏机械瓣膜)是否进行抗凝治疗,需综合评估(如病灶大小、血压控制、肝肾功能等),如出血风险较小,致残性脑栓塞风险高,可在充分沟通后谨慎选择使用。③特殊情况下溶栓后还需抗凝治疗患者,应在 24 小时后使用抗凝剂。④阿加曲班与肝素相比具有直接抑制血块中的凝血酶、起效较快、作用时间短、出血倾向小、无免疫原性等潜在优点。

(3)降纤:脑梗死急性期血浆纤维蛋白原和血液黏滞度增高,降纤制剂可显著降低血浆纤维蛋白原,并有轻度溶栓和抑制血栓形成作用。①降纤酶:国产降纤酶可改善神经功能,降低卒中复发率,发病 6 小时内效果更显著,但纤维蛋白原降至 7.2 mmol/L 以下时增加了出血倾向。②巴曲酶:巴曲酶治疗急性脑梗死有效,不良反应轻,但应注意出血倾向。

(4)扩容:①对大多数脑梗死患者,不推荐扩容治疗。②对于低血压或脑血流低灌注所致的急性脑梗死如分水岭梗死可考虑扩容治疗,但应注意可能加重脑水肿、心功能衰竭等并发症,对有严重脑水肿及心功能衰竭的患者不推荐使用扩容治疗。

(5)扩张血管:对大多数缺血性脑卒中患者不推荐扩血管治疗。

(6)他汀药物:发病后应尽早对动脉粥样硬化性脑梗死患者使用他汀药物开展二级预防,他汀药物的种类及治疗强度需个体化决定。

(7)神经保护:依达拉奉是一种抗氧化剂和自由基清除剂,能改善急性脑梗死的功能结局并安全,还可改善接受阿替普酶静脉溶栓患者的早期神经功能。胞磷胆碱及吡拉西坦缺乏高质量临床证据,临床获益有限。

(三)外科治疗

幕上大面积脑梗死有严重脑水肿、占位效应和脑疝形成征象者,可行开颅减压术;小脑梗死使脑干受压导致病情恶化的患者通过抽吸梗死小脑组织和后颅窝减压术可以挽救生命。

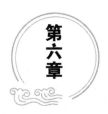

血浊与血管性痴呆

第一节 概 述

一、定义

血管性痴呆是主要发生在脑血管疾病基础上的以记忆、认知功能缺损，或伴有视空间技能和情感人格障碍的疾病，属于血管性认知损害中较重的群体。血管性痴呆是继阿尔茨海默病之后最常见痴呆原因，动脉粥样硬化是主要病因，脑血管狭窄、梗死、灌注不足或脑出血等原因造成智能相关部位脑组织缺血变性为主要发病机制。在 60 岁以上人群中，血管性痴呆患病率为 1.26％～2.40％，占所有痴呆病因的 12％～20％。血管性痴呆患者常有高血压、糖尿病、心脏疾病、心房颤动、血脂异常，以及有吸烟、饮酒等不良生活方式，即所谓卒中痴呆相关危险因素导致脑动脉硬化或狭窄。血管性痴呆患者比正常老年人死亡率高，并随痴呆的严重程度呈递增趋势。从病史和临床特征来看，血管性痴呆大体可分为两大类，一类是急性或亚急性发病，通常有明确的卒中史；另一类是渐进或隐袭起病，通常无明确的卒中史，后者占 36％～67％。

二、分类

(一)多梗死性痴呆

多梗死性痴呆一般有反复发作的动脉硬化、缺血性脑血管事件等病史，病变累及基底节区、大脑皮质及皮质下等区域，由多发的梗死灶最终导致严重的认知功能障碍。其典型的临床表现为一侧的运动感觉障碍，失语、失认、失用、视空间或结构障碍等。突然发病，也可隐匿，常呈阶梯式发展。早期可表现为轻度的记忆力、执行能力的下降,如缺乏主动性、目标性、计划性、抽象思维能力差及组织能力减退等。

(二)单一脑梗死引起的痴呆

引起痴呆的梗死部位常位于大脑前动脉、大脑中动脉、大脑后动脉、角回、丘脑穿通动脉、双侧颈内动脉等部位。其中丘脑性痴呆临床表现以精神症状为主,如迟钝、嗜睡、遗忘、情绪异常等。角回梗死常伴急性发作的记忆丧失、言语困难、视空间定向障碍等。

(三)小血管病变引起的痴呆

小血管病变引起的痴呆包括 Binswanger 病、多发腔隙性脑梗死等引起的痴呆。Binswanger 型痴呆多隐匿起病,发病缓慢,病情相对稳定,肢体运动功能障碍一般比较轻微,认知功能障碍呈慢性进行性或阶段性发展,也可因急性卒中发作而使病情迅速加重。多发腔隙性脑梗死性痴呆临床上主要表现为注意力不集中、精神运动迟缓、精神萎靡、犹豫不决等症状。

(四)出血性痴呆

出血性痴呆是指脑出血后所导致的痴呆,包括了蛛网膜下腔出血、慢性硬膜下血肿、血管瘤、血管炎及高血压性血管病变引起的脑血管破裂等。病情往往较重,有急性脑出血的病史,依损伤部位有明显的定位体征。

(五)低灌流性痴呆

低灌流性痴呆一般由于急性的血流动力学改变所致的分水岭脑梗死导致,包括低血压、脱水及心脏停搏等,临床表现依损及的脑区而异,一般双侧病变症状较为严重,可表现为意识障碍等。

三、分期

(一)平台期

病情相对稳定,无明显波动。多见于发病早期,此期部分轻度患者未给予重视或治疗。

(二)波动期

感冒、感染及情绪波动常为诱因,在近期内(数天至数周)出现血管性痴呆原有症状(核心或周边症状)时有加重,与平台期比病情明显不稳定,呈波动状态。

(三)下滑期

血管性痴呆症状明显加重,呈急性下滑趋势,也可见渐进缓慢持续下滑。

四、中医对血管性痴呆的认识

中医学典籍中没有血管性痴呆这一疾病对应的病名,但是无论在古代医案还是文献记载中早已有了一定数量的文字记载,且结合目前其种种临床表现,将其归纳在"痴呆"这一范畴中。"痴呆"作为中医名词首见于汉代《华佗神医秘传·华佗治痴呆神方》,古籍记载中认为其病多由情志刺激产生。《景岳全书》中记载:"痴呆证,凡平素无痰……或以惊恐,而渐至痴呆。"首次提出了"痴呆"病名,初步提出了本病的病因病机。清代的陈士铎在《辨证录》中提出了"呆病门"这一说法。赵学敏在《串雅内编》中进一步描述了痴呆的症状及病因病机。

关于本病的病因病机及发生发展,历代医家的论述观点颇多。早在《黄帝内经》时代就有"髓海不足"的说法。如王清任在《医林改错》中提出"高年无记性者脑髓渐空"的说法,认为老年人脏腑虚衰致神机失用,清气不升致脑髓失养。《医学心悟》云:"肾主智,肾虚则智不足。"肾藏精,主蛰封藏。肾气促进机体的生长发育和生殖机能,表明肾气的虚弱与否与痴呆联系密切。隋代巢元方在其《诸病源候论》中提道:"多忘者,心虚也。"孙思邈在《备急千金要方》中提道:"愁忧思虑则伤心,心伤则喜忘"。心藏神,主神志,心血充足则养神宁心,心神清明,则能驭气调控心血巡行,濡养全身。心气虚则血液运行不畅,心神失于灵敏,令人思虑过度健忘失聪,进一步导致痴呆。《素问·四时刺逆从论》云:"秋刺经脉,血气上逆,令人善忘。"提出气血逆乱,上扰清窍,导致神明失养,进一步发展到痴呆。《素问·四时刺逆从论》:"冬刺肌肉,阳气竭绝,令人善忘。"表明天气、四季等外部因素会导致机体阳气不足,清气不升影响脑窍,进而使人善忘,加大发展成痴呆的概率。

第二节　病　因　病　机

一、肾精亏虚

肾精亏虚是血管性痴呆发生的始动因素。《灵枢·经脉》云:"人始生,先成精,精成而脑髓生。"明代张景岳在其《类经》明确提出"精藏于肾,肾通于脑。脑者阴也,髓者骨之充也,诸髓皆属于脑,故精成而后脑髓生"的观点,精髓互为充养。脑主神明,主一身情志活动,髓寓元神,脑寓神机于周身,而脑神的产生赖于脑髓充养,脑髓根植于肾精。头为"诸阳之会""清阳之府"。《素问·金匮真言论》曰:"腹为阴,阴中之阴,肾也。"脑肾一上一下,通过经络相互联通。《难经·二十八难》曰:"督脉者,起于下极之输,并于脊里,上至风府,入属于脑"。《灵枢·经脉》言:"膀胱足太阳之脉,起于目内眦,上额交巅;其支者,从巅至耳上角;其直者,从巅入络脑,还出别下项。"脑为奇恒之腑,没有单独经脉络属,膀胱经络肾属膀胱,肾经与脑的生理功能密切相关,脑肾阴阳互济。《素灵微蕴·藏象解》言:"盖阴以吸阳,故神不上脱;阳以煦阴,故精不下流。故阳自至阴之位而升之,使阴不下走;阴自至阳之位而降之,使阳不上越。上下相包,阴平阳秘,是以难老。"由此可见,肾脑两者经络相属、精髓互充、阴阳互济,在生理病理上密切相关。

痴呆的中医学病因病机较为复杂,根本在于"髓减脑消、神机失用",若肾气肾精充足,则生髓功能旺盛、脑旺髓充得养,神机聪灵敏慧;若肾精亏虚,生髓不足,局部气血失去畅达流通之性,脑窍失养,神识呆滞,发为痴呆,正如王清任在《医林改错·脑髓说》中所载"年高肾虚,髓海空虚,发为呆病"。

血管性痴呆为中风以后罹患的主要后遗症之一,肾精肾气亏虚是其主要病机,《医方集解·补养之剂》明确指出"肾精不足则志气衰,不能上通于心,则迷惑健忘也。"故历来诸多医家在痴呆的治疗上注意补益肾精肾气。

二、血浊内阻

当血液受到诸多病理因素的干扰与影响,循行失去流畅,从而运行芜杂;或是其构成物质成分变化,失却清纯之性,即为"血浊",血浊既是一种病理物质,同时也是病理状态,血浊可致脏腑气血运行阻滞,影响经络肢窍的濡养。《灵枢·逆顺肥瘦》篇言:"气涩血浊,深而留之;血浊气涩,疾泻之,则经可通也。"即是关于血浊理论的最早阐发,情志因素、环境污染和不良生活习惯已经成为现代疾病的主要致病因素。血浊作为致病因素,又可导致新的病理物质产生,机体气血受到血浊的干扰,往往变生诸症,新生的病理物质与血浊一起,影响机体气血流通,并直接侵损脏腑,导致脏腑功能病变。

肾为后天之本,主元阴元阳的生成,脑髓由肾精肾气化生,肾精充足,气化有源,不断正常地涵养脑窍,脑髓才可化生有源,神机正常得以发挥功能。血浊作为一种阴性病理物质,易侵害阳气,阳气易亏,生发无力,导致局部气机郁滞,神机萎靡不振,神志颓废不用;另外,浊邪侵血,血失清纯,血行涩滞迟缓,经络不通,脑神脑窍失于濡养,变生神识病变,表现为性格的改变,易于遗忘日常生活习惯;脉为血府,血浊可直接侵损脉管,血浊作为病理物质贴附于脉管内外,并进一步加速气滞与瘀血的产生,使脉道壅塞,浊阻气机而致血运滞缓,脑髓得不到充足的血液供应,脑窍渐为失养,脑髓逐渐败坏、变质。总之,血浊阻滞全身气机流通,并进一步影响血行流畅,导致瘀血等物质产生,或侵损脉道,加重气滞血瘀等机制导致脑窍失养,脑萎髓空;并进一步作为致病因素直接导致瘀血产生,进而加剧病程演化。

血管性痴呆发生在广泛动脉硬化的基础上,由脑血流下降、特定皮质神经传导功能缺损和脑实质内多发小灶性缺血梗死综合作用的结果,其危险因素包括"三高"、动脉硬化、卒中和不良生活习惯等,这些因素多是血浊的产生因素,或是受血浊侵害及影响,变证繁剧。

据此,王新陆教授在临证中总结出,在血管性痴呆病程变化始末,血浊可加速气滞、瘀血等物质的生成,诸多病理物质又作为病理因素侵害脑窍,加快病程进展与病机演化,血浊是血管性痴呆发生的促进因素。

三、瘀血

《素问·八正神明论》曰:"血气者,人之神也""血脉和利,精神乃居"。可以得出,气血是神产生的物质基础,神的产生有赖气血濡养。气血畅则脑窍养,神志敏慧;气血循行紊乱停滞则脑窍不足、神机失养。血管性痴呆作为中风以后罹患的主要后遗症之一,肾精肾气亏虚是主要病机,气机郁滞、瘀血停滞脑络为脑窍的主要病理状态。脑脉阻滞、脑络不充,渐而脑减髓空,神识乖张。临床上常见性格改变,脑智上可见计算力、记忆力的减退,躯体上可见言语謇涩等症状。正如《证治准绳》"瘀血在上,令人健忘",临床研究证实脑微出血主要以基底节、颞顶叶为主,皮质及皮质下结构通路受损,周围脑组织直接受损,当局部梗死变性灶达到一定体积后可出现记忆力减退变现,海马、丘脑区的小灶性多发梗死更易出现痴呆症状,因此,瘀血作为重要的病理因素,是导致血管性痴呆的直接原因。

总之,血管性痴呆多由肾虚痰热、络脉阻滞的基础上,痰瘀互结,蕴久化毒,损伤脑络所致。其病位在脑,与心、肝、脾、肾关系密切。病性为本虚标实,以肾精亏虚,髓海不足为本,风、火、痰、瘀、毒损伤脑络为标。年高体弱或久病之人正气虚衰,肾精不足,脑髓不充,正处于"虚若风烛,百疾易攻"之态。此时,若风、痰、瘀、毒等实邪乘虚而入,阻塞损伤脑络,脑髓不充,元神失灵,故而发生痴呆。在疾病的平稳期,以本虚为主,兼挟痰瘀阻络。至病情波动期则风痰、痰浊、痰热等邪气渐盛,络脉结滞之势加重。至病情加重期,则以痰瘀浊毒阻滞损伤络脉为主。其病势,就本虚而言,疾病初期多为肝肾精血亏虚,或兼气虚为主,渐可至阴损及阳,阴阳俱虚之脾肾两虚,肝、脾、肾俱损的改变。就病位而言,疾病初期多发位于下焦肝、肾,或在中下两焦脾、肾,病至晚期可上传心、肺,病情深重。

第三节　诊断与鉴别诊断

一、诊断

血管性痴呆是一组因血管病变导致的痴呆综合征。一般卒中相关的血管性痴呆具有如下特点:①起病相对较急;②病情呈波动性或呈阶梯性加重;③智能损害呈斑片状,损害范围及程度与缺血损伤的部位和范围密切相关;④多有自知、内省能力;⑤一般早期人格相对保持完整,晚期出现人格改变;⑥多具有神经系统局灶损害的症状和定位体征;⑦有高血压或卒中发作史和脑动脉硬化等证据。

核心症状以记忆、注意力减退、反应迟钝及语言功能、执行功能减退为主;或伴有视空间技能和情感人格障碍,以及社交、工作和日常活动能力下降等表现。

（一）可能血管性痴呆的诊断标准

1.具有痴呆症状

临床检查和神经心理学测试确定认知功能进行性降低,伴有记忆及两个以上的认知功能缺损（包括注意、定向、语言、运用、视空间功能及行为等）,且功能缺损的程度足以影响日常生活。排除其他能引起记忆及认知功能缺损的系统性疾病或脑病。

2.具有脑血管病

偏瘫、感觉障碍、偏盲、中枢性面瘫、构音障碍及病理征等神经系统局灶性体征,以及相关影像学证据（CT或MRI）包括多发大血管梗死或单一关键部位的梗死或多发基底节和白质的腔梗死或广泛脑室旁白质损害。

3.其他

上述脑血管疾病与痴呆症状在时间或空间上相互关联。

(二)可疑血管性痴呆的诊断标准

存在脑血管病局灶性体征及痴呆症状,但缺乏影像学证据;或者缺乏脑血管病与痴呆的确切关联证据。

(三)肯定血管性痴呆的诊断标准

(1)具有可能血管性痴呆的诊断标准。

(2)无其他导致痴呆的病因。

(3)活检或尸检具有血管性痴呆的组织病理学证据。

(4)不存在与其年龄不相符合的神经元纤维缠结或老年斑。

(四)辅助检查

1.神经心理学测查

(1)韦氏记忆量表、韦氏智力量表、成人成套神经心理测验量表等。这些测验可比较全面地对患者的功能进行评估,由于量表比较复杂,需要较长时间,严重的认知功能障碍或运动功能障碍者难以坚持完成,因此主要适用于痴呆较轻者。

(2)长谷川痴呆量表、痴呆简易筛查量表、简易智力状态检查等。这些量表具有简便、易行、省时等优点,常运用于严重痴呆者或作为痴呆筛查。

(3)Hachinski 缺血指数量表常用于血管性痴呆与阿尔茨海默病的鉴别。

(4)日常生活能力量表简便易行,广泛运用于早期痴呆患者的筛查

2.磁共振成像

MRI可发现有大面积脑梗死、多发性脑梗死灶、脑出血及皮质下动脉硬化性脑病等表现。MRI比CT更易于发现大脑、脑干的腔隙性梗死灶。

3.经颅多普勒检查

经颅多普勒检查可发现颅内大血管严重狭窄、脑血管闭塞等改变。

4.单光子发射断层摄影

通过局部脑血流情况检测,可发现血管性痴呆患者脑内多发、散在和不规则分布的灌流缺损区。单光子发射断层摄影比 CT 及 MRI 显示的病灶更为广泛,易于与 MRI 的显像类型相鉴别。

5.脑电图检查

脑电图可发现局灶性异常,包括慢波活动发生率高等。

二、鉴别诊断

(一)阿尔茨海默病

二者均为老年期常见的痴呆,临床上有许多相似之处。单纯的阿尔茨海默病和血管性痴呆易于鉴别,血管性痴呆的认知功能障碍侧重于执行功能障碍,而阿尔茨海默病主要侧重于记忆功能障碍,且阿尔茨海默病非认知功能损害往往重于血管性痴呆。血管性痴呆患者多有脑血管病史及神经影像学改变。缺血评分亦可用于二者鉴别,评分≥7分者多为血管性痴呆,5分、6分为混合性痴呆,评分≤4分为阿尔茨海默病。对于阿尔茨海默病伴血管性痴呆患者,通过先前存在认知功能障碍症状,或使用痴呆量表发现那些因卒中而加重的早期痴呆症状有助于诊断。

(二)正常颅压性脑积水

当血管性痴呆出现脑室扩大或脑萎缩,特别是 Binswanger 型痴呆,常需与正常颅压脑积水鉴别。正常颅压性脑积水无明确的卒中病史,进行性智力衰退、共济失调步态、尿失禁为其三大临床主征,影像学上也缺乏脑梗死的证据。结合临床症状及影像学改变,二者不难鉴别。

(三)多发性硬化

该病发病年龄一般较为年轻,临床症状可有缓解恶化过程,应用激素治疗有效,影像学检查可见其病灶主要位于半球白质。

第四节　治　　疗

一、治疗原则

血管性痴呆的治疗应注重补肾填精、化浊行血。血管性痴呆病机在于肾精亏虚、浊瘀互结所致的脑萎髓空、神机失用。肾精亏虚、浊瘀互结为本,脑萎髓空、神机失用为标。脑髓根于肾精,瘀血痰浊等物质侵害脑髓,其萎坏不能速生。故在治疗上应当注意兼顾败坏之脑髓与有形之浊邪,法当正邪兼顾,把补肾化浊活血作为首要治则。

除此之外,血管性痴呆的治疗原则还包括改善脑血流,预防脑卒中,促进大脑代谢,阻止病情恶化,改善及缓解症状。

二、中医治疗

(一)辨证论治

1.肝肾精亏,痰瘀内阻证

(1)症状:善忘失算,反应迟钝,动作笨拙,头目眩晕,耳鸣耳聋,腰膝酸软,肢体麻木,或见夜尿频或尿有余沥、失禁,大便秘结,舌体偏瘦,舌质暗红或有瘀点瘀斑,苔腻或薄,脉细弦或细数。

(2)治法:益精补肾,化痰通络。

(3)方药:六味地黄丸或左归丸加减。

(4)加减:头晕头胀或痛,加钩藤(后下),赤芍,川牛膝,龙骨(先煎),牡蛎(先煎)以平肝潜阳;性情急躁,心烦易怒,加莲子心,栀子,牡丹皮以清心除烦;失眠梦多,可用知母,珍珠母(先煎)滋阴降火,潜阳安神。

2.脾肾两虚,痰浊瘀阻证

(1)症状:神情呆滞,善忘迟钝,嗜卧懒动,头昏沉或头重如裹,神疲倦怠,面色㿠白,气短乏力,肢体瘫软,手足不温,夜尿频或尿失禁,尿后余沥不尽,大便黏滞不爽或便溏,舌体胖大有齿痕,舌质暗红或有瘀点,苔腻或水滑,脉沉。

(2)治法:益肾健脾,化痰通络。

(3)方药:还少丹加减。

(4)加减:纳呆及口中黏涎,用广藿香,砂仁(后下),豆蔻(后下),陈皮以化湿醒脾;夜尿清长及尿频,加桑螵蛸,益智仁,锁阳,鹿角胶(烊化)以固精缩尿,补肾助阳。

3.肝肾阴虚,风痰瘀阻证

(1)症状:神情呆滞较重,嗜睡,烦躁,头晕头痛,目眩,口舌㖞斜,吞咽困难,言语不利反复发作,舌强舌麻或颜面发麻,肢麻阵作或肢体抽搐,半身不遂,便秘,舌红,苔白或腻,脉弦或弦滑。

(2)治法:平肝息风,化痰通络。

(3)方药:天麻钩藤饮合化痰通络汤加减。

(4)加减:面红目赤,加生地黄,牡丹皮,珍珠母(先煎)以凉血平肝,清热解毒;头晕耳鸣,腰膝酸软,加桑寄生,龟甲(先煎),龙骨(先煎),牡蛎(先煎)以补益肝肾,平肝潜阳。瘀血阻络明显,可选择复方丹参注射液或川芎嗪注射液静脉滴注。

4.痰热内扰证

(1)症状:神情呆滞较重,躁扰不安,头昏头胀,胸脘痞闷,口气臭秽或口苦口黏,呕恶,痰多黄黏,不寐,大便秘结,舌红,苔黄腻,脉滑数。

(2)治法:化痰通腑,清热解毒。

(3)方药:星蒌承气汤合黄连解毒汤加减。

(4)加减:胸脘痞闷,呕恶,加姜半夏,生姜,陈皮,砂仁(后下)以理气化痰降逆;性急易怒、面红目赤,加赤芍,生地黄,龙胆草,车前子(包煎)以清热泻火;头晕头胀,面色潮红,加夏枯草,蒺藜,菊花,石决明(先煎)以清肝平肝潜阳。

5.痰浊蒙窍证

(1)症状:双目无神,呆滞深重,面垢如蒙油腻污浊,头昏沉,嗜卧懒动,口多黏液,口角流涎,喉间痰鸣,痰多而黏,呃逆,恶心呕吐或干呕,呕吐痰涎,苔腻或水滑、厚腻,脉滑或濡。

(2)治法:涤痰醒神,泄浊开窍。

(3)方药:涤痰汤加减。

(4)加减:头昏沉嗜睡,加白芷,川芎,石菖蒲,郁金以芳香醒神,化痰开窍;痰多腹胀便秘,加皂角,炒莱菔子,木香以消痰降气通腑;口气臭秽,加栀子,黄芩以清热泻火。

(二)针刺疗法

1.毫针、项针疗法

(1)主穴:风池、供血、翳风、曲池、阳陵泉。

(2)配穴:记忆力差加曲差、本神;定向力差加通天、正营;强哭强笑加五处、头临泣。

(3)操作:针沿皮肤斜刺入皮下,用补法,快速捻针,每分钟200转,留针30分钟,其间行针3次,每次1~2分钟,10次为1个疗程,休息3天。

上述5个穴均有改善脑部血液循环的作用。曲差、本神能改善额叶的记忆力;五处、头临泣可改善额叶的情感障碍;通天、正营改善颞叶的定向力。

2.头针疗法

(1)取穴:情感区、晕听区、感觉区。

(2)操作:每天1次,留针30分钟,其间行针3次,每次2分钟,10次为1个疗程,休息3天。

3.电项针疗法

(1)取穴:取风池、供血穴。

(2)操作:将导线正极连接风池穴的针柄,负极连接供血穴的针柄,同侧连接,选疏波,以头部轻度抖动为宜,每次 30 分钟,6 次后休息 1 天。

三、西医治疗

(一)预防性治疗

1.控制危险因素

积极治疗控制脑血管及痴呆的危险因素,包括控制血压、治疗糖尿病、降血脂、改善高凝状态、戒烟、减肥、低盐饮食、饮食控制、加强锻炼等。

2.早期诊断治疗卒中

脑卒中的急性期一般治疗包括注意生命体征、心肺功能,纠正水电解质及酸碱平衡紊乱,吸氧,治疗原发病,溶栓,抗凝,降纤,抗血小板及缺血脑保护治疗等。常用药物有低分子肝素、阿司匹林等。

(二)脑代谢改善药

1.促智药物

其作用机制主要为促进大脑皮质细胞的氧、糖、蛋白质、核酸的代谢,增加葡萄糖及氨基酸的吸收利用,提高腺苷酸激酶活性及大脑 ATP/ADP 的比值,改善脑血流量。常用药物有吡拉西坦、普拉西坦、罗拉西坦等。

2.神经营养因子

此类药物可促进中枢及周围神经元的增殖、分化,维持神经元存活和轴突生长,修复神经元损伤。目前神经生长因子的应用仍处于动物实验阶段,其应用到临床仍面临许多问题。

(三)脑循环改善药

1.脑血管扩张药

此类药物可通过轻度扩张脑血管,增加局部脑组织的血流供应,改善脑组织缺血损伤。常用药物有甲磺酸双氢麦角汀、环扁桃酯、尼麦角林等。

2.促脑血流药

此类药物可改善红细胞的变形能力,降低血黏度,抗血小板聚集,改善脑组织的微循环,增加血液供应。

(四)神经元保护药

此类药物主要通过促进缺血脑组织氧和葡萄糖利用率,清除自由基,减轻脑水肿,抑制神经元的凋亡发挥神经元保护作用。常用药物有尼莫地平、美金刚等。

（五）作用于神经递质药物

1.5-羟色胺受体拮抗药

5-羟色胺是广泛分布于中枢神经系统的一种神经递质和血管活性物质,通过靶向细胞膜上的5-羟色胺受体在感觉运动、心血管功能及呼吸睡眠等方面具有重要的调节功能。

2.乙酰胆碱酯酶抑制药

乙酰胆碱酯酶活性相对增高、乙酰胆碱合成减少与血管性痴呆认知功能受损密切相关,胆碱酯酶抑制药可通过抑制乙酰胆碱降解,从而增强胆碱能神经元功能,改善皮质脑血流量。

（六）免疫炎症抑制药物

近年来研究发现,免疫炎症与痴呆的发病密切相关,这为免疫抑制药物应用于血管性痴呆的治疗提供了理论基础。常用免疫抑制药主要有甲氨蝶呤、硫唑嘌呤、环磷酰胺等。

（七）改善精神症状药物

此类药物主要用于改善患者抑郁焦虑等精神症状,因药物不良反应较大,运用时应注意从小剂量、单一药物开始服用。常用药物有阿普唑仑、艾司唑仑、硫利达嗪、氟哌啶醇、异丙嗪等。

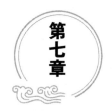

第七章

血浊与偏头痛

第一节 概 述

一、定义

偏头痛是临床常见的原发性头痛,以发作性的一侧或双侧中、重度搏动样的头痛为特征,可伴有恶心呕吐、畏光怕声等症状,一般持续 4～72 小时。具有反复发作的特点,属于慢性神经血管性疾病。

偏头痛是影响健康的十大疾病之一,也是全球疾病负担的主要原因。偏头痛虽然不是致命性疾病,但造成的失能危害,与肢体瘫痪、精神疾病和失智症相当,而且是缺血性脑卒中的潜在危险因素,可与焦虑、抑郁疾病共患,因而偏头痛需要及时就医并得到控制。

本病多起病于儿童和青春期,中青年期达到发病高峰;患病率 5%～10%,约 60% 的患者有家族史,已发现基因突变是遗传风险因素;女性多见,为男性的 2～3 倍。全球疾病负担研究显示偏头痛患病率逐年增加,2019 年时点患病率较 1990 年增加了 1.7%。

二、分类

(一)无先兆偏头痛

无先兆偏头痛是最常见的偏头痛类型,表现为反复发生的头痛,疼痛多呈偏侧分布,儿童和青少年双侧更为常见。偏头痛常位于额和颞部,有些位于颜面部。

(二)有先兆偏头痛

临床表现为反复发作、持续数分钟、单侧完全可逆的视觉、感觉或其他中枢神经系统症状。视觉先兆是最常见的,常表现为闪光暗点。第二种常见的是感觉障碍,表现为自起始点开始的针刺感,缓慢波及身体不同部分,后期表现为麻木感。绝大部分先兆症状持续不超过 1 小时,但运动症状常持续更长。

(三)慢性偏头痛

每月头痛至少 15 天,持续 3 个月以上,且每月至少有 8 天的头痛具有偏头痛的特点。

(四)偏头痛并发症

1.偏头痛持续状态

偏头痛发作持续 72 小时以上。

2.无梗死的持续先兆

先兆症状持续超过 1 周或以上,通常是双侧的,可以持续数月,甚至数年,而无脑梗死的影像学证据。

3.偏头痛性梗死

偏头痛先兆伴随影像学相应区域的脑缺血性病变,见于有先兆偏头痛患者。

4.偏头痛先兆触发的痫性发作

极少数情况下先兆偏头痛可以触发痫性发作,且痫样发作在先兆发生期或之后 1 小时内发生。

(五)很可能的偏头痛

偏头痛样发作,除 1 项特征外,其他完全符合上述各种偏头痛的标准,且不符合其他头痛的诊断标准。

(六)可能与偏头痛相关的阵发综合征

1.周期性呕吐综合征

反复发作性剧烈恶心和呕吐,发作时间可预测,发作可伴有面色苍白和嗜睡。

2.腹型偏头痛

腹型偏头痛主要见于儿童,表现为反复发作的中腹部中-重度疼痛,伴恶心和呕吐,发作时不伴头痛。

3.良性发作性眩晕

其他方面健康的儿童,以反复短暂发作的、无预示但能自行缓解的眩晕为特征。

4.良性发作性斜颈

反复发作的头向一侧倾斜,可伴有轻度的旋转,可自行缓解。主要见于婴幼儿和低龄儿童,多在 1 岁内发病,常每月发作。共济失调更多见于年龄较大的儿童。

三、分期

偏头痛发作可分为前驱期、先兆期、头痛期和恢复期,但并非所有患者或所有发作均具有 4 期。

(一)前驱期

头痛发作前,患者可有疲乏、食欲改变、反复哈欠及颈部发硬等不适症状。不同的患者所表现的前驱期的症状不同,但同一个患者每在发病前所表现出的症状是比较稳定的。

(二)先兆期

在头痛发作之前出现的可逆的局灶性脑功能异常症状,多为视觉、感觉、语言或其他中枢神经系统的异常。视觉先兆是最常见的,表现为闪光性暗点。其次为感觉先兆,表现为以面部和上肢为主的针刺感、麻木感或蚁行感。先兆也可表现为言语障碍,但比较少见。先兆通常不超过 60 分钟,但运动先兆可持续更长时间。

(三)头痛期

头痛发作多以单侧为主,可左右交替发生,也有少部分为双侧头痛。头痛多位于颞部,也可在前额、枕部或枕下部。偏头痛为搏动性的、中至重度的疼痛,简单活动可加重。偏头痛发作时,常伴有食欲减低、恶心,严重者可出现呕吐,也可伴有感知能力的增强,表现为对光线、声音和气味的敏感性增强,部分患者在发作期会出现由非致痛性刺激所产生的疼痛。

(四)恢复期

头痛在持续 4～72 小时的发作后可自行缓解,但患者还可有疲乏、易怒、注意力不集中、抑郁或其他不适。

四、中医对偏头痛的认识

偏头痛属于中医中的"头痛""头风"范畴,其见一侧或双侧跳动性、搏动性头痛,反复发作,属于少阳经病症,多为《素问·举痛论》中"经脉流行不止,环周不休,寒气入经而稽迟,泣而不行,客于脉外,则血少,客于脉中,则气不通,故卒然而痛"的"寒气致痛"和气的"不通则痛"。

第二节 病因病机

一、浊及肝胃，气机逆乱

浊及肝胃、气机逆乱为偏头痛急性发作的始动因素。血浊是指血液受各种因素影响，失却其清纯状态，或丧失其循行规律，影响其生理功能，因而扰乱脏腑气机的病理现象。有研究表明，偏头痛与饮食习惯关系密切，一半以上的患者偏头痛发作与饮食有关。进食甜食、肥甘、辛辣刺激类食物极易诱发偏头痛发作。《格致余论·涩脉论》曰："或因忧郁，或因厚味，或因无汗，或因补剂，气腾血沸，清化为浊。"由此可知，不良的精神因素及不洁饮食皆可导致浊邪产生过多或排出欠畅，聚集脉中，化为血浊，影响血液正常循行。《临证指南医案·肝风》言："肝为风木之脏，因有相火内寄，体阴而用阳，其性刚，主动主升。"血循脉而周流全身，若血浊及肝，损及肝体，可致肝血损耗，血不濡筋，脉络绌急，发为头痛。浊为有形之邪，易阻滞气机，影响肝气之调达舒畅，致气血逆乱，一则气郁于中，可化火上攻，致清窍不利，二则气机逆上，血随气行，阻于脑络，瘀堵作痛。正如《证治准绳》指出："怒气伤肝及肝气不顺，上冲于脑，令人头痛。"脾胃为人体气机运行之枢纽，血浊其性黏滞，易壅滞中焦，致枢机不畅，同时肝失调畅，木郁乘土，亦可致胃失和降、运化失司。正如《灵枢·邪气脏腑病形篇》所言"胆病者，善太息，口苦，呕宿汁"，临床上偏头痛常伴恶心、呕吐等症状。另若脾胃渐虚，致化生不足，血液濡养失职，其自洁功能减退，血浊易生，两者可相兼为病。

《素问·六微旨大论》言："升降出入，无器不有。故器者，生化之宇，器散则分之，生化息矣。故无不出入，无不升降。"偏头痛的病因病机较为复杂，多认为与气血不畅，经络不通关系密切，若气机升降循其序，则气血经络行其道。肝者主升主动，利于气机的疏通和条畅，脾胃则为气机运行出入之枢纽，肝胃失其调和，升降失其常态，易产生气逆、气壅、气陷等病理状态，同时致浊邪累积。血浊作为一种病理因素，易由不良情绪及饮食失宜而诱发，同时又可波及肝胃，致气机逆乱，血随气行，气陷则清气难升，血不上荣，气壅作胀，气逆作痛。血浊可为疾病急性发作的始动因素，临证时以清化血浊为基本理念，明确病邪及病位，辅以肝胃同调，气血并治，方能每攻必克，收之捷效。

二、浊聚络损

浊聚络损是偏头痛的基本病理状态。《素问·缪刺论》言"夫邪之客于形也，必先舍于皮毛，留而不去，入舍于孙脉，留而不去，入舍于络脉"。血浊致病，多隐匿出现，初起多无明显症状，若血浊日久不去，随脉道流注全身，可损及脉络，累及脑络。《素问·痹论》言："病久入深，荣卫之行涩，经络时疏，故不通；皮肤不营，故为不仁。"血浊病久入络，损阴伤阳，影响正常气血渗灌机体，濡养脑络。正如《灵枢·本脏》所言："经脉者，所以行血气而营阴阳，濡筋骨，利关节者也。"络脉损伤后气血运行不畅及精微输布受阻，浊邪排出欠畅，甚则过量生成，日久可化痰生瘀，造成慢性、渐进性的损害。《素问·评热病论》言："邪之所凑，其气必虚"，脑络损伤日久，虚羸易侵，风邪、痰浊、瘀血等致病因素上扰清窍，渐成痼疾，易引起旧疾复发，头痛复现，甚则诱发他病。《临证指南医案》云："盖久痛必入于络，络中气血，虚实寒热，稍有留邪，皆能致痛。"偏头痛日久亦可损及脉络，疾病迁延难愈，脏腑渐虚，虚实错杂。机体羸弱，浊损五脏，形体官窍需依赖五脏之精气濡养，日久连属于五脏的脉管变硬、变脆，脏腑经络皆失其常态。另外脉络损伤所致脏腑生理功能紊乱、气血运行失其常态亦是血浊产生的重要病理基础。

从西医来看，血管内皮功能受损可能在偏头痛中起到关键作用，虽然缺乏特定的生物标志物，但有证据表明氧化应激和炎症反应是偏头痛中内皮损伤的主要原因。血液在脉管中运行，浊气聚于脉道之中，浊气与血液胶结难分，化生血浊，血浊可直接损伤血管内皮，内皮功能受损，脉管舒缩功能失常，易出现搏动性头痛。浊聚络损为偏头痛的基本病理状态，情志刺激、饮食不节等因素易造成脉管舒缩失常，致偏头痛急性发作。

由此可见，浊邪存于血中，随之上下内外，脏腑经络、四肢百骸无所不至，可广泛损及脉络，亦可协同痰浊、瘀血、毒邪等病理产物上扰脑窍，致病情缠绵，头痛难愈。因此清除浊邪，恢复血液至清状态是维持头目清利的关键所在。

三、血浊内阻

偏头痛除疾病本身可造成损害外，还可以导致脑白质病变、认知功能下降、后循环无症状性脑梗死等。偏头痛与其他脑系疾病密切相连，常相伴而生，或缓慢出现，其发病机制尚不完全清晰。血浊致病广泛，易犯清窍，致变证丛生；如血浊影响脑则脑神失调，致善忘痴呆，麻木肢瘫；影响心则致心烦多梦，心悸易惊；影响肺则致喘促气逆；影响肝则致胀痛瘕积；影响脾则致胃胀呕逆，食少纳呆；影响肾则致阳痿遗泄，腰膝酸软等，可见血浊致病变化多端。血浊可作为致病因素,极易诱发痰浊、血瘀、毒邪等病理产物的产生,从而引起多脏腑功能失调,败坏形体,致病广泛。浊邪污浊血液,致其濡养及化神功能失常,脑髓失养,精神郁颓,从而引起脑梗死、认知障碍、抑郁症等脑系疾病。浊邪蓄积于血中,日久脾运不及,气血津液升降聚散失常,膏脂代谢异常,可致血液成分异常。一项涉及100 例的临床研究证明,偏头痛患者的胆固醇、低密度脂蛋白水平、三酰甘油指标均明显高于对照组,提示两者之间存在相关性。

结合致病特点,血浊是联系偏头痛与他病共病的关键环节,既是致病的重要病理因素,亦是病理产物,同时易产生其他变证,致使疾病向严重化、复杂化发展。以此病理因素为关键点,将治疗中心前移,维持血脉调和,在一定程度上可阻断病传途径,是异病同治的重要实践。

四、阳亢火生,扰动清空

若情志不遂,则肝气郁滞,佛郁化火,上扰清空,或气郁阳亢,阳亢风动,或肝火郁久,损伤阴血,肝肾亏虚,水不涵木,肝阳因之浮动不潜,升而无制,以致阴虚阳亢,扰乱清空。

五、精血亏虚,脑髓失荣

平素脾胃虚弱,气血化源不足;失血过多,新血不能补充,营血不足;久病不愈,慢性消耗,营血暗耗,血虚不能上荣清窍,则头痛隐隐。房劳过度,以致肾精亏损;后天水谷之精不足,无以充养先天之精;脏腑之精,消耗过多,日久损伤肾精。"脑为髓之海",肾精虚衰,无以荣养脑髓,故头痛且空。精血同源,肝藏血,肾藏精,故肝肾精血不足较为常见。

中医学认为本病的病因虽多,但是不外乎外感、内伤两类。外感头痛以标实为主,内伤头痛多本虚标实,初则痰浊、血瘀、气滞等标实为主,如病情久不愈,随着病情的进展,可渐及脏腑,伤及肾精,以致全身气血津液亏虚,并反复发作,每因外感或情志不遂或劳累等诱发,诸种头痛病机之间可相互转化,外感也可内伤血气,演变为内伤头痛。

第三节　诊断与鉴别诊断

一、诊断

偏头痛女性与男性的发生比例为 2∶1～3∶1。由于压力及精神紧张等因素,青年人及成年人患病更为多见。50岁以后发病可能合并其他器质性疾病,以继发性头痛居多。

(一)症状

1.一般情况与病史

偏头痛具有明显的发作-缓解特点,详细地询问病史对于诊断偏头痛具有重要的意义。偏头痛女性多于男性,以青年和成年人较为常见,首次发病多在50岁以前,病程一般比较长。部分偏头痛患者有明显的家族遗传史。

2.头痛特点

头痛的程度、发作时间、持续时间、性质、部位、频率、严重程度、缓解和加重因素,是诊断偏头痛的重要依据。偏头痛发作前数小时到1～2天,可出现前驱症状,包括疲倦、注意力难以集中、颈部僵硬、对光或声音敏感、恶心、视觉模糊、打呵欠及脸色苍白等。偏头痛1次发作时间可持续4～72小时,多为搏动性头痛或胀痛,可以一侧也可以双侧,多于活动或劳累时诱发或加重,休息后减轻或缓解。

3.先兆症状

先兆症状是区别有先兆偏头痛与无先兆偏头痛的重要依据。典型先兆包括完全可逆的视觉症状,包括正向特征(如闪烁的光、点或线)和/或负向特征(即视力丧失);完全可逆的感觉症状,包括正向特征(即针刺感)和/或负向特征(即麻木感),以及完全可逆的失语性语言障碍等。先兆症状一般持续5～60分钟。

4.伴随症状

伴随症状是诊断偏头痛的依据之一,主要有视觉症状(眼前闪光,亮点、线或失明);感觉症状(针刺感、麻木);言语障碍;恶心、呕吐、畏声、畏光等。

5.精神心境和睡眠状况

对于病程较长的患者,多伴有精神心境的改变和睡眠障碍,要详细询问患者的心境和睡眠状况,以提高诊断准确性,并指导治疗。

(二)体征

在偏头痛发作间期,体格检查无阳性体征,在发作过程中不同类型的偏头痛具有各自的体征。

对于有先兆的偏头痛,经常伴有眼肌麻痹、偏身麻木、偏瘫或失语等神经系统局灶体征,但这些症状通常在5～20分钟内逐渐产生,持续不超过60分钟,且反复发作。如果体征持续超过60分钟,则应考虑是否为短暂性脑缺血发作、脑梗死或脑出血等脑血管疾病。如果症状持续且逐渐加重,要注意除外颅内肿瘤。

偏头痛的诊断需要除外其他疾病引起的头痛,因此建议对就诊的患者进行详细而全面的体格检查和神经系统查体。

(三)辅助检查

目前偏头痛尚缺乏特异性诊断手段,辅助检查是为了排除继发性头痛或了解偏头痛患者合并的其他疾病。

1.血液检查

血液检查主要用于排除颅内或系统性感染、结缔组织疾病、内环境紊乱、遗传代谢性疾病等引起的头痛,如血常规、红细胞沉降率、C-反应蛋白、肝功能、肾功能等,依据要排除的疾病的不同选择相应的血液检查。

2.脑电图检查

偏头痛患者发作间期脑电图可有轻度异常,主要为局部导联的散发性低幅尖波、小尖波。部分患者可有慢波,少部分患者可见棘波活动。脑电图对于头痛伴有意识障碍或不典型先兆疑为痫性发作的情况有较好的诊断价值。

3.经颅多普勒超声检查

经颅多普勒超声检查可动态观察脑血管的舒缩和流速,但由于经颅多普勒超声所表现出的结果并不具有一致性,故经颅多普勒超声不能用来帮助诊断偏头痛。

4.腰椎穿刺

腰椎穿刺主要用于排除蛛网膜下腔出血、颅内感染、脑膜癌及异常颅压所导致的头痛。对于偏头痛并无任何诊断价值。

5.影像检查

CT 和 MRI 检查主要是为了排除颅内器质性病变所致的头痛,但偏头痛性梗死可以有相应区域的缺血性病变。

二、鉴别诊断

(一)紧张型头痛

紧张型头痛表现为轻-中度、双侧、压迫性或紧箍样头痛,不因日常活动而加重,多数无偏头痛相关性伴随症状。因 40% 的偏头痛患者可表现为双侧头痛,77% 可有颈项部疼痛或压痛,且患者可以同时存在多种类型的原发性头痛,尤其是头痛程度较轻的无先兆偏头痛,与紧张型头痛表现类似,故需鉴别。偏头痛发作时,日常活动会使头痛加重,且可伴有恶心、呕吐、畏光、畏声,均为与紧张型头

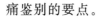

痛鉴别的要点。

(二)丛集性头痛

丛集性头痛表现为固定偏侧的眶、眶上和/或颞部的剧烈疼痛,表现刻板,伴痛侧自主神经症状(如结膜充血、流泪、流涕、瞳孔缩小、上睑下垂等)和/或躁动不安感,每次头痛持续时间 15 分钟至 3 小时,男性多于女性。头痛发作具有周期性、节律性特点,频率从隔天 1 次至每天 8 次不等,丛集期常于每年春季和/或秋季,发作间期为数月或数年。丛集性头痛与偏头痛在临床表现上有相似之处,均可由饮酒诱发、曲普坦类与降钙素基因相关肽或其受体类药物可能有效、可有自主神经症状等,但在患病性别优势、周期节律性、发作频率、持续时间、是否伴烦躁不安等方面均有不同,可帮助鉴别。

(三)继发性头痛

继发性头痛可能表现为搏动样疼痛等偏头痛性质,尤其是缘于头颈部血管性疾病的头痛,如高血压、未破裂颅内动脉瘤或动静脉畸形、慢性硬膜下血肿等,但其头痛发作的表现、持续时间及过程等特点不典型,部分病例存在局限性神经功能缺损体征、癫痫发作或认知功能障碍,脑 CT、MRI 及 DSA 等检查可帮助发现引起继发性头痛的病因。对具有以下情况的头痛,应谨慎排除继发性头痛可能:①50 岁以后的新发头痛;②高凝风险患者出现新发头痛;③肿瘤或艾滋病史者出现的新发头痛;④突然发生的、迅速达到高峰的剧烈头痛;⑤与体位改变相关的头痛;⑥伴有发热;⑦伴有视盘水肿、神经系统局灶症状和体征(除典型的视觉、感觉先兆外)或认知障碍;⑧头痛性质在短时期内发生变化等。

第四节 治 疗

一、治疗原则

"血浊"存在于脉内,随气血流行无处不到,留滞于脏腑经络之间,致其失其常态,痰、湿、瘀、毒易蕴于内,致使临床表现错综复杂,病机诡谲多变,虚实寒热皆可兼夹。但浊邪内蕴、气机失调贯穿疾病的始末,故临证以此为核心病机,确立以清化血浊为治疗偏头痛的根本方法,具体临床应用时应依据疾病分期,灵活辨证施治。

（一）急性期——针药并施，化浊通络止痛

此阶段浊邪累及，血污脑阻，渐致脑络不通，同时脏腑气机紊乱，肝胃失和，内风窜动，致偏头痛发作，疼痛剧烈，以标实为主。血浊与其他病理因素，如湿、痰饮、血瘀、毒，既有区别又有联系，皆为水液、血液运化失常所致，常相兼为病，虽有病位之不同，但其不同的病理因素常常是某些疾病的不同阶段而已。《妇人大全良方》言"治风先治血，血行风自灭"，急性期以气乱血阻为主要病理机制，维持血脉调和，气机郁滞得舒，肝胃逆气得降，津血循其常道，湿、痰、瘀可除，邪风自散，脑络得通，头痛辄消。治疗偏头痛以化浊行血汤为基本方，并进行灵活加减，如患者出现胸胁脘腹胀闷不舒，症状轻重随情绪波动等症，加入香附配合郁金，组成行气化浊汤，气血同调，尚能调肝郁，畅情志，可加强行气散滞之功；患者伴有肢体困重，胸闷脘痞，咳嗽痰多，大便黏腻，舌白腻，脉滑等症，可加入厚朴、草果，组方为祛痰化浊汤，以增强化湿祛痰之功；如患者平素表现为畏寒怕冷，肢冷蜷卧，头痛得温则舒，脉沉迟等症状，可加用鸡血藤、泽兰、吴茱萸、炮姜，全方组为散寒化浊汤，增强温里祛寒之效，方可祛阴霾，复清阳。对于偏头痛急性发作，应以清化血浊为基本治则，依据病理因素及兼症的不同，辅以行气、祛痰、散寒等治法，并结合针灸治疗，可做到浊邪除、脑络通、挛痛愈。

（二）缓解期——助用援药，补虚化浊通络

偏头痛作为一种经年难愈的周期性疾病，在其症状不显时患者常感知不甚，但缓解期亦是治疗偏头痛的重要枢纽时期，于此时积极扶助正气，助用援药，以助清除体内浊邪，痰湿瘀血化生无源，从而缓解症状，降低复发频率。"援药"的定义，即通过现代中药药理研究证实，可直接作用于确切靶器官，对主病、主因、主症有明确治疗作用，配伍到方中能起到缓解症状或改善实验室检查指标的药物。补虚化浊汤由化浊行血汤加入绞股蓝、红景天组成，临床上用于缓解期治疗，可收捷效。红景天为景天科大花红景天的干燥根和根茎，其性寒，味甘涩，《中华本草》记载其能"补气清肺，益智养心，收涩止血，散瘀消肿"。

除此之外，偏头痛的急性期治疗原则还包括快速和持续地解除头痛及相关伴随症状，恢复生活、职业、学习及社会能力。预防性治疗目的包括降低偏头痛发作的频率、持续时间及严重度，改善偏头痛相关性失能，提高生活质量，减少频繁或慢性头痛引发的相关心理疾患，同时提高对急性期治疗的应答率并减少对急性期治疗的依赖，避免药物过度使用性头痛的发生。

二、中医治疗

(一)辨证论治

1.寒凝肝脉证

(1)症状:多见于发作期,常因感受寒邪诱发,头痛较剧,呈掣痛,多位于巅顶,面色发青,呕吐清水痰涎,甚至四肢厥冷,或兼口唇青紫或紫暗,舌质淡暗或青紫,苔薄白,脉沉细弦。

(2)治法:温经散寒,活血通络。

(3)方药:吴茱萸汤加减。

(4)加减:呕吐清水痰涎,加半夏,茯苓以温化痰饮;畏寒肢冷,加细辛,淫羊藿以温经散寒止痛;口唇舌质紫暗明显,为寒凝血瘀明显,加红花,鸡血藤以活血化瘀,通络止痛。

2.肝阳上亢证

(1)症状:多见于发作期,常因情志过激、劳累过度等诱发。头痛常于大怒或劳累后突然出现,一侧尤甚或两侧跳痛或胀痛;伴头晕或目眩,常波及巅顶,颜面潮红,眼目抽痛,心烦易怒,夜眠不宁;或兼胁痛,口干口苦,尿赤,便秘;舌红或绛,苔薄黄,脉弦或弦数。

(2)治法:平肝潜阳,息风止痛。

(3)方药:天麻钩藤饮加减。

(4)加减:头晕目眩,失眠多梦,加蒺藜,代赭石(先煎),龙骨(先煎),牡蛎(先煎)以镇肝潜阳;口干口苦,便秘溲赤,舌质红为肝火内盛,加夏枯草,龙胆草以清肝泻火。

3.风痰上扰证

(1)症状:多见于发作期,常因情志不遂、劳逸过度或饮食不节等诱发。头痛突然出现,起止无常,头部昏痛或胀痛,头重如裹,胸脘满闷,恶心,呕吐痰涎,口淡食少;或口中黏腻,口苦,大便不爽;舌胖大,苔白腻或黄腻,脉弦滑或弦滑数。

(2)治法:息风化痰,通络止痛。

(3)方药:半夏白术天麻汤加减。

(4)加减:头痛剧烈,加全蝎,僵蚕以加强息风化痰之功;胸脘痞闷,加厚朴,枳实以宽胸理气;痰湿郁久化热,出现口干、便秘,加黄芩,栀子,滑石以清热利湿;伴有舌质紫暗,口唇发紫等气血瘀滞之象,加丹参,地龙以活血化瘀。

4.瘀血阻络证

(1)症状:发作期和缓解期均可见到。多为病程日久患者,头痛反复,痛如锥刺,或左或右,固定不移,经久不愈,面色晦滞,妇女行经色暗或夹血块,唇舌紫暗或见瘀斑,舌紫暗,有瘀点或瘀斑,脉细涩。

(2)治法:活血化瘀,通络止痛。

(3)方药:通窍活血汤加减。

(4)加减:因情志不遂诱发,伴有胸胁胀痛,加香附,枳壳以疏肝理气;久病气血不足,加黄芪,党参,当归,阿胶(烊化)以益气养血;疼痛甚者,加虫类搜风通络之品,如全蝎,蜈蚣,土鳖虫以加强活血通络止痛之功;因受寒而诱发或加重,畏寒,舌苔薄白,舌质淡,加细辛,桂枝以温经散寒通络。

5.气血不足证

(1)症状:多见于缓解期,患者多为脑力劳动,饮食作息无常。头痛隐隐,反复发作,遇劳加重,心悸,食少纳呆,夜眠易醒或多梦,神疲乏力,或自汗气短,面色苍白,舌质淡,苔薄白,脉沉细而弱。

(2)治法:益气养血,息风止痛。

(3)方药:加味四物汤加减。

(4)加减:如血不养心,心悸不寐,加柏子仁,合欢皮以养血安神;如因肝血不足,肝肾不足,血虚阴虚并见,出现耳鸣、虚烦、少寐、头晕明显,加制何首乌,枸杞子,黄精以滋阴养血;手足不温,便溏畏寒者,加肉桂,淫羊藿以温阳止痛。

6.肝肾亏虚证

(1)症状:多见于缓解期,头痛隐隐且空,每兼眩晕,时轻时重,腰膝酸软,遗精带下,视物模糊,耳鸣少寐,五心烦热,口干,舌红少苔,脉弦细或细数。

(2)治法:滋肝养肾,益髓止痛。

(3)方药:大补元煎加味。

(4)加减:头痛畏寒面白,四肢不温,舌淡,脉沉细而缓者,加淫羊藿,巴戟天以温阳;遗精,带下,尿频,加芡实,桑螵蛸,益智仁以温肾涩精止遗;五心烦热,口干,加知母,天花粉以滋阴清热;头晕目眩,加天麻以育阴息风。

(二)针刺疗法

1.外感头痛

(1)基本选穴:列缺、百会、太阳、风池。

(2)辨证配穴:依据风邪所挟之邪的不同所用配穴亦不同,风寒头痛者,加风门;风热头痛者,加曲池、大椎;风湿头痛者,加阴陵泉。依据头痛的部位不同所归属的经络不同则配穴亦不同,阳明头痛者,加印堂、攒竹、头维、合谷;少阳头痛者,加悬颅、悬厘、率谷、足临泣;太阳头痛者,加天柱、后溪、风府、昆仑;厥阴头痛者,加四神聪、太冲、内关。

2.内伤头痛

(1)实证。①治则:疏通经络,清利头窍。②基本选穴:百会、头维、风池。③辨证配穴:证候不同配穴亦不同,肝阳上亢者,加行间、太冲、太溪、复溜、悬钟;痰浊头痛者,加丰隆、阴陵泉;瘀血头痛者,加血海、膈俞、三阴交。按头痛部位配穴同上。

(2)虚证。①治则:补益脑髓,疏通经络。②基本选穴:百会、风池、足三里。③辨证配穴:血虚头痛者,加三阴交、肝俞、脾俞;兼见气虚者,当配以气海;肾虚头痛者,加太溪、肾俞、悬钟。若失眠严重者,加神门、申脉、照海、风府。按头痛部位配穴同上。

三、西医治疗

偏头痛呈反复发作性,目前治疗的方式分为药物治疗和非药物治疗。药物治疗主要分为发作期治疗和预防性治疗两方面。

(一)发作期治疗

发作期主要以药物疗法为主,药物治疗又分为非特异性药物和特异性药物两类。

1.非特异性药物

非特异性药物主要包括非甾体抗炎药和阿片类药物。非甾体抗炎药主要应用的药物有对乙酰氨基酚、阿司匹林、布洛芬等,其中儿童应当首选对乙酰氨基酚。若头痛严重且其他药物无效或禁用时,可应用哌替啶等阿片类药物。

2.特异性药物

特异性药物主要包括麦角生物碱类药物和曲普坦类药物。麦角生物碱类药物中双氢麦角碱和酒石酸麦角胺较麦角胺安全。曲坦类药物是 5-羟色胺受体激动药,现在国内外使用的主要有舒马曲普坦、佐米曲普坦、利扎曲普坦、那拉曲普坦等。如果患者服用曲普坦类药物发生反跳性头痛,应停用。

3.其他药物

其他药物多用于偏头痛的辅助性治疗。①止吐药:恶心、呕吐是偏头痛最常见的伴随症状,也是常见的药物不良反应。常用的如多潘立酮、西沙必利和莫沙必利等。②降钙素基因相关拮抗药:该类药通过抑制降钙素基因相关肽的增长,从而抑制脑血管的扩张,以终止偏头痛的发作。③辣椒素异构体:该药镇痛的机制目前尚不明确,且不良反应发生率较高,故需改善。此外,苯二氮䓬类、吩噻嗪类、巴比妥类也可以辅助性治疗偏头痛。

（二）预防性治疗

美国头痛协会的偏头痛预防治疗指征为每月发作 2 次或 2 次以上，导致每月 3 天或 3 天以上失去活动能力；发作期治疗有禁忌证或治疗失败；每周 2 次以上治疗无效；特殊类型的偏头痛：偏瘫性偏头痛、先兆时间延长的偏头痛、偏头痛性脑梗死。

1.β 受体阻滞药

β 受体阻滞药是偏头痛预防性治疗的首选药物，其中普萘洛尔与美托洛尔是偏头痛预防性药物的第一线药物，但严重抑郁状态的患者应避免使用普萘洛尔。

2.钙通道阻滞剂

氟桂利嗪、尼莫地平和维拉帕米可以缓解先兆症状。

3.抗癫痫药

双丙戊酸钠和托吡酯是临床和研究中最常使用的药物，而双丙戊酸钠的临床应用安全性更好。

4.抗抑郁药

偏头痛患者常合并抑郁、焦虑等情绪障碍问题，故临床适当应用抗抑郁焦虑药，最常用的是阿米替林。

5.5-羟色胺受体拮抗药

5-羟色胺受体拮抗药如赛庚啶和苯噻啶，最常见不良反应为开始服药的 1～2 周出现嗜睡，继续服药可减轻或消失。

（三）非药物治疗

非药物治疗主要包括心理治疗、手术治疗、神经阻断疗法及高压氧疗等。

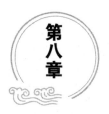

血浊与阿尔茨海默病

第一节 概　　述

一、定义

阿尔茨海默病是一种起病隐袭、呈进行性发展的神经退行性疾病,临床特征主要为认知障碍、精神行为异常和社会生活功能减退。一般在65岁以前发病为早发型,65岁以后发病为晚发型,有家族发病倾向被称为家族性阿尔茨海默病,无家族发病倾向被称为散发性阿尔茨海默病。据世界卫生组织报告,目前全球约有5 000万人患有痴呆症,其中阿尔茨海默病是最常见的类型。阿尔茨海默病可能的危险因素包括增龄、女性、低教育水平、吸烟、中年高血压与肥胖、听力损害、脑外伤、缺乏锻炼、社交孤独、糖尿病及抑郁障碍等。

阿尔茨海默病患者大脑的病理改变呈弥漫性脑萎缩,镜下病理改变以老年斑、神经原纤维缠结和神经元减少为主要特征。老年斑中心是β淀粉样蛋白,神经原纤维缠结的主要组分是高度磷酸化的微管相关蛋白,即tau蛋白。在阿尔茨海默病的发病中,遗传是主要的因素之一。目前确定与阿尔茨海默病相关的基因有4种,分别为淀粉样前体蛋白基因、早老素1基因、早老素2基因和载脂蛋白E基因。其中,前3种基因的突变或多态性与早发型家族性阿尔茨海默病的关系密切,载脂蛋白E与散发性阿尔茨海默病的关系密切。目前比较公认的阿尔茨海默病发病机制认为β淀粉样蛋白的生成和清除失衡是神经元变性和痴呆发生的始动因素,其可诱导tau蛋白过度磷酸化、炎症反应、神经元死亡等一系列病理过程。同时,阿尔茨海默病患者大脑中存在广泛的神经递质异常,包括乙酰胆碱系统、单胺系统、氨基酸类及神经肽等。

二、分期

(一)临床前期阿尔茨海默病

临床前期阿尔茨海默病又称无症状高风险性阿尔茨海默病,是指有阿尔茨海默病病理改变的生物学指标证据,但缺乏临床症状,或称症状前阿尔茨海默病,一般指单基因型阿尔茨海默病携带者。理论上,临床前期阿尔茨海默病可被定义为从第一个神经病理损害点出现至阿尔茨海默病的首发临床症状间这一时间跨度,但实际上要明确划定界限是很难的。

(二)前驱期(痴呆前状态)阿尔茨海默病

其特征是临床有症状,但不满足痴呆诊断标准,主要基于临床表型和生物标志物证据支持存在阿尔茨海默病病理改变,实际上这个阶段的阿尔茨海默病,相当于以往定义的轻度认知功能障碍概念。

(三)阿尔茨海默病痴呆

阿尔茨海默病痴呆实际上就是早期阿尔茨海默病指南中的很可能阿尔茨海默病的诊断。

三、分级

阿尔茨海默病的病情分级主要是针对临床痴呆期患者,有助于临床医护工作者及照料者对患者的病情程度及病程有一个基本判断依据,制定相应的预防、治疗措施以及有效的照料方案。依据阿尔茨海默病患者临床症状及体征,将其病情分为轻、中、重三级。由于阿尔茨海默病痴呆患者的临床症状进展速度存在个体差异,因此,目前缺乏统一的症状量化标准和病程界限标准。现有病情分级往往是根据不同临床医师的实践经验,进行的人为性分级。其分级大致情况如下。

(一)轻度痴呆期

近记忆中情景记忆减退明显,表现为好忘事(容易遗忘),日常生活中,时常重复问相同问题,找不见自己常用物品、证件。执行功能障碍表现为不能对新任务进行分析、判断,制订处理计划;工作或家务活动出现漫不经心,独自购物和处理经济事务时常出错;对正常社交活动出现退缩、逃避;对新鲜事物缺乏兴趣或对家中大事漠不关心,经常少言寡语。时间定向障碍时,表现经常失约,不能按时参加一些重大活动。方位感缺失时,一般首先出现对居住地及平时熟悉的周围环境定向障碍,外出不能自行回家,时常走失,或者一到新的环境如外出旅行出现恐惧感；也可出现言语词汇少，命名困难。

(二)中度痴呆期

远、近记忆严重受损，不能与他人顺畅交流；视空间能力下降，出现面容失认；时间、地点定向障碍，分不清白天黑夜，穿衣服分不清季节，在自己家中也时常走错洗漱间或卫生间；与他人讨论问题时不能正确判断对错，谈话内容缺乏逻辑性；语言障碍明显，可出现少词性或者非流利性失语，也有患者出现肢体失用、语言失用、计算不能；时常伴有精神行为症状，比如房间里来回走动、夜游、出现幻觉和妄想等症，严重时出现精神运动兴奋症状，表现为具有言语和肢体攻击行为；自知力丧失，患者常常随地大、小便。部分患者可出现锥体外系症状，如动作迟缓、肢体笨拙、肌张力增高、额叶释放征等症状与体征，日常生活部分需要他人帮助照料。

(三)重度痴呆期

患者认知功能障碍高度受损，往往丧失言语交流能力；日常生活不能自理；一些患者仍然可出现精神症状如幻觉、恐惧、狂躁、喊叫等行为；随着病情进展，其言语障碍进一步加重，可呈缄默状态；有些患者出现运动功能障碍进展加重，比如四肢僵直、自主运动不能、处于卧床状态，查体可见锥体外系及锥体束征，强握、摸索和吸吮等原始反射。大多患者因吞咽困难，出现误吸，反复肺部感染。最终多死于重症感染及感染相关并发症。

此外，临床对痴呆程度评定时也常用临床痴呆评定量表，该量表包括记忆力、定向力、判断和解决问题、工作及社交能力、家庭生活和爱好(兴趣)、独立生活能力等六大项内容构成。0分为正常分值，0.5分为可疑痴呆，1分为轻度痴呆，2分为中度痴呆，3分为重度痴呆，共5个级别。

四、中医对阿尔茨海默病的认识

阿尔茨海默病是西医学的病名，中医学文献中并无记载，但根据其症状表现类似于"不慧""善忘""痴呆""呆病"等。

《黄帝内经》指出"善忘"是由于"血并于下，气并于上，乱而善忘"。提出善忘是因气血运行相反，导致气机紊乱而发生的。《灵枢·海论》指出："脑为髓之海……髓海不足则脑转耳鸣，胫酸眩冒，目无所见，懈怠安卧。"可见秦汉时期各医家就已认识到善忘的病机是年老肾精亏虚，无以上充脑髓，髓海空虚，又邪气内侵，出现记忆减退、善忘，逐渐形成痴呆。《灵枢·天年》："六十岁，心气始衰……故好卧。七十岁，脾气虚，皮肤枯。八十岁，肺气衰，魄离，故言善误。"由此可见，随着年龄增长,在人体逐渐衰老的过程中,气血津液不断被消耗,而病理产物如痰、瘀等不断增加,最终导致疾病的发生。痴呆作为进展缓慢的疾病,会随着年老体虚、气血津液的耗损,病理产物的累积而发病。明代张介宾提出:"痴呆证,凡平素无痰,而或以郁结,或以不遂,或以思虑,或以疑惑,或以惊恐,而渐至痴呆。"张氏认为各种不良情绪郁结积聚会导致发病。王清任《医林改错》又有"高年无记性者,脑髓渐空"及"凡有瘀血也令人善忘"的记载。故"痴呆"和"善忘"的病因多样,可系统概括为年老体虚,脏腑功能失司、情志损伤、痰瘀互结阻窍、髓海空虚脑神失养、三焦气化失常等方面。其病机为本虚标实,以肾虚为本,火瘀痰毒为标。年老体虚,各种病邪侵袭,痰瘀阻滞脑窍;或脏腑功能失司,气化不利,肾精亏虚,致髓海失养,神机失用,发为痴呆。

根据近代大量中医学文献,现代众医家认为阿尔茨海默病主要属于"呆证"的范畴,属于精神神志病变,病位在脑。其主要病机是年老体衰,肾精亏虚,脑髓不充,无以上荣脑窍,致神明失养;肝郁气滞,脾失健运,肝脾气机升降失常,致脾胃功能异常,水谷精微物质不能正常运化,精血津液停滞虚衰,无以上荣脑窍,形神相离,则发为呆证。

第二节 病 因 病 机

一、血浊髓萎

根据"精血同源"学说,精能化血,血能生精,而精又生髓,故认为血与髓之间亦存在相互化生充养的关系,表现在以下两方面。①髓可化血,《素问·生气通天论》曰:"骨髓坚固,气血皆从。"另外,《素问·四时刺逆从论》亦载道:"血气在中,内着骨髓。"可见骨为髓所养,荣养化生气血。②血可养髓,《诸病源候论·毛发诸病候》有云:"若血气盛……则骨髓充满;若血气虚……则骨髓枯竭。"提示血随脉道循行于周身,入骨充髓养髓,《难经本义·二十二难》亦提出"血主濡之",指出五脏六腑形体肢节无一不受血之濡养滋润,方可正常发挥机能。

《医林改错·脑髓说》云:"精汁之清者,化而为髓,由脊骨上行入脑,名曰脑髓。"精血互生,精可生髓,髓又化血,故精、血、髓之间存在着"荣损共俱"的密切关系,其中血以清纯为用,乃水谷精微所化,唯有洁净之血方可充髓养髓。有学者认为浊邪来源于过剩的水谷精微及代谢后的糟粕,如《黄帝内经太素·四海合》言:"胃流津液,渗入骨空,变而为髓,头中最多,故为海也。"五谷化生的血液,汇聚于骨生髓充脑,如若摄入过多蛋白质、脂肪、糖分等影响脾运不化,变生痰瘀浊邪等散布脉中,害血变浊,上注污浊脑髓,使髓失血养,终致脑髓枯萎,神机失用。由于种种内外病因对人体的共同作用,情志不畅、饮食劳倦内伤正气,环境污染外侵机体等导致血浊的发生,血浊致使脑髓枯萎。

《类经·诸脉髓筋血气溪谷所属》云:"脑为髓海,故诸髓皆属之。"提示诸髓皆上注于脑,充满脑髓,《血证论·健忘》言:"又凡心有瘀血,亦令健忘……血在上,则浊蔽而不明矣。"不论是血行不畅还是血溢脉外成"瘀",皆阻滞气血运行,蓄积化为血浊,上行阻遏清阳,伤于神机,正如《素问·八正神明论》中提到"血气者,人之神,不可不谨养"。血随脉动循行至脑,充髓养神,唯血液清纯方可濡养脑髓,使脑神清明,反之,血浊不清则害髓伤神。《灵枢·营卫生会》云:"血者神气也。"血濡养脑神,是精神活动的物质基础,有学者概括血对髓的充养关系的同时,提出"血浊伤髓"的病理改变,认为黏稠污浊之血失去濡养脑髓之功,初期可扰乱神明,出现迷惑健忘等症,随着浊邪堆积,加重髓伤程度,加速脑髓萎废,可见呆钝语謇,甚至语无伦次,发作痴呆,即为阿尔茨海默病的主要病因病机。

二、脾肾两虚

脾肾功能与衰老进程联系密切,年龄增长是阿尔茨海默病的重要危险因素之一。中医学认为,人体衰老过程与脾肾亏虚存在关联。脾肾两虚可被视为多种衰老性病变的基本病理特征与发展趋势。基于脾肾二脏的生理联系,可知当人体逐渐衰老时,先天之肾精日渐亏虚,肾气无力推动脾运化水谷精微,使后天之气血化生乏源,进一步导致肾精失于充养,形成恶性循环。最终导致衰老与脾肾两虚并存的局面,为阿尔茨海默病等老年多发疾病埋下了高危隐患。部分学者认为,脾肾亏虚能够引发肌体过氧化产物增加,抗氧化酶活性下降等衰老肌体多发征象;现代医学研究表明,阿尔茨海默病发病机制同样涉及上述氧化应激相关过程,侧面印证脾肾两虚能够加速人体衰老,提升阿尔茨海默病患病风险。

脑髓位于颅腔之中,是灵机记性产生的生理基础。脑髓得精微物质滋养、不为浊邪所侵是认知功能正常的保证。脑髓失养是"痴呆"等与阿尔茨海默病临床表现相似的疾病的重要病机。王清任提出"年高无记忆者,脑髓渐空";汪昂在《本草备要·辛夷》中同样指出"人之记性,皆在脑中。小儿善忘者,脑未满也;老人健忘者,脑渐空也",认为人至老年记忆力下降是由脑髓失养所致。近期关于阿尔茨海默病中医证候分布规律的统计结果显示,涉及"髓亏"病性因素的证型出现频率高达 12.54%,其对阿尔茨海默病病变的参与程度可见一斑。

脾肾两虚是导致脑髓失养的关键因素。肾、脾两脏分别从先后天两方面参与脑髓充养过程。肾藏精,精生髓,脑为髓之海,元神之府也。《内经精义》言:"事物之所以不忘,赖此记性,记在何处,则在肾精。益肾生精化为髓而藏之于脑中。"肾精亏虚直接影响脑髓充盛程度。肾精充足,则生髓有源,髓海得养,元神得藏。脾藏营,营舍意。"血气者,人之神"。可知气血是神志活动的主要物质基础,而气血的生成与脾息息相关。《灵枢》云:"饮入于胃,游溢精气,上输于脾,脾气散精。"可知脾将运化的水谷精微布散全身,化生气血,上达于脑,滋养脑髓。故当脾肾两虚时,先天之精无力充养脑髓,后天气血化生不足,难以滋养肾精及脑髓,致使脑窍空虚,神机失用,发为痴呆。

三、痰瘀阻络

痰浊与瘀血作为阿尔茨海默病病理产物性病因,在中后期阿尔茨海默病病程中扮演重要角色。老年人脾肾亏虚日久,气血逐渐耗损。痰浊、瘀血在此环境中加速形成并相互搏结,构成阿尔茨海默病虚实夹杂的病机特点。

痰浊自古以来即被认为与痴呆联系密切。《石室秘录》载:"痰势最盛,呆气最深""治呆无奇法,治痰即治呆"。痰浊因体内水液代谢功能失常而形成,周流全身,黏重难除,停滞于脑即可阻滞脑窍,令痴呆日益加重。脾肾二脏参与调节水液代谢,其功能失常极易导致痰浊生成。《景岳全书·杂证谟》言:"五脏之病,虽俱能生痰,然无不由乎脾肾。盖脾主湿,湿动则为痰;肾主水,水泛亦为痰。故痰之化无不在脾,而痰之本无不在肾。"部分医家将脾视为"生痰之源",其衰弱时无力充分运化水谷,使气血化生不足、水液运行失司,其中未被运化的水谷即留滞为痰;肾被视为"生痰之本",其衰弱时既无力充分蒸腾气化津液,又难以支持其他参与水液代谢的脏腑发挥功能。二者相互影响,使痰浊随脾肾虚损日渐堆积。张介宾曾称此类痰浊为虚痰:"强壮之人,任其多饮多食,则随食随化,未见其为痰也。""虚痰反多甚,其来也渐,其去也迟,其病也难治。"可见在老年人脾肾多虚的生理基础上,日渐形成、成而难去的痰浊可被视为阿尔茨海默病病情渐进性发展、迁延难愈的原因之一。

血以水谷精微和肾精为基础化生,是精神活动的主要物质基础。《黄帝内经·灵枢》曰:"血者,神气也。""血脉和利,精神乃居。"血行不畅,瘀血滞于脑络,元神失养,渐致痴呆。脾肾二脏既参与血液形成,又参与维持其运行。老年人脾肾功能衰退,血液生成输布能力减弱,易积结成瘀。《脾胃论·脾胃盛衰论》有言:"夫脾胃不足,皆为血病。"脾胃虚弱,血液生成乏源,气无力推动血运,致其滞塞脉中;脾不统血,致血液离经,积为瘀血。《张氏医通·诸血门》曰:"肾藏精,精化血。"肾精亏虚,精血同源,精亏则无以化血;肾阳不足,易生内寒,寒凝则血运不畅。脾肾两虚,久而致瘀。清代医家叶天士认为"久病必瘀",血瘀是多种慢性病迁延不愈过程中出现频率较高的病理现象。阿尔茨海默病作为多发于老年人的慢性退行性疾病,其高发人群先后天之本日渐亏虚,存在慢性基础疾病的比例较高,更可能为瘀血产生和积累提供环境,侧面提升其罹患阿尔茨海默病的风险。

痰浊是人体水液代谢异常的病理产物,瘀血是人体血液运行不畅的病理产物。两者同出一源,均为人体津液运化失常的病理反映。其随气机升降行驻,若痹阻脑络,则令脑窍瘀塞,灵机呆钝。《灵枢·百病始生》曰:"凝血蕴里而不散,津液涩渗,着而不去,而积皆成矣。"二者在体内停滞日久,易相互作用,甚则搏结。朱丹溪言:"自气成积,自积成痰,痰挟瘀血,遂成窠囊。"指出了由痰致瘀的过程;《诸病源候论》言:"诸痰者,此由血脉壅塞,饮水积聚而不消散,故成痰也。"提示了因瘀致痰的原因;《医宗金鉴》曰:"痰积流注于血、与血相搏。"提及了二者易于搏结的特性。在脾肾亏虚的背景下,肌体气血失充,运化失常,升降失司,无法自行清除体内的痰浊与瘀血;加之肾精亏虚,肾阳不足,寒邪收引,令痰瘀二种阴邪相互搏结,相兼为病,较之单一病邪更为胶重顽固。现代研究显示,痰、瘀、虚为老年慢性疾病的常见病因,其中痰浊、瘀血特性与脂质过氧化产物、β淀粉样蛋白及磷酸化 tau 蛋白等积聚于脑中的病理产物近似。在阿尔茨海默病病程中后期,患者实验室检查生物标记物指标升高,情绪、精神、行为障碍日趋显著,与痰瘀实邪日益生成、胶结,痹阻脑络不无关联。

第三节　诊断与鉴别诊断

一、诊断

(一)症状

一般将阿尔茨海默病患者的症状分为 3 类。

1.生活功能改变

阿尔茨海默病发病早期主要表现为近记忆力下降,对患者的一般生活功能影响不大,但是从事高智力活动的患者会出现工作能力和效率下降。随着疾病的进展,工作能力的损害更加突出,同时个人生活能力受损的表现也越发明显。在疾病晚期,患者在包括个人卫生、吃饭、穿衣和洗漱等各个方面都需要完全由他人照顾。

2.精神和行为症状

即使在疾病早期,患者也会出现精神和行为的改变,如患者变得主动性缺乏、活动减少、孤独、自私、对周围环境兴趣减少、对周围人较为冷淡,甚至对亲人也漠不关心,情绪不稳、易激惹。认知功能的进一步损害会使精神行为症状恶化,可出现片段的幻觉、妄想(多以被偷窃和嫉妒为主);无目的漫游或外走;睡眠节律紊乱,部分患者会出现昼夜颠倒情况;捡拾收藏废品;可表现为本能活动亢进,如性脱抑制、过度进食;有时可出现激越甚至攻击行为。

3.认知损害

阿尔茨海默病的神经认知损害以遗忘为先导,随后会累及几乎所有的认知领域,包括计算、定向、视空间、执行功能、理解概括等,也会出现失语、失认、失用。

(二)体征

阿尔茨海默病痴呆患者的早期主要表现为认知功能及精神心理障碍,一般缺乏神经系统局灶体征。但随着病情进展,可伴有言语障碍、吞咽障碍、肢体运动笨拙,以至于病情发展到中晚期出现自主运动功能丧失、肢体强直、长期卧床、呈植物状态或者去皮质状态。因此,其神经系统查体应该像其他神经疾病一样行全面、系统的神经功能检查。对于判断痴呆病情发展程度及疾病分期或者分级有帮助。

阿尔茨海默病患者早期或者中期神经系统检查往往没有特别的局灶性异常体征。然而,随着病情进展,到疾病中、后期,可出现四肢少动或运动笨拙、步态不稳,检查可发现肌张力增高等锥体外体征。一些原始反射如吸吮反射、掌颌反射等,也可在病程中、晚期出现。此外,在查体中,发现存在视野缺损、肢体痉挛状态、单侧肢体(上肢或者下肢)无力,提示可能存在脑血管疾病。如果查体发现患者有帕金森综合征,临床医师需要考虑患者是否存在阿尔茨海默病合并帕金森病或帕金森病痴呆或路易体痴呆。步态异常或经常跌倒发作可能更多见于帕金森病和皮质下血管性痴呆。观察到眼球垂直方向运动障碍,伴有言语障碍应该考虑进行性核上性麻痹可能。如果认知功能障碍患者,出现步态异常,伴有小便失禁,注意排除正常颅内压脑积水。通常,阿尔茨海默病早期少有出现肌阵挛,但中、晚期患者,肌阵挛有一定发生率。而快速进展的认知功能障碍伴肌阵挛发作、锥体束征、锥体外系症状等常见于克-雅病。因此,需要定期检查脑电图,结合病情发展进程,排除克-雅病可能,还需要注意到少数病例是否存在阿尔茨海默病合并克-雅病可能。

(三)辅助检查

1.认知测评

认知功能筛查(简易智能精神状态检查量表或蒙特利尔认知评估量表)、生活能力评估、痴呆严重程度评估、认知功能的总体评估,以及专门针对某个特定认知维度的评估如记忆力评估(霍普金斯词语学习测验修订版)、语言能力评估(波士顿命名测验)、注意力/工作记忆评估(数字广度测验)、视觉空间能力评估(画钟测验)、执行功能评估(连线测验)等。

2.实验室检查

除常规生化项目(应包括同型半胱氨酸)外,应重点排除甲状腺功能异常、维生素 B_{12} 及叶酸缺乏、贫血、神经梅毒等可能会影响认知功能的躯体疾病。

3.脑电图检查

进行脑电图检查来排除克-雅病等。

4.脑影像检查

推荐磁共振成像(包括海马相)排除脑血管病变及明确脑萎缩程度,亦可考虑通过氟脱氧葡萄糖-正电子发射断层成像反映大脑不同部位的代谢水平。

5.阿尔茨海默病生物标志物检查

正电子发射断层成像扫描显示 β 淀粉样蛋白或 tau 成像阳性。脑脊液中 β 淀粉样蛋白多肽 42 蛋白水平下降,总 tau 蛋白和磷酸化 tau 蛋白水平升高。遗传学检查也可进行基因突变的检测。

二、鉴别诊断

(一)轻度认知功能障碍

轻度认知功能损害是介于认知功能正常老化与轻度痴呆之间的一种临床状态。部分轻度认知功能障碍的患者会一直保持这种状态,而有些轻度认知功能障碍(尤其遗忘型轻度认知功能障碍)患者则可能会进展为阿尔茨海默病。

（二）血管性痴呆

血管性痴呆多与患者脑血管疾病病史相关,影像学检查可提示该认知功能减退与脑血管疾病事件的关系。

（三）路易体痴呆

路易体痴呆又称路易体病。该病可出现波动性认知功能障碍、视幻觉、帕金森综合征等临床表现。路易体痴呆是仅次于阿尔茨海默病的第二常见的神经变性性痴呆。

（四）额颞叶痴呆

额颞叶痴呆又称为额颞叶变性、皮克病。该病诊断比较困难,早期出现人格改变和社交能力的下降等非认知性行为改变,影像学提示额叶及前颞叶萎缩明显,症状表现形式多样。①行为异常:不同程度的情感冷漠、丧失社会生活和自我照顾能力、或行为脱抑制,表现为不合时宜的反应或社会行为。②语言异常:起病缓慢的原发性进行性失语症,目前已明确的失语症亚型包括语义性变异、非流畅/语法错乱性变异、非流利性失语。

（五）亨廷顿病

亨廷顿病是一种遗传性疾病,以不自主抖动的舞蹈症和迟缓性自发性运动徐缓症状为主要表现,临床上通过询问家族史和/或基因检测阳性可确诊该病。

（六）克-雅病

克-雅病是由朊病毒蛋白感染所致的一种中枢神经系统变性疾病,以快速进展性痴呆,伴有共济失调、肌阵挛、舞蹈动作或肌张力异常等运动功能障碍为主要表现。朊病毒跨物种传播是主要病因,但也有极少患者是由遗传所致。

阿尔茨海默病病理改变可能出现在其他类型痴呆的病理演变过程中,阿尔茨海默病也常常合并一些慢性疾病,尤其是卒中和糖尿病,因此应注意鉴别。

第四节　治　疗

一、治疗原则

基于"血浊理论",复健化浊法是本病的主要治疗原则,包括两层含义,"复健"意在治本,填精补髓,恢复萎弱脑髓,"化浊"意在除标,清洁血液,根除血之污浊。两者协同配合,标本同治。复健化浊方由复健片及化浊行血汤化裁而成,具有益肾填精,清化血浊之功效,方中包括何首乌、桑寄生、海马、淫羊藿、刺五加、山楂、荷叶,银杏叶、鹿衔草、姜黄、蒲黄、川芎、石菖蒲、虎杖等 14 味中药,方中何首乌入肝、肾经,"久服长筋骨,益精髓",功专补肾固精;桑寄生,《日华子本草》谓其"助筋骨,益血脉",可协何首乌为君,养血益血,补肾生髓,复健萎弱之脑髓。《本草衍句》中记载淫羊藿"益精气,真阳不足者宜之",入肝肾,补命门;海马"暖水脏,消瘕块";刺五加能"补中益精,坚筋骨,强意志",此三者为臣药,既能助君滋补肾精又能涵养脑髓、醒神益智。《雷公炮制药性解》言山楂:"散结气,行滞血",善入血分为化瘀要药,于方中化浊散瘀;"血虽阴类,运之者其和阳乎";荷叶有仰盂之形,得震卦之象,有清香之气,得清和之体,故荷叶能和阳运血行血,助血运畅通;银杏叶、鹿衔草(又名"破血丹"),可补虚益肾,活血调经,协姜黄、蒲黄共同活血化瘀通经,祛除有形之浊血。另外,川芎为血中气药,通阴阳之血气,擅"升清散瘀",清升则浊降,不仅驱血中浊邪之滞,还协同善入血分、活血化瘀之虎杖共同涤荡血中瘀阻,清化血浊,这几味于方中助君臣为佐药,意使全方标本兼顾,益精复髓之外又行化浊活血之功。

除此之外,阿尔茨海默病的治疗原则还包括尽早诊断,及时治疗,终身管理;现有的抗阿尔茨海默病药物虽不能逆转疾病,但可以延缓进展,应尽可能坚持长期治疗;针对痴呆伴发的精神行为症状,非药物干预为首选,抗痴呆治疗是基本,必要时可使用精神药物,但应定期评估疗效和不良反应,避免长期使用;对照料者的健康教育、心理支持及实际帮助,可改善阿尔茨海默病患者的生活质量。

二、中医治疗

(一)辨证论治

1.髓海不足证

(1)症状:智能减退,记忆力和计算力明显减退,头晕耳鸣,懒惰思卧,齿枯发焦,腰酸骨软,步行艰难,舌瘦色淡,苔薄白,脉沉细弱。

(2)治法:补肾益髓,填精养神。

(3)方药:七福饮加减。

(4)加减:本方填补脑髓之力尚嫌不足,可选加鹿角胶、龟甲胶、阿胶等血肉有情之品,以填精补髓。

2.脾肾两虚证

(1)症状:表情呆滞,沉默寡言,记忆减退,失认失算,口齿含糊,词不达意,伴气短懒言,肌肉萎缩,食少纳呆,口涎外溢,腰膝酸软,或四肢不温,腹痛喜按,泄泻,舌质淡白,舌体胖大,苔白,或舌红,苔少或无苔,脉沉细弱。

(2)治法:补肾健脾,益气生精。

(3)方药:还少丹加减。

(4)加减:如见气短乏力较著,甚至肌肉萎缩者,可配伍阿胶、断续、杜仲、鸡血藤、何首乌、黄芪等以益气养血。若脾肾两虚,偏于阳虚者,出现四肢不温,形寒肢冷,五更泄泻等症,方用金匮肾气丸温补肾阳,再加鹿角胶、龟甲胶等血肉有情之品,填精补髓。若伴有腰膝酸软,颧红盗汗,耳鸣如蝉,舌瘦质红,少苔,脉弦细数者,是为肝肾阴虚,可用知柏地黄丸滋养肝肾。

3.痰浊蒙窍证

(1)症状:表情呆钝,智力衰退,或哭笑无常,喃喃自语,或终日无语,伴不思饮食,脘腹、胀痛,痞满不适,口多涎沫,头重如裹,舌质淡,苔白腻,脉滑。

(2)治法:健脾化浊,豁痰开窍。

(3)方药:洗心汤加减。

(4)加减:脾气亏虚明显者,可加党参、茯苓、黄芪、白术、山药、麦芽、砂仁等健脾益气,以截生痰之源;若头重如裹,哭笑无常,喃喃自语,口多涎沫者,痰浊壅塞较著,重用陈皮、半夏,配伍胆南星、莱菔子、佩兰、白豆蔻、全瓜蒌、贝母等豁痰理气之品;若痰郁久化火,蒙蔽清窍,扰动心神,症见心烦躁动,言语颠倒,歌笑不休,甚至反喜污秽等,宜用涤痰汤涤痰开窍,并加黄芩、黄连、竹沥以增强清化热痰之力。

4.瘀血内阻证

(1)症状:表情迟钝,言语不利,善忘,易惊恐,或思维异常,行为古怪,伴肌肤甲错,口干不欲饮,双目暗晦,舌质暗或有瘀点瘀斑,脉细涩。

(2)治法:活血化瘀,开窍醒脑。

(3)方药:通窍活血汤。

(4)加减:常加石菖蒲、郁金开窍醒脑。如久病气血不足者,加党参、黄芪、熟地黄、当归以补益气血;瘀血日久,瘀血不去,新血不生,血虚明显者,可加当归、鸡血藤、三七以养血活血;瘀血日久,郁而化热,症见头痛、呕恶,舌红苔黄等,加丹参、牡丹皮、夏枯草、竹茹等清热凉血、清肝和胃。

(二)针刺疗法

治疗阿尔茨海默病穴位选穴多以百会、四神聪、风池、肾俞为主穴进行临证加减。肾精亏者,加太溪、三阴交等;心脾两虚者,加内关、外关、脾俞、阴陵泉等;

痰浊阻窍者,加用丰隆、内庭等;气滞血瘀者,加用气海、血海等;气虚血瘀者,加用关元;肾阳虚衰者,加用腰阳关、肾俞等穴。

在用针手法上颇有讲究,如"醒脑益智之法"施针,若以头针为主,配以神门、内关、三阴交等穴,其临床有效率可达85%;"益气调血、扶本培元"施针取穴气海、血海、中脘、足三里等,有效率为85%高于对照组。

三、西医治疗

(一)改善认知的药物治疗

1.胆碱酯酶抑制剂

(1)多奈哌齐:通过竞争性和非竞争性抑制乙酰胆碱酯酶,从而提高神经元突触间隙的乙酰胆碱浓度。可每天单次给药。常见的不良反应包括腹泻、恶心、睡眠障碍,较严重的不良反应为心动过缓。多奈哌齐的推荐起始剂量是 5 mg/d,对药物较敏感者,初始剂量可为 2.5 mg/d,1 周后增加至 5 mg/d,1 个月后剂量可增加至 10 mg/d。如果能耐受,尽可能用 10 mg/d 的剂量,使用期间应定期复查心电图。

(2)卡巴拉汀:属氨基甲酸类,能同时抑制乙酰胆碱酯酶和丁酰胆碱酯酶。日剂量＞6 mg 时,其临床疗效较为肯定,但高剂量治疗时,不良反应也相应增多。目前卡巴拉汀的透皮贴剂已经上市,使该药物使用更加方便。

2.谷氨酸受体拮抗剂

美金刚作用于大脑中的谷氨酸-谷胺酰胺系统,为具有中等亲和力的非竞争性 N-甲基-D-天冬氨酸拮抗剂。用法为初始剂量 5 mg,第 2 周加量至 10 mg、第 3 周加量至 15 mg、第 4 周加量至 20 mg,每天 1 次,口服。对肾功能有损害的患者,美金刚剂量应酌减。

对中度或中重度的阿尔茨海默病患者,使用 1 种胆碱酯酶抑制剂和美金刚联合治疗可以获得更好的认知、日常生活能力和社会功能,改善精神行为症状。

(二)针对精神行为症状的药物治疗

1.抗精神病药

抗精神病药主要用于控制严重的幻觉、妄想和兴奋冲动症状。抗精神病药使用应遵循"小剂量起始,根据治疗反应以及不良反应缓慢增量,症状控制后缓慢减量至停药"的原则使用。常用的药物包括利培酮、奥氮平、喹硫平等。

利培酮起始剂量 0.25～0.50 mg/d,最大剂量 2 mg/d,分 1～2 次给药;奥氮平 1.25～2.50 mg/d,最大剂量 10 mg/d,分 1～2 次给药;喹硫平 12.5 mg/d,最

大剂量200 mg/d,分1～3次给药。对于高龄(通常为85岁以上)老人,可选择推荐剂量的1/2作为起始剂量。

2.抗抑郁药

抗抑郁药主要用于治疗抑郁、轻度激越和焦虑。常用的药物如曲唑酮(25～100 mg)、舍曲林(25～100 mg)、西酞普兰(10～20 mg,要注意QTc间期)、米氮平(7.5～30.0 mg)等。

3.心境稳定剂

心境稳定剂可缓解冲动和激越行为等症状。常用药物如丙戊酸钠(250～1 000 mg)。

(三)针对精神行为症状的非药物治疗

针对精神行为症状的非药物干预强调以人为本。采用非药物干预措施可促进和改善功能,促进社会活动和体力活动,增加智能刺激,减少认知问题、处理行为问题,解决家庭冲突和改善社会支持。面向患者的非药物干预方法有环境治疗、感官刺激治疗、行为干预、音乐治疗、舒缓治疗、香氛治疗、认可疗法、认知刺激治疗等多种形式。面向照料者的支持性干预同等重要。制定和实施非药物干预技术时尤其应注意个体化特点。

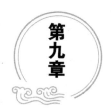

血浊与帕金森病

第一节 概　述

一、定义

帕金森病是神经系统变性疾病,隐袭起病,进展缓慢,主要病理改变为黑质多巴胺能神经元进行性退变和路易小体形成,导致纹状体多巴胺递质减少。主要临床特征为运动迟缓、静止性震颤、肌强直和姿势平衡障碍,同时伴各种非运动症状,如嗅觉障碍、便秘、睡眠障碍等。诊断主要依靠详尽的病史和完整的神经系统体格检查,目前尚无确诊的特异检查。

帕金森病的病因迄今尚未完全明确。可能与遗传、衰老及环境因素有关。上述原因导致中脑黑质神经元损害、多巴胺递质减少而出现帕金森病的运动症状。

我国65岁以上人群帕金森病的患病率为1 700/10万,与西方国家相似。患病率随年龄增长而逐渐增加,男女患病比例接近1:1或男性略多于女性。中国现已逐步进入老龄化社会,据估计,我国帕金森病患者已达到260万例,约占全球患者的一半,预计每年新增帕金森病患者近20万例,至2030年将有500万例帕金森病患者。

二、分型

(一)根据临床特征分型

根据帕金森病的临床特征可分为3型。

1.震颤型

震颤型主要以肢体震颤为主,肌肉强直很轻或不明显。

2.强直型

强直型主要以肌肉僵硬、强直表现为主,可以没有震颤或伴轻微震颤。

3.混合型

混合型同时有肢体震颤和肌肉强直的表现,即震颤-强直型或强直-震颤型,此型占帕金森病的大多数。

(二)根据起病年龄分型

根据起病年龄又可分出早发型帕金森病(发病年龄≤50 岁)和晚发型帕金森病(发病年龄>50 岁)。

三、中医对帕金森病的认识

帕金森病属于中医学的"颤证""颤振""振掉""震颤""内风"等。临床中将帕金森病统归于"颤证"范畴是不规范的,因为 10%~20%的患者在疾病早期甚至整个疾病过程中无头部或肢体颤抖的表现。

《素问·至真要大论》曰:"诸风掉眩,皆属于肝"是对本病的早期认识,并论述了本病与肝密切相关。其中"掉"即含有"震颤"之意。

在《华氏中藏经·论筋痹第三十七》说:"行步奔急,淫邪伤肝,肝失其气……则使人筋急而不能行步舒缓也"。所谓行走奔急,不能舒缓,就如帕金森病的慌张步态。在《素问·五常政大论》又有"其病摇动""掉眩巅疾""掉振鼓栗"等描述,阐述了本病以肢体摇动为其主要症状,属风象,与肝、肾有关,为后世对颤证的认识奠定了基础。

巢元方撰《诸病源候论》,其在"四肢拘挛不得屈伸候""五指筋挛不能屈伸候"中进一步解释了强直和姿势障碍的病机。孙思邈《备急千金要方》中记载有"金牙酒"治疗"积年八风五痉,举身蝉曳,不得转侧,行步跛躄,不能收摄"等病,这些特征很像帕金森病所出现的动作迟缓和步态障碍。明代楼英在《医学纲目·颤振》说:"颤,摇也;振,动也。风火相乘,动摇之象,比之瘛疭,其势为缓。"孙一奎在《赤水玄珠》中首次把震颤为主要临床表现的疾病统一命名为颤振,强调颤振不能随意控制,指出:"颤振者,人病手足摇动,如抖擞之状,筋脉约束不住,而莫能任持,风之象也"。王肯堂在《证治准绳·颤振》进而指出:"此病壮鲜有,中年以后乃有之,老年尤多。夫老年阴血不足,少水不能制盛火,极为难治""病之轻者,或可用补金平木,清痰调气之法,在人自斟酌之。中风手足弹掣,星附散,独活散,金牙酒,无热者宜之;摧肝丸,镇火平肝,消痰定颤,有热者宜之;气虚而振,参术汤补之;心虚而振,补心丸养之;夹痰,导痰汤加竹沥;老人战振,宜定振丸"。

对颤振的发病年龄、发病特点、预后都有科学的论断,还总结出一套因人施治的治疗虚颤的方剂定振丸。

清代张璐《张氏医通》指出:本证主要是风、火、痰、虚为患,同时还对颤证的相应脉象做了详细论述。高鼓峰《医宗己任编·颤振》说:"大抵气血俱虚,不能荣养筋骨,故为之振摇,而不能主持也。"强调气血亏虚是颤证的重要原因,并创造大补气血法治疗颤证,指出:"须大补气血,人参养荣汤或加味人参养荣汤主之。"此法沿用至今,仍为治疗颤证的有效方法之一。

第二节 病 因 病 机

一、血浊内阻

血,即血液。中医理论认为,血液是描述人体组成和功能的重要概念,血液循行于脉中,发挥濡养全身脏腑组织器官的作用,是维持人体生命活动正常进行必不可少的物质基础。概括来说,血浊是指血液受各种因素影响,失去其清纯状态,或丧失其循行规律,影响其生理功能,因而扰乱脏腑气机的病理现象。血浊一旦形成,内阻脏腑,气机失调,进而引起各种疾病。因此,血浊内阻是帕金森病发生、发展及预后的关键因素。

脑为元神之府,藏真精、涵元神,脑神乱则致五脏气乱。人体之血以鲜活、灵动为要,发挥营养和滋润的作用,若血浊败乱脑神,可危及脏腑。血浊积累日久,在脑可致脑浊、脑痿、脑瘀;在血则致血涩、血瘀。

血浊是帕金森病的继发性致病因素,是帕金森病诸病机产生的基础,具有易犯脑神、易伤五脏、易导致经气逆乱、引发脉道痉挛、阻滞血液运行、影响津液代谢的特点,是帕金森病的病理枢纽。《灵枢·营卫生会》曰:"血者,神气也。"《灵枢·平人绝谷》曰:"血脉和利,精神乃居。"说明血是机体精神活动的主要物质基础,只有血脉调和,才能精力充沛,神志清晰,感觉灵敏,思维敏捷。反之,血液污浊,则可导致血的濡养和化神功能失常。帕金森病的主要致病因素包括情志失调、环境污染和不良生活习惯,无论哪一方面异常,均会造成血浊的产生。血浊既是一种病理物质,同时也是一种病理状态。

二、肝肾亏虚,本虚标实

《素问·脉要精微论》中"夫五藏者,身之强也……腰者,肾之府,转摇不能,肾将惫矣;膝者,筋之府,屈伸不能,行将偻附,筋将惫矣;骨者,髓之府,不能久立,行将振掉,骨将惫矣"是早期对帕金森病的认识,肝肾不足,行将振掉。《素问·痿论》指出"肾主身之骨髓",起充养骨骼、滋养脑髓的作用。精髓亏损,骨失所养,则有不能久立,行则振掉之症。孙一奎《医旨绪余》详细论述了颤振的症状及病因病机,其云:"颤振者,人病手足摇动,如抖擞之状,筋脉约束不住,而莫能任持,风之象也……夫颤振,乃兼木气而言,惟手足肘前战动,外无凛栗之状。"《张氏医通·颤振》亦云:"颤振则但振动而不屈也。亦有头动而手不动者。盖木盛则生风生火,上冲于头。故头为颤振。"肝为将军之官,体阴而用阳,肝阴不足,木气鼓动,肾精亏虚,筋骨失养,手足震颤,动摇不止。《赤水玄珠·颤振》描述颤振的病因病机为"木火上盛,肾阴不充,下虚上实,实为痰火,虚则肾亏"。

肾为先天之本,但随着年龄的增长,肾气逐渐衰弱,肾精亏虚,则不能主骨生髓,无法充养脑络。《素问·上古天真论》云:女子"五七,阳明脉衰,面始焦,发始堕";男子"五八,肾气衰,发堕齿槁",随着年龄增长,肾气逐渐衰弱是人体生长发育的特点。《证治准绳·杂病》指出"此病壮年鲜有,中年以后乃有之,老年尤多"。帕金森发病率流行病学调查显示,随着年龄的增长不断增加,40～49 岁人群发病率约 0.04%,而 80 岁及以上人群的发病率为 1.903%。

肾精不足,水不涵木,木气亢而生风,兼之肝木伐脾土,而致脾失健运,肌肉筋骨失养,最终导致手足震颤,动摇不止。《黄帝内经》云:"诸风掉眩,皆属于肝。"《医旨绪余》又云:"诸风掉眩,皆属肝木,木主风,风为阳气,阳主动,此木气太过,而克脾土,脾主四肢,四肢者,诸阳之末,木气鼓之故动,经谓'风淫末疾'者此也,亦有头动而手足不动者,盖头乃诸阳之首,木气上冲,故头独动而手足不动,散于四末,则手足动而头不动也。"

综上,帕金森病是由于肾精亏虚,水不涵木,肝失调达,木气上冲,肝风内动,兼有木气克伐脾土,终致手足颤振,动摇不定,属本虚标实之证。

三、精血不足,气血亏虚

《医宗己任编·颤振》曰:"大抵气血俱虚,不能濡养筋骨,故为之振摇,而不能主持也"。强调气血亏虚是震颤的主要原因。肾者,先天之本。《医碥·遗精》谓:"精者,一身之至宝,原于先天而成于后天者也,五脏俱有而属于肾。"肾藏精,精能生髓,精髓可以化而为血,肾精是为气血生化先天之本,不足则气血亏虚。

《素问·灵兰秘典论》曰："肾者,作强之官,伎巧出焉。"肾精不足,气血乏源,筋骨失养,活动不利,故而手足颤振。

肝主藏血生血,调畅气机。《素问·六节脏象论》曰："肝者,罢极之本,魂之居也;其华在爪,其充在筋,以生血气。"《张氏医通·诸血门》述："气不耗,归精于肾而为精。精不泄,则归精于肝而化清血。"皆说明气血充盈与肝密切相关。《风劳臌膈四大证治》有"血随气行,周流不停";张锡纯先生又云:"此气且能撑持全身,振作精神,以及心思脑力、官骸动作……脑力心思为之顿减。"肝主气机条达,与气血运行密切相关。肝失疏泄,气机不调,肝肾亏虚,气血生化不足,不能周循全身而濡养筋脉脏腑,导致筋骨失养,而致振摇不能自持。

脾胃为后天之本,气血生化之泉源。而肾精不足,水不涵木,木气上犯脾土,易致脾胃功能失调。《类证治裁》云:"夫肝主藏血,血燥则肝急。凡肝阴不足,必得肾水以滋之,血液以濡之……务遂其条畅之性,则郁者舒矣。"《知医必辨·论肝气》云:"肝气一动,即乘脾土,作痛作胀,甚则作泻,又或上犯胃土,气逆作呕,两胁痛胀。"《金匮翼·颤振》云:"颤振,手足动摇,不能自主,乃肝之病,风之象,而脾受之也。肝应木,木主风,风为阳,阳主动;脾应土,土主四肢,四肢受气于脾者也。土气不足,而木气鼓之,故振之动摇,所谓风淫末疾者是也。"脾为后天之本,气血生化之源泉。肝失疏泄,脾胃失调,气血生化无源,四肢筋脉失养,振摇不能自持。肝肾亏虚,先天不足,脾胃失运,水谷精微不能运化,后天失养。气血生化乏源,终致手足动摇,颤振不止。

四、毒袭脑络,痰瘀交阻

毒邪即指由外而来,侵袭机体并造成损害的一类病邪,主要指邪化为毒或邪蕴为毒,如《古书医言》载:"邪气者,毒也。"《金匮要略·心典》曰:"毒,邪气蕴结之谓也。"在疾病发展过程中,机体阴阳失调,气血运行失序,脏腑功能紊乱,致机体生理生化和病理产物不能及时排出体外,蕴积于内而化生的致病物质,如《格致余论》中提到:"五味入口,即入于胃,留毒不散,积聚既久,致伤冲和,诸病生焉"。姜良铎等则把毒定义为一切对机体不利影响的因素,认为与广义之邪无别。如《素问·五常政大论》曰:"少阳在泉,寒毒不生……阳明在泉,湿毒不生……太阳在泉,热毒不生……厥阴在泉,清毒不生……太阴在泉,燥毒不生。"王冰注《素问·五常政大论》曰:"夫毒者,皆五行标盛暴烈之气所为。"庞安时《伤寒总病论》载:"假令素有寒者,多变阳虚阴盛之疾,或变阴毒也"。目前《中医词典》中对"毒"的论述则概括为5条:①外界致病的邪气。如《素问·生气通天论》:"虽大风苛毒,弗之能害。"②指毒物。如《素问·征四失论》:"诊病不问其始,忧患饮食之失节,起居之过度,或伤于毒。"③药物的偏性,或峻厉猛劣之性。亦指代药物。如《素问·五常政大论》:"大毒治病,十去其六,常毒治病,十去其七。"④用峻猛的药物治疗。如《素问·六元正纪大论》:"妇人重身,毒之何如?"⑤酷烈,凶狠。如《灵枢经·叙》:"不读医书,又非世业,杀人尤毒于梃刃"。本文所论之毒,既包括外界致病的邪气又包括近代医家总结的内毒,还包括毒物。

帕金森病因脏腑功能衰退,气机不畅,气滞血瘀,水不涵木,肝风内动,化火生痰。《类证治裁》云:"相火附木,木郁则化火……风根据于木,木郁则化风";又云:"水不涵木,火动痰升",风、火、痰、瘀等病邪凝聚成毒,或蕴结于脑,或随经脉而上犯于脑。所谓"邪之所凑,其气必虚",毒损于脑络,气血不能上达于脑,髓海失充,致使脑失充养,神机失用。同时,毒邪缠积,易损正气,临床表现为病程长,恢复缓慢。《证治准绳》云:"盖髓海真气所聚,卒不受邪,受邪则死不可治。"王永炎院士提出脑病"浊毒损伤脑络"病机理论,认为年迈之人脏腑渐虚,髓海渐衰,水津失布,痰瘀内生互结,郁蒸腐化,浊毒化生,败坏形体,络脉结滞,脑络痹阻,神机失统发为脑病。

脑主神明,人的精神、意识和思维、活动皆由脑所主,王惠源在《医学原始》中指出:"脑颅居百体之首,为五官四司所赖,以摄百肢,为运动知觉之德。"李时珍认为"脑为元神之府";王清任亦云"灵机记性,不在心在脑"。脑神在机体运动调节中的具有重要作用。《素问·五脏生成》亦指出:"诸髓者,皆属于脑。"毒邪侵袭,气滞血瘀,气血不能濡养脑络,肝肾不足,髓海不充,脑络失养,导致大脑功能不能正常行使,故出现帕金森病诸多临床病症。

肝失疏泄,气机不畅,气滞血瘀,脾失健运,痰浊内生,痰瘀交阻,风火内生,聚而成毒;又或外毒侵袭,毒袭脑络,脑脉失养,而致颤振。

第三节　诊断与鉴别诊断

一、诊断

(一)症状

帕金森病多于50岁以后发病,男性稍多于女性。起病缓慢,渐进发展。初始症状以震颤为多,渐渐出现运动迟缓、肌强直、步行障碍。症状常自一侧上肢开始,逐渐扩展至同侧下肢、对侧上肢及下肢,即呈倒"N"字形进展。患者最早的感受多是肢体震颤和僵硬。

1.运动迟缓

运动迟缓是帕金森病一种特殊的运动障碍。患者表现为动作缓慢,随意运动减少,尤其以始动时为甚。如坐下时不能起立,起床、翻身、解系纽扣或鞋带、穿鞋袜或衣裤、洗脸和刷牙等日常活动均发生困难。由于臂肌和手部肌肉的强直,使患者上肢不能做精细动作,表现为书写困难,所写的字弯弯曲曲、越写越小,尤其是在行末时写得特别小,呈现"写字过小征"。面部表情肌少动,表现为面部无表情、不眨眼、双眼凝视,称之为"面具脸"。

2.静止性震颤

静止性震颤多自一侧上肢开始,可以波及四肢、下颌、唇、舌和颈部。每秒4～6次,幅度不定,精神紧张时加剧。不少患者还伴有姿位性震颤,部分患者全无震颤,尤其是发病年龄在 70 岁以上者,检查时应注意这一点。当老年人坐位,双手放于膝部,不易检查出静止性震颤,而当行走、兴奋、焦虑时才可能出现静止性震颤。静止性震颤一般于睡眠时消失。震颤对天气变化比较敏感,同时也是全身状况好坏的标志。出现感染和肺炎时,震颤有可能完全消失,但可随全身状况的恢复而再度出现。

3.强直

肌强直见于所有帕金森病的患者,多表现为锥体外系齿轮样肌张力增高,肩胛带和骨盆带肌肉的强直更为明显。老年患者的上述肌强直可引起关节疼痛。强直多自一侧上肢的近端开始,逐渐蔓延至远端、对侧以及全身。面肌强直使表情和瞬目动作减少,造成"面具脸",可见具有早期诊断价值的"路标现象"。颈肌和躯干肌强直形成屈曲状态,旋颈和旋体动作均缓慢、困难。行走时上肢协同摆动动作消失,主要原因是易化了肌紧张反射。

4.姿势步态异常

由于四肢、躯干和颈部肌肉强直,常呈现一种特殊的姿势,即患者表现头前倾、躯干俯屈、肘关节屈曲、腕关节伸直、前臂内收、髋和膝关节略弯曲,称为"屈曲体姿"。手部亦呈特殊姿势,表现为指间关节伸直、手指内收、拇指呈对掌位置。患者走路转弯时平衡障碍极为明显,此时因躯干和颈部肌肉强直,必须采取连续原地小步行走,使躯干和头部一起转动。步态异常最为突出,表现为走路拖步、迈步时身体前倾,行走时自动摆臂动作减少或消失。"慌张步态"是帕金森患者特有的体征,表现为行走时起步困难,一迈步时即以极小的步伐前冲,越走越快,不能立刻停下脚步。

5.非运动症状

非运动症状包括自主神经功能障碍、神经精神障碍、睡眠障碍、感觉障碍等。自主神经功能障碍可表现为直立性低血压,尿频、尿急、尿失禁等泌尿系统症状,唾液增多,皮脂外溢,出汗增多,体温增高,下肢水肿,食欲不振和便秘。神经精神障碍可表现为抑郁、焦虑、淡漠、痴呆、幻觉等。睡眠障碍多表现为失眠多梦、难以入睡、易醒等症状。感觉障碍则可表现为嗅觉减退,肢体疼痛、酸痛或者麻木。

(二)体征

临床以静止性震颤、运动迟缓、肌强直和姿势步态异常为主要特征。

(三)辅助检查

帕金森病的诊断主要依靠详尽的病史和完整的神经系统体格检查,辅助检查主要用于排除其他疾病和鉴别诊断,包括常规、生化、电生理、神经影像学检查。

1.常规检查

进行血、尿、便常规,血生化(肝肾功能、血脂、血糖),甲状腺功能等检查。帕金森病患者上述检查结果一般无明显异常。

2.头部 CT、MRI 检查

排除血管性帕金森病及其他颅内结构异常。多数帕金森病患者的头部影像学检查结果正常。

3.血铜蓝蛋白检查

检测血铜蓝蛋白水平以排除肝豆状核变性。

4.分子神经影像学检查

正电子发射计算机断层显像或单光子发射计算机断层显像检查可进行特定的放射性核素检测,可显示脑内多巴胺转运体摄取率降低、多巴胺递质合成减少等,对早期诊断、鉴别诊断及监测病情有一定价值,但非临床诊断所必需和常用。

5.嗅觉测试

嗅棒测试可发现早期嗅觉减退。

6.黑质超声检查

经颅超声可通过耳前的听骨窗探测黑质回声,大多数帕金森病患者的黑质回声增强。

7.心脏交感神经检查

心脏间碘苯甲胍闪烁照相术可显示心脏交感神经功能,帕金森病患者的心脏间碘苯甲胍摄取率下降或消失。

8.基因诊断

采用 DNA 印记技术、聚合酶链反应、DNA 序列分析、全基因组扫描等可能发现基因突变。

二、鉴别诊断

对临床表现典型的帕金森病患者,临床诊断不难,比如患者的运动症状,体征不对称性起病、表现有典型静止性震颤、对左旋多巴制剂治疗敏感多提示原发性帕金森病。但是不典型表现型,或者高龄发病,仅以强直少动症状为突出表现者,即使是运动障碍专家也容易误诊。虽然,目前有了许多先进影像方法,提高了运动障碍疾病病因诊断水平,但与阿尔茨海默病相比,帕金森病目前还缺乏特异性较高的体液生物标志物以及影像标志物,因此,临床病史及查体仍是疾病鉴别诊断最基本的要求。首先需要与帕金森叠加综合征鉴别。帕金森叠加综合征包括多系统萎缩、进行性核上性麻痹和皮质基底节变性等。除帕金森病外,多系统萎缩和进行性核上性麻痹相对较多见。因此,多系统萎缩和进行性核上性麻痹是帕金森病鉴别诊断分析优先考虑的疾病。

(一)多系统萎缩

多系统萎缩是一组成年人发病的、散发的、进行性神经变性疾病,临床表现有帕金森综合征,小脑、自主神经和泌尿生殖功能障碍等主要特征。病理上显示为大脑的纹状体黑质和橄榄脑桥小脑结构以及脊髓的神经细胞广泛脱失,伴有大量特征性的 α-突触核蛋白阳性表达的胶质细胞包涵体。国际专家工作组将以锥体外症状(即帕金森综合征)为突出特征的称为多系统萎缩 P 型,以小脑性共济失调为主要特征的归为多系统萎缩 C 型。多系统萎缩发病的平均年龄在52～55 岁。较帕金森病发病年轻,通常病程进展较快,首次症状出现后,平均生存年限是 6.0～9.5 年,病程相对帕金森病短。多系统萎缩 P 型的帕金森征表现为进行性运动不能,强直,可以伴有急动性姿势性震颤,较少出现静止性震颤。很多病例可以出现口面或颅颈部肌张力障碍。疾病早期常常出现姿势不稳,但反复发作的跌倒不如进行性核上性麻痹常见。大约 30% 的病例对多巴制剂有反应,但疗效持续时间短暂。多系统萎缩患者自主神经功能障碍明显。男性病例早期几乎均出现阳痿,尿失禁或尿潴留也是常见的临床症状。70%左右的病例临床上有直立性低血压的表现,多巴制剂或多巴激动剂可能诱发或加重直立性低血压症状。多系统萎缩 P 型病例在 T_2 像上,可出现壳核外侧裂隙样高信号;多系统萎缩 C 型患者 T_2 像和质子像上可出现脑桥"十字征"。

(二)进行性核上性麻痹

进行性核上性麻痹临床上以核上性眼球运动障碍、颈部肌张力障碍、姿势异常、构音障碍、假性延髓性麻痹以及痴呆为主要表现,病变主要累及脑干、基底节和小脑灰质神经核团,以神经细胞和星形胶质细胞的 4R-tau 蛋白异常聚集为特征的独立疾病实体。垂直注视麻痹,尤其是下视困难、颈部过伸、早期跌倒多提示进行性核上性麻痹。头颅 MRI 与帕金森病患者相比,轴位像上显示,中脑萎缩形似兔眼征,导水管扩大,周围灰质变薄以及周围灰质异常信号;矢状位上显示中脑,脑桥被盖部萎缩,尤其是四叠体板上部变薄最为明显,有人称之为"蜂鸟征"。

(三)药物性帕金森综合征

药物是常见的导致继发性帕金森综合征的原因。用于治疗精神疾病的神经安定剂(吩噻嗪类和丁酰苯类)是最常见的致病药物。需要注意的是,有时候也会使用这些药物治疗呕吐等非精神类疾病,如应用异丙嗪止吐。其他可引起或加重帕金森样症状的药物包括利血平、氟桂利嗪、甲氧氯普胺、锂等。

(四)特发性震颤

特发性震颤起病时多为双侧症状,不伴有运动迟缓,无静止性震颤,疾病进展很慢,约 1/3 患者有家族史。震颤是唯一的临床症状,主要表现为姿势性震颤和动作性震颤,即身体保持某一姿势或做动作时易于出现震颤。震颤常累及双侧肢体,头部也较常受累。频率为 6~12 Hz。情绪激动或紧张时可加重,静止时减轻或消失。头颅影像检查无异常发现。

第四节 治 疗

一、治疗原则

在临床治病防病的过程中,应当注重调养五脏,根据其具体情况,适当采用理肺、疏肝、健脾、益肾、养心等方式调理五脏,从根源上杜绝血浊的发生,既能取得良好的治疗效果,又能避免疾病的进展。同时也要积极运用补气、行气、化痰、补血、活血的药物如人参、白术、茯苓、黄芪、当归、川芎、延胡索等,可整体调节脏腑气血津液及阴阳平衡,防止血浊继发病理产物的损害。

帕金森病标在风痰,病位主要在肝、脾、肾,以肝脾肾亏虚、气血不足为其本,风火痰瘀引动内风为其标,总属本虚标实证。以虚实并治为原则,以清化血浊、化痰通络、息风潜阳、益气养血、滋补肝肾为基本治疗大法。

除此之外,帕金森病的治疗原则还包括不仅要考虑控制患者的运动症状,也应改善非运动症状;不仅要关注当前的疗效,还要考虑长远的治疗效益;采取包括药物、心理指导、运动等全方位综合的治疗,从而形成连续而全面管理模式;药物治疗是帕金森病全程干预管理中的首选方法和主要治疗手段,手术治疗则是药物治疗的补充手段,当经内科药物治疗症状仍控制不满意,可行深度脑刺激治疗。

二、中医治疗

(一)辨证论治

1.痰热动风证

(1)症状:神呆懒动,形体肥胖,头胸前倾,头或肢体震颤可以自制,活动缓慢,胸痞脘闷,口干多汗,头晕头沉,咳嗽痰黄,小便短赤,大便秘结,舌质红或黯红,苔黄腻,脉细数或弦滑。

(2)治法:息风定颤,清热化痰。

(3)方药:摧肝丸加减。

(4)加减:若痰湿困怠,咳吐痰涎者,加皂角刺、白芥子、清半夏燥湿化痰;烦躁易怒者加合欢花、郁金、香附;神志呆滞者,加石菖蒲、远志。

2.血瘀风动证

(1)症状:表情呆板,面色晦暗,头摇肢颤日久,震颤幅度较大,肢体拘痉,活动受限,项背前倾,言语不利,慌张步态,精神障碍或智力减退,头晕眼花,皮脂外溢。发甲焦枯,舌紫暗或有瘀斑,或舌下青筋横暴,脉细无力或沉细。

(2)治法:息风通络,活血化瘀。

(3)方药:身痛逐瘀汤加减。

(4)加减:若肝气不舒,急躁易怒者,加柴胡、白芍、合欢皮疏肝解郁除烦;若颤动不止者,加僵蚕、全蝎、石决明;若心烦失眠者,加炒酸枣仁、栀子、丹参。

3.气血两虚证

(1)症状:神呆懒言,面色㿠白,头摇或肢体震颤日久,震颤幅度较大,肢体拘挛或项背僵直,步态不稳,活动减少,乏力气短,头晕眼花,自汗,动则尤甚,皮脂外溢,或口角流涎,舌体胖,舌边有齿痕,舌质淡,舌苔薄白或白腻,脉细无力或沉细。

(2)治法:益气养血,柔筋息风。

(3)方药:人参养荣汤加减。

(4)加减:脾虚失运,酿生痰浊者,加半夏、枳实、白芥子;血虚心神失养者,加阿胶、酸枣仁、茯神;气血亏虚以致血瘀,肢体颤动麻木者,加红花、桃仁、鸡血藤等。

4.肝肾阴虚证

(1)症状:表情呆板,头或肢体震颤日久,幅度较大,或肢体拘挛,活动笨拙,上肢不能协调,拖拉步态,言语謇涩,或智力减退,形体消瘦,失眠多梦,头晕耳鸣,或头痛盗汗,急躁时震颤加重,腰膝酸软,大便秘结,小便频数,舌体瘦小,舌质暗红,苔少或剥苔,脉象细数或细弦。

(2)治法:滋补肝肾,育阴息风。

(3)方药:大补阴丸加减。

(4)加减:阳亢于上,肢颤头晕较重者,加天麻、桑寄生、石决明等;阴虚火旺,五心烦热,失眠烦躁者,加知母、黄柏、地骨皮等;肢体拘急,麻木疼痛者,加木瓜、佛手、白芍舒筋缓急。

5.阴阳两虚证

(1)症状:表情呆板,头项或肢体震颤日久,项背僵直,或言语謇涩,肢体拘挛,动作不利,健忘失眠,汗出畏寒,肢冷体倦,或腰膝酸痛,阳痿遗精,食欲不振,溲少便溏,舌质嫩红或黯淡,舌苔薄白,脉沉细。

(2)治法:滋阴补阳,息风活络。

(3)方药:地黄饮子加减。

(4)加减:神志淡漠,嗜睡者,加细辛、麻黄;大便稀溏,肢冷不温者,加干姜、吴茱萸、肉豆蔻。心悸怔忡者,加龙骨、牡蛎、远志等养心安神。

(二)针刺疗法

1.体针

主穴以百会、内关、太冲、三阴交、合谷为主,再依据辨证进行配穴。

2.普通头针

治震颤取顶颞前斜线,即从前神聪穴到悬厘穴连线。治肌紧张取顶颞后斜线,即从百会穴到曲鬓穴的连线。

3.方氏头针治疗

取穴以伏脏心肺点(双)、伏象大椎、运平(双)、书写(双)、百会(加强)、伏象头点、思维(双)、呼循(双)、人字缝尖为主。

三、西医治疗

(一)药物治疗

1.常用药物及注意事项

(1)抗胆碱能药:目前国内主要应用苯海索,药理作用为选择性阻断纹状体的胆碱能神经通路,剂量为 1～2 mg、3 次/天。主要适用于伴有震颤的患者。对年龄<60 岁的患者,要告知长期应用本类药物可能会导致其认知功能下降,所以要定期复查认知功能;对≥60 岁的患者应慎用抗胆碱能药。闭角型青光眼及前列腺肥大患者禁用。

(2)金刚烷胺:本药物能够促进纹状体多巴胺的合成和释放,减少神经细胞对多巴胺再摄取,剂量为 50～100 mg、2～3 次/天,末次应在下午 4:00 前服用。对少动、强直、震颤均有改善作用,并且对改善异动症有帮助。肾功能不全、癫痫、严重胃溃疡、肝病患者慎用,哺乳期妇女禁用。

(3)复方左旋多巴(多巴丝肼、卡左双多巴缓释片):左旋多巴可以脱羧生成多巴胺,初始用量为 62.5～125.0 mg、2～3 次/天,根据病情而逐渐增加剂量至疗效满意和不出现不良反应的适宜剂量维持,餐前 1 小时或餐后 1.5 小时服药。活动性消化道溃疡者慎用,闭角型青光眼、精神病患者禁用。运动并发症是帕金森病中晚期常见的症状,包括症状波动和异动症,多由长期及高剂量左旋多巴诱发。以往多主张尽可能推迟应用复方左旋多巴;现有证据提示早期应用小剂量(≤400 mg/d)并不增加异动症的发生。建议复方左旋多巴单药治疗时剂量不超过 400 mg/d(以左旋多巴含量计)。

(4)多巴胺受体激动剂:药理作用为与多巴胺受体结合,兴奋多巴胺受体。目前大多推崇非麦角类多巴胺受体激动剂为首选药物。激动剂均应从小剂量开始,逐渐增加剂量至获得满意疗效而不出现不良反应为止。多巴胺受体激动剂的不良反应与复方左旋多巴相似,它的症状波动和异动症发生率低,而直立性低血压、脚踝水肿和精神异常(幻觉、食欲亢进、性欲亢进等)的发生率较高。

目前国内上市多年的非麦角类多巴胺受体激动剂有以下几种。①吡贝地尔缓释剂:初始剂量为 50 mg、1 次/天,易产生不良反应患者可改为 25 mg、2 次/天,第 2 周增至 50 mg、2 次/天;有效剂量为 150 mg/d,分 3 次口服,最大剂量不超过 250 mg/d。②普拉克索:有常释剂和缓释剂 2 种剂型。常释剂的用法:初始剂量为 0.125 mg、3 次/天(个别易产生不良反应患者则为 1~2 次/天),每周增加 0.125 mg、3 次/天,一般有效剂量为 0.50~0.75 mg、1 次/天,最大剂量不超过 4.5 mg/d。缓释剂的用法:每天的剂量与常释剂相同,但为 1 次/d 服用。③罗匹尼罗:包括常释片和缓释片。初始剂量为 0.25 mg、3 次/天,每服用 1 周后每天增加 0.75 mg 至 3.0 mg,一般有效剂量为 3~9 mg/d,分 3 次口服,最大剂量为 24.0 mg/d。④罗替高汀贴片:为经皮肤吸收的多巴胺受体激动剂。初始剂量 2 mg,贴于皮肤之上,1 次/天,每使用 1 周后每天增加 2 mg。一般有效剂量早期患者为 4~8 mg/d,中晚期患者为 8~16 mg/d。

(5)单胺氧化酶 B 型抑制剂:抑制多巴胺的重摄取及突触前受体。主要有司来吉兰和雷沙吉兰。司来吉兰的用法为 2.5~5.0 mg、1~2 次/天,在早晨、中午服用,勿在傍晚或晚上应用,以免引起失眠。雷沙吉兰的用量为 1 mg、1 次/天,早晨服用,胃溃疡者慎用。单胺氧化酶 B 型抑制剂与 5-羟色胺再摄取抑制剂、5-羟色胺和去甲肾上腺素再摄取抑制剂、三环类和四环类抗抑郁药物联合使用时,有发生严重不良反应的报告,因此与抗抑郁药物联合应用时应谨慎或避免联用。

(6)儿茶酚-O-甲基转移酶抑制剂:在疾病早期选用儿茶酚-O-甲基转移酶抑制剂恩他卡朋与复方左旋多巴合用,可以增强复方左旋多巴疗效但可能增加异动症发生;在疾病中晚期,当复方左旋多巴疗效减退时,添加恩他卡朋可达到进一步改善症状的作用。恩他卡朋用量为每次 100~200 mg,服用次数与复方左旋多巴相同,若每天服用复方左旋多巴次数较多,也可少于复方左旋多巴次数。需与复方左旋多巴同服,单用无效。其药物不良反应有腹泻、头痛、多汗、口干、转氨酶升高、腹痛、尿色变黄等。

(二)非药物治疗

1.手术治疗

早期药物治疗显效明显,而长期治疗的疗效明显减退,或出现严重的运动波动及异动症者可考虑深度脑刺激治疗。需要强调的是手术可以明显改善运动症状,但不能根治疾病,术后仍需应用药物治疗,但可相应减少剂量。手术需严格掌握其适应证,继发性帕金森综合征和帕金森叠加综合征不适合深度脑刺激治疗。深度脑刺激对肢体震颤和/或肌强直有较好的疗效,但对躯体性中轴症状如姿势平衡障碍则无明显疗效。

2.中医、康复与运动疗法

中医或针灸等作为辅助手段对改善运动及非运动症状也可起到一定的作用。康复与运动疗法对帕金森病症状的改善乃至对延缓病程的进展可能都有一定的帮助。帕金森病患者多存在步态障碍、姿势平衡障碍、语言和/或吞咽障碍等,可以根据不同的行动障碍进行相应的康复或运动训练。如健身操、太极拳、慢跑等运动;进行语言障碍训练、步态训练、姿势平衡训练等。特别是姿势平衡障碍,可让患者主动调整身体重心、踏步走、大步走、听口令、听音乐或拍拍子行走或跨越物体(真实的或假想的)等可能有益。必要时使用助行器甚至轮椅,做好防护。若能每天坚持,则有助于提高患者的生活自理能力,改善运动功能,并能延长药物的有效期。

3.心理疏导

帕金森病患者多存在抑郁等心理障碍,抑郁可以发生在帕金森病运动症状出现前和出现之后,是影响患者生命质量的主要危险因素之一,同时也会影响抗帕金森病药物治疗的有效性。因此,对帕金森病的治疗不仅需要关注改善患者的运动症状,而且要重视改善患者的抑郁等心理障碍,予以有效的心理疏导和抗抑郁药物治疗,从而达到更满意的治疗效果。

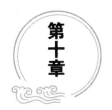

血浊与焦虑症

第一节 概 述

一、定义

焦虑症又称焦虑障碍,是一组以焦虑症状群为主要临床相的精神障碍的总称。焦虑障碍的特点是过度恐惧和焦虑,以及相关的行为障碍。恐惧是指面临具体不利的或危险的处境时出现的焦虑反应,焦虑是指缺乏相应的客观因素下出现内心极度不安的期待状态,伴有紧张不安和自主神经功能失调症状。

2019年发布的中国精神卫生调查结果显示,焦虑障碍是我国最常见的精神障碍,年患病率为5.0%,终生患病率为7.6%。焦虑障碍可发生于各个年龄,通常起病于儿童期或少年期,到成年期就诊。焦虑障碍有性别差异,女性患者是男性的2倍。随着人口老龄化,老年人的焦虑症状越来越常见,并常与抑郁症状共存。研究发现,焦虑障碍的共病率很高,可以同时共病一种或多种精神障碍。

焦虑障碍的病因和发病机制目前仍不明确,涉及生物、心理和社会因素。生物因素包括遗传、生物节律、下丘脑-垂体-肾上腺轴功能失调、神经递质平衡失调等。心理因素包括童年经历、性格特点、生活事件等。社会因素包括社会文化、生活节奏、经济状况等。与焦虑障碍相关的危险因素包括焦虑障碍家族史,童年期焦虑障碍病史,童年期不良的养育方式,应激性或创伤性生活事件,女性,离异,丧偶,失业,经济困难,共病精神障碍(尤其抑郁障碍)等。

二、分类

(一)广泛性焦虑障碍

广泛性焦虑障碍又称慢性焦虑症,其焦虑没有明确的客观对象,不局限于任何特定的外部环境,症状泛化、持续、波动。病程多慢性,常反复发作。患者常有一定人格基础,起病时常和生活应激事件相关,特别是有威胁性的事件,如人际关系、躯体疾病以及工作问题等。患者因难以忍受又无法解脱而感到痛苦。在我国,绝大多数广泛性焦虑障碍患者并不认识到自己患了精神障碍,往往到综合医院就诊。据估计,广泛性焦虑障碍和惊恐障碍在心血管门诊就诊中约占10%。发病年龄多在20~40岁,女性比男性多见。

(二)惊恐障碍

惊恐障碍是指反复出现不可预期的惊恐发作的一种焦虑障碍,特征是症状多持续1个月以上,并担心再次发作或发作。惊恐障碍的另一个特征是回避可能诱发惊恐感觉的情境。

惊恐发作是一种突如其来的惊恐体验,其症状往往是患者自我感受到的表现,患者在某些情况下突然感到惊恐、失控感、发疯感、崩溃感,好像死亡将来临,惊恐万状,四处呼救,同时伴有严重的自主功能失调,其起病快,终止也快。

惊恐发作往往持续数分钟或几十分钟,呈自限性。此外,惊恐发作的频率差别很大,有的患者出现短期内严重、短暂的一系列数次发作,有的出现每周发作,有的在数月间出现周期性发作。惊恐发作并不局限于任何特定的情境,一般急性发作,症状在发病后约10分钟达到高峰,由于惊恐障碍患者躯体症状突出,多寻求非精神科治疗。在基层保健机构就诊患者中占21%,在心血管内科急诊中常见。

(三)场所恐惧症

场所恐惧症的特点是对可能难以逃脱或无法得到帮助的多种情况产生明显和过度恐惧或焦虑。由于害怕特定的负面结果(如惊恐发作、其他丧失能力或令人尴尬的身体症状),患者对这些情况始终感到焦虑不安。这些情况是主动避免的,只在特定情况下进入,如在一个值得信赖的同伴在场,或忍受强烈的恐惧或焦虑。症状至少持续数月,而且严重到足以导致个人、家庭、社会、教育、职业或其他重要功能领域的严重痛苦或伤害。

(四)社交焦虑障碍

社交焦虑障碍又称社交恐惧症,是对任何社交或公开场合感到强烈恐惧或忧虑的心理疾病。其核心特征是显著而持续地害怕在公众面前可能出现羞辱或尴尬的社交场合。社交焦虑障碍发病年龄较早,一般起病于儿童中期,中位起病年龄为10岁,但就医年龄通常在青少年和成年早期。

(五)特定恐惧障碍

特定恐惧障碍是一种对某种特定物体或场景产生强烈、持久且不合理的恐惧,害怕随之而来的后果,并对恐惧的物体或场景主动回避,或者带着强烈的害怕和焦虑去忍受的一种焦虑障碍。恐惧的对象包括动物(如狗、蜘蛛、昆虫)、自然环境(如高处、雷鸣、水)、情境(如飞机、电梯、封闭空间),其他对象包括血液、疾病、窒息等,患者害怕的物体或场景可能是一种,也可能是几种合并出现。全球特定恐惧障碍的终生患病率为 3%～15%,其中以动物恐惧症及高度恐惧症最为常见。2019 年发布的中国精神障碍流行病学资料显示,我国特定恐惧障碍的年患病率为 2.0%,终生患病率为 2.6%。特定恐惧障碍常在童年或成年早期出现并持续数年或数十年,并可增加罹患其他精神障碍的风险。动物、自然环境和情景的恐惧多见于女性。特定恐惧障碍的危险因素包括性别、教育程度、婚姻、气质、环境因素和遗传因素等。

三、中医对焦虑症的认识

中医文献中无"焦虑症"这一病名的记载,但与其有关的情志疾病的病因病机及治疗方法等十分丰富。根据临床表现,可将其归纳为"郁证""脏躁""惊悸"等范畴。《素问·举痛论篇》云:"怒则气上,喜则气缓,悲则气消,恐则气下,惊则气乱,思则气结。"说明人的情志活动与是否生病有着重要联系。《景岳全书》有郁证专篇,对郁证进行了系统阐述,为后世系统论治郁证奠定了极为重要的理论基础。张仲景根据不同的异常精神表现,分别提出"脏躁证""奔豚气"等情志病变,这些理论至今仍在指导临床。

第二节 病 因 病 机

一、血浊内阻

血浊是指血液受各种因素影响,失却其正常生理状态,或因之而循行规律失常,从而扰乱脏腑气机的病理现象。

脑为清窍,清者纯,杂者钝,脑髓虽由肾主,但唯有得到气血的不断充养,方能充分发挥脑神的功能。浊为阴邪,其性重浊黏秽,浊邪入血,致血液秽浊,且运行迟缓涩滞,脑髓、脑神失却清纯而流畅的气血濡养,则会出现各种焦虑症状。浊邪重浊黏腻,为有形之邪,易贴附于脉管,使脉管壅塞,导致气血运行停滞,脑髓得不到气血的濡养而变质、败坏。总之,血浊可通过浊阻气机、浊碍血行、浊损脉管等机制导致脑失所养、脑痿髓空;并且作为焦虑症重要病因病机的瘀血的产生也与血浊密切相关。

二、血瘀阻络

脑主神明,脑为髓海,但脑之生理时刻离不开脑络血脉的通畅。脑主神明学说强调肾脑相通的同时,也强调血脉通畅对脑髓脑络以及脑神正常生理的关键作用。就临床现实来讲,各种影响脑络通畅,血脉供应的病理病机改变,都可能引发脑神的改变,在特定的身心素质背景之下,经常表现为焦虑症候群。所以在很多情况之下,活血通脉是治疗焦虑不可缺少的手段。

血液当循行于脉中,濡养周身,如若血行不畅,甚或瘀阻于脉道、体腔之内,或溢出脉外,可产生血郁,或称血瘀。瘀血作为体内的病理产物,阻滞何脏就会影响何脏的生理功能。临床上主要症状有以刺痛为主的局部疼痛,伴有肿块,出血,舌质紫黯,或有瘀点、瘀斑、脉弦或涩。脑髓一刻也离不开血液的滋养,更是血气化生脑髓的表现,正所谓"血气者,人之神","血脉和利,精神乃居"。如果血瘀影响到脑神,导致脑神失养,或脑神不宁,就会引起脑神失常,如果是脑神失宁为主,就有可能发为焦虑。临床上常可见精神不安、善惊善恐、性情急躁、失眠、健忘等精神症状。气行则血行,气滞则血瘀,若情志不畅,导致气机郁滞,或痰饮等积滞于体内阻遏脉络,造成血液运行不畅,进而导致血液在体内某些部位淤积不行,形成瘀血。或气虚则运血无力,阳虚则脉道失于温通而滞涩,阴虚则脉道失于柔润而僵化,津血同源互化,津液亏虚,无以充血则血脉不利也会导致瘀血的形成;或寒凝则血滞,天气寒冷或阳虚寒自内生,均可导致脉道挛缩或血液凝涩而形成血瘀;或外伤,或由于脾不统血、肝不藏血、血热出血、肝阳上亢,血管暴涨等,也可导致出血,而离经之血阻塞血络,特别是阻塞脑络导致的瘀血,终成血瘀,致脑络受阻,正常的气血不能周流,脑髓失养、脑神不畅,或脑神为血瘀所遏,即可发为神志病之焦虑。

三、肾阴不足

肾为先天之本,主藏五脏六腑之精;肾主骨生髓,脑为髓海,肾脑相通;肾阴为一身阴津之元,阴虚则火旺;故肾阴不足会影响脑神和全身脏腑功能。肾阴不足,则阴虚火旺,肾藏志功能亢进,而出现善惊善恐等症;或肾阴不足,脑髓失养,脑神易扰,遇刺激则神机失和,脑神不宁而发为焦虑。这是肾阴不足导致焦虑的基本病机。

四、肝气郁滞

气郁即气滞,是指气的流通不畅,郁滞不通的病理状态。人的生理活动,以气为动力,推动脏腑气化,输布津液,宣畅血脉,消化水谷。若情志过激,忧思郁怒,首先就会伤害人体的气机。《诸病源候论·气病诸候·结气候》说:"结气病者,忧思所生也,心有所存,神有所止,气留而不行,故结于内",指出忧思会导致气机郁结。肝在志为怒,郁怒伤肝致肝司疏泄之功不行,成肝气郁结之证。肝失疏泄,可使全身气机的畅达受到影响,五脏气机得不到畅达,脑气得不到舒展。

五、肺失宣肃

《素问·举痛论》:"余知百病生于气也,怒则气上,喜则气缓……惊则气乱,思则气结。"焦虑症患者或因受情绪刺激,或因生活工作压力大,或因思虑过多而诱发该病,必然有气机升降出入的紊乱,而人体气机调畅与肺之宣发肃降有密切关系,是气机调节的"原动力";同时"肺主治节"使得人体节律与自然界的节律变化相互感应。故肺主一身之气,其气通于天,自然界大气不利则天地痞塞,人之肺气不利则气机滞涩,而疾病丛生。可以从三方面来理解:其一,《素问·五藏生成论》:"诸气者,皆属于肺。"气的生成与运动,皆因于"肺主气"。又有《血证论》:"运血者,即是气。"即肺朝百脉,能助心行血,肺气宣降如常,则气血皆立。其二,《素问·经脉别论》:"饮入于胃,游溢精气,上输于脾,脾气散精,上归于肺……"又有《灵枢·营卫生会》:"此所受气者,泌糟粕,蒸津液,化其精微,上注与肺脉,乃化而为血,以奉生身。"肺脏功能正常,中焦脾胃化生气血的功能才能正常。其三,肺主治节。人体气机的变化受到自然界节律的影响,白昼气机升浮而夜晚气机敛降,春夏气机升散而秋冬气机闭藏,而人体的气机与此节律相应,节律正常机体气血才能调畅,而肺的功能正常此节律方能正常,即"肺气通于天",天人合一。

六、浊毒内生

焦虑症病情多会经历七情外伤、脏腑亏虚、浊毒内生三阶段,最终进展为虚实夹杂、寒热错杂的病理状态,缠绵难愈。患者因肺失宣肃而难吐故纳新,不与天气相应,则易感于"天之浊毒";加之患者肝脾失和,土为木贼,脾难运化而生湿、痰、饮,加之焦虑症患者多服用抗焦虑抑郁类药物,皆有赖脾之运化,长此以往脾脏负担较重，"脾胃一病，百病由生"，则易感于"地之浊毒"；患者长期焦虑、抑郁，失眠、起居失常，伤津耗气，气机不守则易于感受"人之浊毒"。"浊毒"一物，有类湿邪之性，而无湿邪之形，故临床诊断时除四诊合参外尚需结合患者病程长短进行考虑，天地人三种浊毒相合，所以病情缠绵难愈。

第三节　诊断与鉴别诊断

一、诊断

（一）一般症状

焦虑障碍的主要临床表现包括对具体事情的过分担心、持续莫名的紧张不安、突然出现的惊悸恐惧、多种多样的躯体不适，以及随之而来的社会功能下降或受损。

1.紧张不安

广泛性焦虑障碍和惊恐障碍一样，都没有明确指向的焦虑对象。虽然健康人也会有紧张不安和担忧害怕的情绪，但是广泛性焦虑障碍的患者常在每天中的大部分时间都会感到很难控制的过分担忧，即使面对很平常很普通的事情也会这样。比如过分担心自己会生病，过度忧虑自己的工作问题、经济状况、家人的安全问题等。患者终日忧心忡忡，坐立不安，心浮气躁，总有不幸将要发生的预感。患者有时明明知道这种感觉有异于常，几乎不会发生，但就是无法控制和摆脱，为此患者感到难以承受。惊恐障碍的患者在没有任何诱因的情况下，就会突然感觉极度的恐慌和痛苦，好像大难临头一样，感觉要死亡或者失控发疯，同时出现多系统的躯体症状。惊恐障碍患者的这种急性焦虑发作每次持续数分钟到数十分钟，发作往往不可预测，但终止迅速。患者在首次发作后往往会担心何时再会发作，这种预期焦虑有时能持续超过 1 个月。

2.恐惧

惊恐发作时，患者常常有濒临崩溃或者死亡的恐惧感，在缓解后患者又总是害怕这种症状再次出现，继而整日惶惶不安。广场恐怖症和特殊恐怖症的患者会对处于某些场景中或者对某些特定的物体感到恐惧。这些场景或物体，包括人多拥挤的空间（如剧场、电影院、菜市场、百货公司、乘坐公交车或地铁等），空旷的场所(如空旷的公园、荒郊野外等),某种动物(如蜘蛛、老鼠、猫、狗等),某种环境(如高处、密闭的空间等)等。如果患者处于这些环境或者面对这些物体时,患者会感到难以控制的紧张不安,从而认为自己处于危险的境地。而当患者不能尽快从这种情境中摆脱时,患者就有可能出现人格解体、晕厥或者惊恐发作等。

3.躯体症状

焦虑障碍可能会伴随出现自主神经功能紊乱、运动系统、呼吸系统、消化系统、泌尿生殖系统和睡眠障碍等多方面的表现。

(1)心血管系统:心悸、胸部不适、心律失常、眩晕。

(2)消化系统:口干、吞咽困难、上腹部不适、胀气、便秘或便频。

(3)呼吸系统:胸部不适、吸气困难、过度换气。

(4)泌尿生殖系统:尿频或尿急、勃起障碍、月经不适、停经。

(5)肌紧张:震颤、头痛、肌肉痛。

(6)睡眠障碍:失眠、夜惊、噩梦。

4.社会功能受损

焦虑与愤怒、悲伤等情绪一样,是一种基本的负性情绪。它不仅与精神有关,也与躯体有关。适当的焦虑可以使我们提升对危险的觉察,心跳加快,肾上腺素和去甲肾上腺素分泌增加,随时做好战斗或者逃跑的准备。但当焦虑成为一种疾病时,难以控制的情绪,过度的交感神经系统兴奋,认知加工过程的扭曲,甚至出现呕吐或失禁,往往会严重影响患者进行正常的社会生活。

(二)其他临床特征

焦虑是患者在缺乏充分的事实根据和客观因素的情况下,对其自身健康或其他问题感到忧虑不安,紧张恐惧,顾虑重重,表现为坐立不安、搓手顿足、惶惶不可终日,即使多方解劝也不能消除其焦虑。焦虑障碍是一组以焦虑为临床相的精神障碍。现就常见的几种焦虑障碍的类型进行简要的介绍。

1.广泛性焦虑障碍

广泛性焦虑障碍一般缓慢起病,平均起病年龄是21岁,常有心理、躯体方面诱因,慢性病程(如病期能持续10年或更长),诊断广泛性焦虑障碍要求症状在至少6个月的大多数时间里持续存在,复发率高而痊愈率低。患者自感他们的生活受到明显的影响,而且主动求治的可能性很大。临床表现主要有三组症状,精神性焦虑、躯体性焦虑和运动性不安。

(1)精神性焦虑:是以经常或持续的全面的、无明确对象或固定内容的紧张不安及过度焦虑感为特征。这种焦虑与周围任何特定的情境没有关系,而一般是由过度的担忧引起。典型的表现常常是对现实生活中的某些问题,过分担心或烦恼,如为担心自己或亲戚患病或发生意外,异常担心经济状况,过分担心工作或社会能力。这种紧张不安、担心或烦恼与现实很不相称,使患者感到难以忍受,但又无法摆脱,是广泛性焦虑的核心症状。这类患者常有恐慌的预感,终日心烦意乱,坐卧不宁,忧心忡忡,好像不幸即将降临在自己或亲人的头上。注意力难以集中,对其日常生活中的事物失去兴趣,以致学习和工作受到严重影响。

(2)躯体性焦虑。①消化系统:口干、吞咽困难有梗死感、食管内异物感、过度排气、肠蠕动增多或减少、胃部不适、恶心、腹疼、腹泻。②呼吸系统:胸部压迫感吸气困难、气促和窒息感、过度呼吸。③心血管系统:心悸、心前区不适、心律不齐。④泌尿生殖系统:尿频尿急、勃起障碍、痛经、闭经。⑤神经系统:震颤、刺痛、耳鸣、眩晕、头痛、肌肉疼痛。⑥睡眠障碍:失眠、夜惊。⑦其他症状:抑郁、强迫思维、人格解体。⑧自主神经功能兴奋:多汗、面部发红或苍白等症状。

(3)运动性不安:表现为搓手顿足,来回走动,紧张不安,不能静坐,可见眼睑、面肌或手指震颤,或患者自感战栗。有的患者双眉紧锁,面肌和肢体肌肉紧张、疼痛或感到肌肉抽动,经常感到疲乏无力等。

总之,广泛性焦虑障碍的发病特点:①起病缓慢,多呈慢性病程;②发病年龄多在儿童期或青春期;③女性患者是男性的 2 倍;④对压力的反应强烈;⑤躯体和精神症状可同时发生;⑥多数患者常因自主神经症状就诊于综合性医院,进行过多的检查和治疗;⑦反复发作,症状可随年龄增长持续存在;⑧伴发精神症状的患者预后不佳。

2.惊恐障碍

惊恐障碍又称为惊恐发作,惊恐障碍的症状特点是反复发生的,自发出现的,难以预料的急性焦虑发作。症状至少持续 1 个月以上。在一次发作中,患者常描述一种不可抗拒的大难临头感,害怕死亡或失控,并且出现至少 4 种躯体症状。惊恐发作通常持续不足 20～30 分钟,顶峰症状持续不足 10 分钟。患者常求助于内科或急诊,但在到达诊室前或到达时这些症状往往已经缓解。由于惊恐症状与一些躯体疾病的表现相似,所以患者常被误诊,多次转诊也很常见。继发于惊恐发作,很多患者最终发展为广场恐怖。惊恐障碍对患者的生活质量具有不良影响,会造成显著的社交和职业损害。和一般人群相比,惊恐障碍的患者出现自杀企图的风险很高。此病通常是慢性波动性病程。

(1)在没有客观危险的环境下发作,或发作无明显而固定的诱因,以致发作不可预测。首次发作常常是突然的、自发地出现。

（2）两次发作的间歇期，除了害怕再发作外，没有其他明显症状。

（3）惊恐发作的精神体验，例如突然产生的胸闷、胸部压迫感、窒息感、不能自主呼吸的恐惧紧张感，甚至有的患者感到死亡将至而呼喊，常常不由自主地奔向窗户，推开门窗，让空气进入胸腔。有的表现为极度的精神紧张，有即将失去控制的焦虑或将变得疯狂的恐惧，部分患者体验到的无法控制的精神崩溃的来临。无论是哪一种体验，有过这种发作的患者都对再次发作有极度恐惧和焦虑。

（4）典型的惊恐发作的躯体症状包括心搏加快、心悸、出汗、震颤、气短、胸部压迫、胸痛不适、喉部堵塞感、恶心、腹部不适、头晕、身体飘浮、眩晕、发热或发冷感、人格解体或现实解体的感觉、麻木、皮肤刺痛感。

（5）发作突然，10分钟内达到高峰，一般不超过1小时。发作时意识清晰，事后能回忆发作的经过。此种发作虽历时较短暂，一般5～10分钟，很少超过1小时即可自行缓解仍如常人，但不久又可突然再发。患者发作频繁，1个月内至少有3次，或者首次典型发作后继之以害怕再发作的焦虑常持续1个月以上。

总之，惊恐障碍的发病特点：①慢性病程，反复发作；②发作的不可预测性和突然性；③反应程度强烈；④患者常体会到濒临灾难性结局的害怕和恐惧；⑤终止迅速；⑥致残率较高；⑦与精神活性物质或酒精使用、躯体疾病及其他精神障碍的共病率高；⑧自杀的风险高。

3.社交焦虑障碍

（1）对社交场合和人际接触的过分担心，紧张和害怕：患者常在公众场合进食或说话、聚会、开会，怕自己做出一些难堪的行为而使自己感到尴尬、窘迫等；在公众场合与人接触怕自己脸红、怕与他人目光对视，或怕别人审视自己而发现自己的不安窘相和内心秘密等。为此，患者表现出明显的害怕、紧张，总是担心会在别人面前出丑，在参加任何社会聚会之前，会感到极度的焦虑。想象自己如何在别人面前出丑。当真的和别人在一起的时候，会感到更加不自然，甚至说不出一句话。当聚会结束以后，会一遍一遍地在脑子里重温刚才的镜头，回顾自己是如何处理每一个细节的，自己应该怎么做才正确。进一步影响其社会表现，形成恶性循环。

（2）躯体症状：口干、出汗、心跳剧烈、想上厕所。脸红是社交焦虑障碍的主要的躯体表现，以此可以与其他焦虑障碍区分开。周围的人可能会看到的症状有红脸、口吃结巴、轻微颤抖。有时候，患者发现自己呼吸急促，手脚冰凉。最糟糕的结果是患者会进入惊恐发作。总之，社交焦虑障碍的发病特点：①常无明显诱因突然起病;②发病年龄在 13～24 岁;③女性和男性的发病率几乎相同;④平均病程 20 年;⑤自发缓解的可能性小;⑥生活质量明显下降,社会功能明显受影响;⑦如果共病躯体疾病可导致躯体疾病加重;⑧部分患者可通过滥用药物或酒精缓解焦虑。

4.广场恐惧症

广场恐惧症发生多在 18～35 岁。害怕在空旷的场所会行走不稳或跌倒的患者起病多在 40 多岁,且病程趋向慢性。一般说来,广场恐惧症病程常有波动。许多患者可有短时间好转,甚至完全缓解。临床表现是患者对于处于某种场所或情境中感到焦虑,在这些场所或情境中,逃脱或寻求帮助可能比较困难,患者处于此种场所或情境中可出现惊恐发作。结果是,患者常主动回避某些特定情境(如乘飞机或电梯),因为他们担心在这些情境中会发生惊恐发作。或晕厥而无人帮助,常因此回避这些场所,使患者十分痛苦,有的严重影响社会功能。根据有无惊恐发作,临床表现有 2 种情形。

(1)广场恐惧症无惊恐发作:①害怕到人多拥挤的场所,如会场、剧院、餐馆、菜市场、百货公司等,或排队等候。②害怕使用公共交通工具,如乘坐汽车、火车、地铁、飞机等。③害怕单独离家外出,或单独留在家里。④害怕到空旷的场所,如旷野、空旷的公园。当患者进入这类场所或处于这种状态便感到紧张、不安,出现明显的头昏、心悸、胸闷、出汗等自主神经反应;严重时可出现人格解体体验或晕厥。由于患者有强烈的害怕、不安全感或痛苦体验,常随之而出现回避行为。在有一次或多次类似经历后,常产生预期焦虑。每当患者遇到上述情况,便会感到焦虑紧张,极力回避或拒绝进入这类场所。在有人陪伴时,患者的恐惧可以减轻或消失。

(2)广场恐惧症有惊恐发作:①广场恐惧症起病前从无惊恐发作,不在害怕的场所也无惊恐发作,只在经历害怕的场所或境遇时极度恐惧,达到惊恐发作的诊断标准。回避害怕的场所或境遇,或恐怖症状得到有效控制,惊恐发作便会停止。这种情况广场恐惧症是原发病,惊恐发作属继发反应。②广场恐惧症起病前经历过一次或多次惊恐发作,害怕单独出门或单独留在家里,担心自己出现惊恐发作时无亲友在身旁救助;如果有人陪伴便可消除担心。在惊恐障碍得到有效治疗后,广场恐惧症会逐渐消失。这类病例的原发病是惊恐障碍,广场恐惧症为继发症状。③广场恐惧症和惊恐发作见于同一患者,患者既在人多拥挤的场合感到紧张不安,在一般情况下也有惊恐发作。这种情况常需分别给予适当治疗,两类症状才会消失。

5.特定恐惧障碍

(1)对特定的事物或情境(例如,飞行、高处、动物、接受注射、看见血液)产生明显的害怕或焦虑。

(2)恐惧的事物或情境几乎总是能够立即诱发害怕或焦虑。

(3)主动回避恐惧的事物或情境,或者带着强烈的害怕或焦虑去忍受。

(4)这种害怕或焦虑与特定事物或情境所引发的实际危险及所处的社会文化环境不对称。

(5)这种害怕、焦虑或回避通常持续至少 6 个月。

(6)这种害怕、焦虑或回避引起临床意义的痛苦,或导致社交、职业或其他重要功能方面的损害。

(7)这种恐惧症不能用其他精神障碍的症状来更好地解释,包括与下列这些情况相联系的害怕、焦虑和回避:惊恐样症状或其他功能丧失症状;与强迫思维有关的事物或情境;与创伤性事件相关的提示物;离家或离开依恋者;社交情境。

DSM-5 根据恐惧刺激源将特定恐惧障碍分为如下几类:①动物型(例如,蜘蛛、昆虫、狗)。②自然环境型(例如,高处、暴风雨、水)。③血液-注射-损伤型(例如,针头、侵入性医疗操作)。特定恐惧障碍有时也和其他心理障碍相伴出现。例如,2/3 伴有广场恐惧症的恐惧障碍患者也会遭遇某一特殊恐惧症,如情景恐惧症、牙齿恐惧症、血伤害恐惧症、自然环境恐惧症。这些恐惧症在伴有广场恐惧症的惊恐障碍形成的多年前已经出现。在某些案例中,害怕死亡可能和惊恐障碍的发展有一定的联系。特殊恐惧症对个人生活的影响取决于恐惧性刺激是否经常出现在个体的生活中。有些事物较其他事物容易避开,当人们所害怕的狗、昆虫或水这些常见的事物时,想要避开就要煞费苦心,而且可能大大地限制了他们的活动。

(三)辅助检查

焦虑症目前尚未发现特异性的理化指标,临床多以焦虑评价量表进行焦虑症严重程度的评价,包括自评量表和他评量表两类。如 ZUNG 焦虑自评量表、HAMA 焦虑他评量表、广泛性焦虑症量表等。

二、鉴别诊断

(一)创伤后应激障碍

患有创伤后应激障碍的人由于暴露于创伤性应激源而发展为过度警觉,并且可能会担心他们或与他们亲近的其他人在特定情况下或更普遍地受到直接威胁。患有创伤后应激障碍的人也可能因创伤事件的提醒(例如,恐惧和回避个人被攻击的地方)而引发焦虑。相比之下,广泛性焦虑障碍患者的焦虑和担忧是针对各种生活领域(例如健康、财务、工作)发生不幸事件的可能性。

(二)自闭症

患有自闭症和社交焦虑障碍的人可能看起来都比较孤僻,但自闭症患者的主要特点为存在社交沟通缺陷,并且通常对社交互动缺乏兴趣。

(三)抑郁症

抑郁症和社交焦虑障碍患者的认知是相似的,他们都认为自己社交无能,或不能恰当地做事情。社交焦虑障碍的认知只限于社交场合,抑郁症患者的负性认知体验是全面性的。广场恐惧症持续时间长,严重影响患者的社会功能,患者会伴有抑郁情绪,需要与抑郁障碍进行鉴别。抑郁障碍患者常常有继发于抑郁心境出现不愿意活动和外出,与患者所接触的具体场景无关,且抑郁障碍患者有典型的"三低症状"可以鉴别。如果同时符合广场恐怖症和抑郁障碍的诊断标准,可做出共病诊断。

(四)强迫症

广场恐惧症患者明知自己的恐惧没有道理,但又控制不住,需要与强迫障碍进行鉴别。强迫障碍患者担心、害怕的对象是自己的强迫观念或行为,非客观现实中的客体或处境,同时具有强烈的控制意愿,明显的强迫观念或行为,但回避行为不明显。广场恐怖症的控制愿望并不强烈,回避行为突出。

(五)精神分裂症或其他原发性精神病

精神分裂症在幻觉或被害妄想的影响下可以出现类似广场恐惧症的恐惧和回避行为。在临床上主要通过深入了解精神分裂症的特征性症状,如精神病性症状(幻觉、妄想、联想过程障碍、情感淡漠等)和自知力受损等进行鉴别。

第四节 治　疗

一、治疗原则

焦虑症属于脑神病,首先要治神,治神在具体治疗中就体现为治脑,焦虑症治脑,针对焦虑症血浊内阻,脑神不宁,脑神失养,脑络不通,神机不和,热扰脑神的脑神病共性,主张清化血浊,疏风活血,补肾健脑活血,滋阴、清热、行气、安神共进。

除此之外,焦虑症的基本治疗原则为综合治疗、全病程治疗、个体化治疗;具体目标为缓解或消除焦虑症状及伴随症状;恢复患者社会功能,提高生命质量;预防复发。

二、中医治疗

(一)辨证论治

1.肝郁化火证

(1)症状:情绪不宁,郁闷烦躁,胸胁胀痛,脘闷嗳气,不思饮食,大便不调,或见急躁易怒,口苦而干,或头痛、目赤、耳鸣,或嘈杂吞酸,大便秘结,舌质红,苔黄,脉弦或弦数。

(2)治法:清肝泻火,理气畅中。

(3)方药:丹栀逍遥散加减。

(4)加减:热势较重,口苦、大便秘结者,可加龙胆草、大黄(后下)泻热通腑;肝火犯胃而见胁肋疼痛、口苦、嘈杂吞酸、嗳气、呕吐者,可加黄连、吴茱萸;肝火上炎而见头痛、目赤、耳鸣者,加菊花、钩藤(后下)、刺蒺藜。

2.瘀血内阻证

(1)症状:心悸怔忡,夜寐不安,或夜不能睡,多疑烦躁,胸闷不舒,时有头痛胸痛如刺,舌黯红边有瘀斑,或舌面有瘀点,唇紫暗或两目暗黑,脉涩或弦紧。

(2)治法:活血化瘀,理气通络。

(3)方药:血府逐瘀汤加减。

(4)加减:身外凉、多汗、恶风者,加防风、麦冬、五味子、玄参;胀痛明显者,加香附、青皮、郁金;食欲不振,脘胀者,加焦三仙(各)、陈皮;如有寒象,加乌药、木香;兼有热象者,加牡丹皮、栀子。

3.痰火扰心证

(1)症状:惊恐不安,心烦意乱,性急多言,夜寐易惊,头昏头痛,口苦口干,舌红苔黄腻,脉滑数。

(2)治法:清热涤痰,宁心安神。

(3)方药:黄连温胆汤加减。

(4)加减:若实火较盛,烦躁不安者,可加黄连至 15 g 以助泄火宁心之力;若痰盛者,可加加浙贝母、石菖蒲;如热久气阴两伤者,加五味子、黄精。

4.心脾两虚证

(1)症状:心悸头晕,善恐多惧,失眠多梦,面色无华,身倦乏力,食欲不振,舌淡苔薄,脉细弱。

(2)治法:益血健脾,宁心解虑。

(3)方药:归脾汤加减。

(4)加减:心悸失眠,舌红少苔等心阴虚证候明显者,加百合、柏子仁、炙首乌养心安神;若纳呆食少、食后腹胀、少气懒言者,上方重用党参,加砂仁(后下)、陈皮。

5.心胆气虚证

(1)症状:心悸胆怯,善恐易惊,精神恍惚,情绪不宁,坐卧不安,少寐多梦,多疑善虑,舌淡红,苔薄白,脉沉或虚弦。

(2)治法:镇惊定志,宁心安神。

(3)方药:安神定志丸加减。

(4)加减:躁扰失眠者,加酸枣仁、磁石(先煎);心惊胆怯者加珍珠母(先煎)、龙骨、牡蛎(先煎)。

6.心肾不交证

(1)症状:情绪低落,多愁善感,虚烦不寐,心悸不安,健忘,头晕耳鸣,腰膝酸软,手足心热,口干津少,或见盗汗。舌红,苔薄,脉细或细数。

(2)治法:滋阴清心,养脑安神。

(3)方药:交泰丸加减。

(4)加减:如虚热较甚,低热,手足心热,可加白薇、麦冬以清虚热;失眠者,加合欢皮、炒枣仁。

7.肾虚肝郁证

(1)症状:情绪低落,倦怠疲乏,反应迟钝,烦躁易怒,腰膝酸软,短气胸闷,善太息,健忘,失眠多梦,舌质淡或暗,舌苔白,脉沉细或沉弦。

(2)治法:益肾调气,解郁安神。

(3)方药:解忧安虑方加减。

(4)加减:偏肝郁者,可加佛手、玫瑰花;偏阳虚者,温养命门之火,加巴戟天、枸杞子以培补肾元;加杜仲、菟丝子以补益肾精。偏阴虚者,滋补肾阴,加熟地黄、黄精以补肾中之阴;失眠烦躁,加磁石(先煎)以重镇安神。

(二)针刺疗法

1.取穴

取风府、百会、神门、通里、内关为主穴。

2.配穴

肝郁化火型加太冲、合谷;瘀血内阻型加血海、膈俞;痰火扰心型加丰隆、阴陵泉;心脾两虚型加心俞、脾俞;心胆气虚型加心俞、胆俞;心肾不交型加心俞、肾俞、太溪;肾虚肝郁型加肾俞、太冲。

3.操作

用提插、捻转补泻法,平补平泻,留针 30～60 分钟,10 分钟行针 1 次。

4.疗程

隔天 1 次,10 次为 1 个疗程。

三、西医治疗

(一)心理治疗

1.认知-行为疗法

在认知行为治疗中,通过行为矫正技术改变患者不合理的认知观念,从而治愈疾病。

(1)与患者建立良好的医患关系,了解患者的心理问题及相关的原因,通过解释和提问等方式,使患者了解焦虑的性质、惊恐的实质,侵入性思想的认知偏差,惊恐时灾难化思想和惊恐反应之间的恶性循环等,使患者明白心理治疗的机制,增加其治愈的希望和信心。

(2)帮助患者重建新的正确的认知,包括识别自动性想法、识别认知性错误、真实性检验、去注意、监察苦闷或焦虑水平。

(3)布置家庭作业,通过家庭作业可以让患者练习那些新的行为,并且帮助患者建立新的条件反射。

2.分析性心理治疗

(1)详细了解病史,确定治疗目标,制定治疗计划。

(2)要指出患者产生焦虑、恐惧的心理问题,分析隐藏于症状背后的心理冲突,用通俗的语言给患者分析与解释,并慎重地提醒患者没有意识到的问题,帮助患者认清潜意识里的心理冲突对焦虑、恐怖症状的影响以及目前症状的根源。启发患者探索自我,消除不恰当的情感和行为模式,促使他们以比较现实的、成熟的态度和行为去面对生活,最终消除症状,并取得较为持久的疗效。

3.森田疗法

(1)住院式治疗。住院式治疗可分为以下 4 期:①第 1 期为绝对卧床期,让患者除进食、大小便外几乎绝对卧床,使其产生烦闷的体验,并使患者身心疲劳得到调整;②第 2 期为轻作业期,此期卧床时间减少,白天到户外接受空气和阳光,促进患者心身的自发活动;③第 3 期为重作业期,患者可随意选择各种重体力劳动,指导患者在不知不觉中养成对工作的持久耐力;④第 4 期为社会康复期,对患者进行外界变化的训练,使患者洞察到自己存在顺其自然的常态,从根本上促发其自然治愈力。

(2)门诊式治疗:让患者顺其自然地接受焦虑、恐惧的情绪,把应该做的事情作为真正的目的,作为行为的准则,启发患者"从现在开始""让现实生活充满活力""像健康人一样生活就会变得健康",指导患者努力发扬性格的长处,避免短处,逐步陶冶其性格,并在生活上也给患者加以指导,通过改变患者的行动,促使焦虑、恐怖情绪的恢复。

(3)支持性心理治疗:对于病程较短或不适于:应用其他心理治疗的患者,可以单纯应用支持性心理治疗。首先和患者建立良好的关系,获得患者的信任;其次对患者的病情及发病原因给予科学的分析和解释,给患者以安慰、鼓励和适当保证,加强患者克服焦虑、恐惧的信心,鼓励患者积极参加一些社会活动,培养其对有益事物的浓厚兴趣和开放的性格,锻炼自己的意志,支持协助患者适应现实环境。

(二)药物治疗

焦虑障碍进行药物治疗时应诊断明确。根据焦虑障碍的不同亚型和临床特点选择用药。同时考虑到患者可能合并躯体疾病、药物相互作用、药物耐受性、有无并发症等情况,给予个体化的合理用药。对于妊娠和哺乳期间的用药治疗应特殊关注。

焦虑障碍常为慢性病程,伴有显著的功能缺损和生活质量下降,其系统的治疗包括健康教育及对潜在并发症的检查。无论是药物治疗还是心理治疗,只要有充分的监控和足够的疗程就能改善患者的转归。

不同亚型焦虑障碍的疗程也不尽相同。为预防焦虑障碍复发,近年来主张给患者进行为期 12～24 个月的长期治疗,个别患者可能需要终身治疗。

药物治疗应该从小剂量开始,1～2 周后加量,在治疗 1 周时评价患者的耐受性、对医嘱的依从性和治疗进展,4～6 周后可采用推荐剂量。通常希望用几周的时间就能达到剂量水平,以增加患者治疗的依从性。此后 4～8 周,患者症状将明显减轻,同时可采用临床疗效总评量表在每次随访时评价疗效,它简单、全面、容易使用,一般每 2 周评估 1 次。

　　根据《焦虑障碍防治指南》的推荐,根据药物作用受体不同分为抗焦虑药物和有抗焦虑作用的药物。其中抗焦虑药物有苯二氮䓬类和 5-HT$_{1A}$受体部分激动剂,有抗焦虑作用的药物包括选择性 5-羟色胺再摄取抑制剂、5-羟色胺和去甲肾上腺素再摄取抑制剂、去甲肾上腺素及特异性 5-羟色胺能抗抑郁药、5-羟色胺受体拮抗和再摄取抑制剂、三环类抗抑郁药、β 受体阻滞剂和抗精神病药物等,在治疗不同焦虑障碍时,它们具有不同程度的疗效。

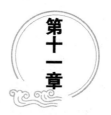

第十一章

血浊与抑郁症

第一节 概 述

一、定义

抑郁症又称抑郁障碍,是最常见的精神障碍之一,是指由各种原因引起的以显著而持久的心境低落为主要临床特征的一类心境障碍,伴有不同程度的认知和行为改变,部分患者存在自伤、自杀行为,甚至因此死亡。抑郁障碍是一种高发病率、高复发率及高致残率的慢性精神疾病。2019 年中国精神卫生调查的数据提示,大陆地区抑郁障碍的终生患病率为 6.8%。

抑郁障碍单次发作至少持续 2 周以上,有反复发作的可能。经过规范治疗多数患者的病情可以缓解,部分可有残留症状或趋向慢性化,造成病程迁延。患者可存在严重的社会功能损害。在整个临床相中,不应出现符合躁狂、轻躁狂发作诊断标准的症状群,一旦出现,应诊断为双相障碍。

抑郁障碍多数为急性或亚急性起病,平均发病年龄为 20~30 岁,几乎每个年龄段都有患抑郁障碍的可能,女性多于男性。单次抑郁发作的平均病程约为 16 周,发作后痊愈平均需要 20 周左右。若不治疗,病程一般会持续 6 个月或更久。

抑郁障碍患者存在多种神经递质水平或相关神经通路的功能异常。比较公认的是单胺假说,即 5-羟色胺能、多巴胺能和去甲肾上腺素能系统在抑郁障碍的发病中扮演重要角色。5-羟色胺能、多巴胺能和去甲肾上腺素能系统并不是独立运作,它们之间可通过多种配体-受体间的作用而相互影响。抑郁障碍还可能与神经内分泌功能异常、免疫功能异常、脑电生理异常、脑影像学异常、个体的遗传素质及心理社会因素密切相关,目前研究结论尚不明确。

二、分类

单次发作抑郁障碍和复发性抑郁障碍按病程严重程度分为轻、中、重度。抑郁障碍的严重程度不仅取决于症状的数目,也取决于症状的严重程度以及对功能损害的程度。如果出现了精神病性障碍,那么抑郁障碍的严重程度至少是中等程度或以上。因此,中、重度依据有无精神病性症状又分别分为"带有精神病性症状"与"不带有精神病性症状"两个亚类,如果抑郁障碍并非目前发作,那么可进一步划分为"目前部分缓解"或"目前完全缓解"。

(一)单次发作抑郁障碍

单次发作的抑郁障碍的特点是患者既往没有抑郁发作的病史,存在或有1次抑郁发作。抑郁发作的特点是一段时间内情绪低落或对活动兴趣减弱,几乎每天都会发生,持续至少两周,并伴有其他症状,如难以集中注意力、无价值感或过度或不适当的内疚、绝望,反复出现死亡或自杀的想法,食欲或睡眠改变,精神运动性躁动或迟钝,精力减少或疲劳。

1.轻度单次发作抑郁障碍

有明确的抑郁发作诊断标准的症状,但所有症状都没有达到严重的程度;轻度抑郁发作的个体往往有部分症状,但从事日常工作、社会和家庭活动没有明显困难,患者不伴有幻觉妄想。

2.不伴有精神病性症状的中度单次抑郁发作

满足抑郁症的诊断标准,既往没有抑郁发作病史,中度抑郁发作中可能有几个症状很突出,或是多个抑郁发作的症状总体上表现得不太严重,中度抑郁的患者维持工作、社会与家务活动方面困难达到需临床关注程度,但至少在某些方面能执行功能。病程中不伴有精神病性症状。

3.伴有精神病性症状的中度单次抑郁发作

临床表现与病情严重程度同中度抑郁发作期,但在发作期间伴有幻觉、妄想等精神病性症状。比如患者可以出现幻听、关系妄想等,精神病性症状常随着抑郁症状的好转而消失。

4.不伴有精神病性症状的重度单次抑郁发作

重度抑郁发作时,有许多症状达到明显的程度,或者是表现出特别严重而危险的症状,比如自杀。患者不能继续从事工作、参与社会和家庭活动,或只能从事非常有限的工作。部分患者伴有明显的焦虑症状,如坐立不安、惶惶不可终日等。有部分患者表现为冲动易激惹,又称激越性抑郁,但该亚型不伴有精神病性症状。

5.伴有精神病性症状的单次重度抑郁发作

满足单次重度抑郁发作,伴有幻觉、妄想等精神病性症状。单次发作的带有精神病性症状的包括重度抑郁、心因性抑郁精神病、精神病性抑郁和反应性抑郁精神病。

6.其他

如果临床并非目前临床发作,依据临床缓解状态,又分为"单次抑郁发作,目前部分缓解"和"单次抑郁发作,目前完全缓解"2 种亚型。

(二)复发性抑郁障碍

复发性抑郁障碍的特征是既往存在抑郁发作的病史,至少 2 次抑郁发作,每次复发至少间隔数月,并且没有显著的心境紊乱。单次发作的抑郁障碍和复发性抑郁障碍除了既往发作史不同之外,症状是一样的。

与单次发作的抑郁类似,复发性抑郁障碍又分为轻度复发性抑郁障碍、不伴有精神病性症状的中度复发性抑郁、伴有精神病性症状的中度复发抑郁发作、不伴有精神病性症状的重度复发抑郁、伴有精神病性症状的复发重度抑郁。

三、中医对抑郁症的认识

中医中没有可以完全概括现代抑郁症的病名,抑郁症在临床上可表现为传统中医学领域中"神志病""郁证""梅核气""奔豚""脏躁""虚劳"等疾病的症状。

神志病指由神志活动异常、失常所导致的一类病症,包括魂、神、意、魄、志五脏神和怒、喜、思、忧、恐五脏情志异常、失常所致的病证。《素问·阴阳应象大论》曰:"人有五脏化五气,以生喜怒悲忧恐。"一旦患者出现神志异常症状,如悲郁善哭、精神恍惚等,则说明病机已由情郁的五脏气(情志)层面,深入发展到神郁的五脏神(神志)层面,进而导致神明失司,使道不通,神志不利,神机渐泯,出现严重的自杀冲动与行为。

中医学中的"郁"有广义、狭义之分。广义之郁源于《黄帝内经》,发挥于朱丹溪《丹溪心法》中的气、血、痰、火、湿、食之郁,属广义之郁,又谓之因病而郁。狭义之郁有情志之郁和神志之郁之分,前者多由情怀不畅,所愿不得,情志怫郁,肝气郁结所致,以郁闷不乐、胸胁胀满、情绪躁扰、烦闷易怒为主症的情志异常类病变;后者多因情志久郁,神志渐损,神明失司,使道不通,神机渐泯,以郁郁悲悲、心常不乐、目光呆滞、自欲寻死为主症的神志异常类病变,又谓之因郁而病。

虽然中医古籍中对"抑郁症"病名没有明确的记载,但是传统中医的神志与脏腑、阴阳、气血相关理论均有以神志异常为主症的相关论述,其临床表现易混入癫、狂症状中,如《灵枢·癫狂》云:"狂始生,先自悲也,喜忘苦怒善恐者,得之忧饥。""狂,目妄见,耳妄闻,善呼者。"《难经·五十九难》曰:"癫疾始发,意不乐,僵仆直视。"二书皆比较准确地描述了郁证患者所表现出来的兴趣缺乏、快感缺失、妄想幻听、抑郁性木僵等症状。《医学入门·癫狂》言:"癫者,异常也,平日能言,癫则沉默,平日不言,癫则呻吟,甚则僵仆直视,心常不乐。"《证治百问·癫狂》云:"癫呆不语……宛若无病,唯叹息愁闷,怏怏失志,恐怖畏惧。"名虽言癫,实则描述了郁证的典型表现。《丹溪心法·癫狂》曰:"癫者,神不守舍,狂言如有所见。"较为清晰地描述了郁证的妄想、幻觉、幻视等精神意识功能异常症状。

由以上论述可知,古人对郁证的认识经历了一个从广义到狭义、从混沌到精准、从形郁到情郁、从情郁到神郁的逐渐明晰完善的过程。历代医家对郁证的症状表现、疾病特点都有细致的观察和精确的描述,但由于时代的局限性,未能与癫狂、痴呆等疾病明确区分。

第二节　病因病机

一、心失所养,神不守舍

心主神明,主血脉,藏神,为君主之官,五脏六腑之大主,在志为喜,机体的情智活动均有心来控制。而心主血脉和藏神的功能紧密相连,"血者,神气也"。"所以任物者为之心心",血充沛可以化生和滋养心神,使其清明不惑,思维清晰,反应灵敏,神采奕奕,全身安泰。如气血生化乏源,五志过极,心血亏耗心无所养,则神不守舍,思维活动异常、神识恍惚、精神抑郁、脏腑气机紊乱。

二、肝气不舒,痰浊阻滞

中医认为肝主疏泄,其性如木,喜条达恶抑郁,可调畅气机、舒缓情志,为"将军之官,谋略出焉"。如果肝主疏泄的功能正常,可使人体气机舒畅、经络通利、津行正常,"阴平阳秘,精神乃治"。一旦肝气不舒、郁闷太过、精神刺激过度、怒而伤肝等,超出了肝的调控极限,即可破坏阴平阳秘的平衡状态,导致体内气机逆乱,进而引起各种心身反应疾病,"愁忧者,气闭塞而不行"。同时,气郁化火能够炼液为痰,痰随气动,可流向周身致百病。如痰上扰清窍可导致精神活动异常、反应迟滞、判断力下降;如痰郁化火,可致心烦、心悸、失眠等。此外,肝志为怒,怒伤肝,患者经常发怒,肝气上逆过度,更加重肝郁不舒的程度。

三、脾虚不运,气血之源

脾主运化,能够消化吸收转输水谷精微,转化成机体的气血津液以濡养四肢百骸和精神。如脾虚不运,则消化吸收转输水谷精微等功能失常,气血生化乏源,四肢百骸失养,可导致疲乏无力、体重下降。同时,营血亏虚、心血不足、精神失养,可致心神不安、心境低落,对社交活动无愉悦感。此外,脾藏意在志为思,与思维、记忆功能、注意力、分析思维能力有关,"传化失常六郁之病见矣"。脾虚可引起机体分析思维能力明显降低、联想力下降,还容易产生自卑自责、郁闷、内疚的情绪,从而产生自杀的念头。

四、肾精亏虚,元神失养

肾为先天之本,主骨生髓,通于脑。而脑为髓之海,赖髓以充养,为元神之府,司精神思维活动。"阳气者,精以养神,柔以养筋",肾主骨、精生髓,髓上通于脑,肾精充足则脑髓有所补充,元神功能正常,使得机体的情智清晰、反应机敏、思维振奋。如果年老体弱、肝血不足、精血互生乏源等致使肾精亏虚,则引起脑髓空虚、元神失养,可导致机体的情智模糊、反应迟缓、精神颓废等抑郁症的症状,"精气夺则虚"。

五、肾阴不足,心肾不交

肾为水火之宅,为阴液和阳气的根本。正常情况下,肾阴与肾阳能够互相依存和制约,维持机体的动态平衡。肾阴能够使机体安静、滋润,抑制阳热太多、精神亢奋,并可上升于心,滋养心阴。心火下于肾,使肾水不寒,肾水上于心,使心火不亢。如出现房事不节、久病不愈、思考太多、年老体虚,导致肾阴不足及心火内动之证,则肾水亏于下,阴不制阳,亢生内热,扰及心神,心肾既济失调,心神失于宁静,导致五心烦热、心烦失寐、咽干口燥、懊恼烦躁、眩晕耳鸣等症状。

六、血浊内阻

血浊黏腻浊滞,缠绵难解,血浊形成之后,日久闭阻血络,致使血行不畅,痰浊共见,阻遏气机,脑神被遏,出现情绪低落消沉、无精打采、神疲倦怠、呕恶痞闷的病理过程。

　　血液当循行于脉中濡养周身,如若血行不畅,甚或瘀阻于脉道、体腔之内,或溢出脉外,可产生血郁,或称血瘀。脑髓一刻也离不开血液的滋养,更是血气化生于脑髓的表现,正所谓"血气者,人之神""血脉和利,精神乃居",如果血瘀影响到脑神,导致脑神失养,或脑神不能伸展,出现脑神失灵,脑神被遏,即可发为郁证。临床上常可见精神抑郁、性情急躁、失眠、健忘等精神症状。

　　气行则血行,气滞则血瘀,若情志不畅,导致气机郁滞,或痰饮等积滞于体内阻遏脉络,造成血液运行不畅,进而导致血液在体内某些部位淤积不行,形成瘀血;气虚则运血无力,阳虚则脉道失于温通而滞涩,阴虚则脉道失于柔润而僵化,津血同源互化,津液亏虚,无以充血则血脉不利也会导致瘀血的形成;寒凝则血滞,天气寒冷或阳虚寒自内生均可导致脉道挛缩或血液凝涩而形成血瘀;外伤或由于脾不统血、肝不藏血、血热出血、肝阳上亢,血管暴涨等也可导致出血,离经之血阻塞血络,特别是阻塞脑络导致的淤血,终成血瘀,脑络受阻,正常的气血不能周流,致脑髓失养、脑神不畅或为血瘀所遏,即可发为郁病。

第三节　诊断与鉴别诊断

一、诊断

　　抑郁发作的表现可分为核心症状、心理症状与躯体症状三方面。抑郁障碍患者在心境低落的基础上常常还伴有其他认知、生理及行为症状,如注意力不集中、失眠、反应迟钝、行为活动减少及疲乏感。

(一)核心症状

　　情感症状是抑郁障碍的主要表现,包括自我感受到或他人可观察到的心境低落,高兴不起来,兴趣减退甚至丧失,无法体会到幸福感,甚至会莫名其妙出现悲伤。低落的心境几乎每天都存在,一般不随环境变化而好转。但一天内可能出现特征性的昼夜差异,如有些患者晨起心境低落最为严重,傍晚开始好转。抑郁的核心症状包括心境或情绪低落,兴趣减退及快感缺失。

1.情绪低落

　　情绪低落主要表现为自我感受到或他人可观察到的显著而持久的情感低

落、抑郁悲观。情绪的基调是低沉、灰暗的。患者常常诉说自己心情不好、不高兴。可出现典型的抑郁面容,如额头紧锁、双眉间呈"川"字形。终日愁眉苦脸、忧心忡忡、郁郁寡欢、长吁短叹。程度轻的患者感到闷闷不乐,任何事情都提不起劲,感到自己"心里有压抑感""高兴不起来""提不起精神",觉得自己简直如同"乌云笼罩",常哭泣,无愉快感。程度重的可痛不欲生、悲观绝望,有度日如年、生不如死之感,患者常诉说"活着没意思""心里难受"等。患者低落的心境几乎每天存在,一般不随环境变化而变化。

2.兴趣减退

患者对各种以前喜爱的活动或事物兴趣下降或缺乏兴趣,任何事都提不起劲,如文娱、体育活动、业余爱好等。典型者对任何事物无论好坏等都缺乏兴趣,离群索居,不愿见人。例如患者以前是很喜欢打球的人,现在对打球却一点兴趣都没有。

3.快感缺失

患者丧失了体验快乐的能力,不能从平日从事的活动中获得乐趣。即使从事自己以前喜欢的事情或工作,如看书、看电视等活动,但其目的主要是为了消磨时间。有些抑郁障碍患者有时可以在百无聊赖的情况下参加一些活动,主要是自己单独参与的活动,如看书、看电影、看电视,从事体育活动等,表面看来患者的兴趣仍存在,但进一步询问可以发现患者根本无法从这些活动中获得乐趣,从事这些活动的主要目的是希望能从悲观失望中摆脱出来。

以上3个主征是相互联系的,可以在一个患者身上同时出现,互为因果。但也有不少患者只以其中某一、两种症状突出。有的患者不认为自己情绪不好或是没有任何情感体验,但就是对周围事物不感兴趣。

(二)心理症状

抑郁发作还包含许多心理学症状,可分为心理学伴随症状(焦虑、自罪自责、精神病性症状、认知症状及自杀观念和行为、自知力等)和精神运动性症状(精神运动性迟滞或激越等)。有时这些体验比抑郁心境更为突出,因而可能掩盖抑郁心境导致漏诊或误诊。

1.焦虑

焦虑与抑郁常常伴发,而且经常成为抑郁障碍的主要症状之一。患者表现为心烦、担心、紧张、胡思乱想,担心失控或发生意外等,有些患者可表现出易激惹、冲动,常常因过度担忧而使注意力不能集中。可伴发一些躯体症状,如胸闷、心慌、尿频、出汗等,躯体症状可以掩盖主观的焦虑体验而成为临床主诉。

2.思维迟缓

患者表现为思维联想速度减慢,反应迟钝、思路闭塞、思考问题困难。决断能力降低,变得优柔寡断、犹豫不决,甚至对一些日常小事也难以顺利做出决定。临床上可见主动言语减少,语速明显减慢,声音低沉,对答困难,严重者无法顺利与他人交流。

3.认知症状

严重的抑郁状态时,常存在一定程度的认知功能减退或损害。许多抑郁患者会描述存在思维迟缓、注意力不集中、分心、信息加工能力减退、对自我和周围环境漠不关心。一般而言,这种抑郁性认知损害有些是一过性的,尤其是注意范围、集中注意力、记忆储存和再现等方面,神经心理测验或全面的精神检查可以发现这些认知损害表现。当抑郁症状缓解后,这些认知功能损害可恢复到病前正常水平,但也有些认知功能损害症状不随抑郁症状的缓解而缓解。需要注意的是,老年抑郁症患者的情感症状可能不典型,就诊时可能以认知损害为特征,严重者可达到类痴呆程度,容易被误诊。因此,对于表现为痴呆综合征症状的患者,需要仔细识别和治疗潜在的抑郁障碍。

4.自责自罪

患者会过分地贬低自己,总以批判的眼光、消极的否定态度看待自己。不再自信,对任何成功都持怀疑态度,认为只是凑巧而已,自己毫无功劳。对自己既往的一些轻微过失或错误痛加责备,认为自己的一些作为让别人感到失望。认为自己患病给家庭和社会带来巨大的负担,连累了家庭和社会。严重时患者会对自己的过失产生深深的内疚甚至罪恶感,认为自己罪孽深重,必须受到社会的惩罚,甚至达到了罪恶妄想的程度。

5.自杀未遂和行为

抑郁障碍患者的自杀观念常常比较顽固,反复出现。消极悲观的思想及自责自罪可萌发绝望的念头。部分患者会产生自杀未遂,然后发展成自杀行为,并反复寻求自杀。患者所采取的自杀行为往往计划周密,难以防范,因此自杀行为是抑郁障碍最严重的、最危险的症状。临床工作者应对曾经有过自杀观念或自杀未遂的患者保持高度警惕,应反复提醒家属及其照料者将预防自杀作为长期任务,并认真做好自杀风险的评估和预防。

6.精神病性症状

严重的抑郁障碍患者可出现幻觉或妄想等精神病性症状,可以与抑郁心境协调或不协调。与心境协调的精神病性症状内容多涉及无能力、患病、死亡、一无所有或应受到惩罚等,如罪恶妄想、无价值妄想、躯体疾病或灾难妄想、嘲弄性或谴责性的听幻觉等。而与心境不协调的精神病性症状则与上述主题无关,如被害或自我援引妄想、没有情感背景的幻听等。精神病性症状的存在往往是抑郁复发和精神症状反复的危险因素。

7.自知力

相当一部分抑郁障碍患者自知力完整,能够主动求治并描述自己的病情和症状。但严重的抑郁障碍患者会出现自知力不完整甚至缺乏问题。如存在明显自杀倾向者自知力可能有所扭曲,缺乏对自己当前状态的正确认识,甚至完全失去求治愿望。伴有精神病性症状者自知力不完整甚至完全丧失自知力的比例更高。双相障碍抑郁发作患者自知力保持完整的程度不如单相抑郁障碍患者。

(三)躯体症状

1.食欲下降

对饮食缺乏兴趣,但也偶尔出现发作性的饥饿感。食欲下降的程度各有差异,可从不想进食到完全拒绝进食。如拒绝饮水则可迅速危及生命。1个月中体重降低至少5%。

2.睡眠障碍

睡眠障碍是患者最常见的症状之一。抑郁障碍患者睡眠极少甚至通宵不眠,经常是躺在床上数小时不能入睡,或被混乱而焦虑的噩梦缠绕。醒后困倦疲乏,可能整日卧床不起,甚至卧床达几个星期。早醒也是睡眠障碍的一种类型,比平时至少提前2个小时醒来,醒后患者的情绪常处于一天中的最低点,这时发生自杀的可能性最大。

3.性欲缺乏

性欲缺乏虽很常见,但患者很少主动谈及。抑郁障碍患者的性欲下降,表现为性交频率的减少、男性阳痿、女性性快感缺乏,重症抑郁可并发闭经。极少数患者性欲增强。

4.精神运动性迟滞或激越

精神运动性迟滞患者在心理上表现为思维发动的迟缓和思流的缓慢。在行为上表现为显著持久的抑制,行为迟缓、生活被动、懒散,常独坐一旁,或整日卧床,不想做事,不愿外出,不愿参加平常喜欢的活动或业余爱好,不愿和周围人接触交往。严重者个人卫生都不顾,蓬头垢面、不修边幅,甚至发展为少语、少动、少食或不语、不动、不食,达亚木僵或木僵状态,成为"抑郁性木僵",但仔细检查时,患者仍流露出痛苦抑郁情绪。

精神运动性激越患者则与之相反,脑中反复思考一些没有目的的事情,思维内容无条理,大脑持续处于紧张状态。但由于无法集中注意力来思考一个中心议题,因此思维效率下降,无法进行创造性思考。在行为上则表现为烦躁不安、紧张,有手指抓握、搓手顿足或踱来踱去等症状。有时不能控制自己的动作,但又不知道自己因何烦躁。

5.其他症状

此外,部分患者还存在疼痛、心动过速、便秘等症状。

(四)辅助检查

对疑似抑郁症患者,除进行全面的躯体检查及神经系统检查外,还要注意辅助检查及实验室检查。尤其注意血糖、甲状腺功能、心电图等。辅助检查的目的之一是排除导致抑郁症状的躯体病因或脑器质性病因。

根据具体情形选择使用以下检查项目。

(1)血常规、尿常规、便常规、心电图、肝功能、肾功能、电解质、血脂以及血糖作为常规检查。

(2)内分泌检查如甲状腺功能、激素检查可除外相关内分泌系统疾病所致的抑郁。

(3)感染性疾病筛查(乙肝、丙肝、梅毒、艾滋病等)可除外相关感染性疾病所致抑郁。

(4)脑电图检查用以排除癫痫或脑炎等神经系统疾病,头颅影像学检查尤其是头颅 MRI 检查,对于排除脑结构性病变非常重要。

(5)X 线胸片、超声心动图、心肌酶学、腹部 B 超、相关免疫学检查等则根据临床需要进行。

如果患者长期进食差或已经发生自伤、自杀行为,应视具体情况完善必要检查,做相应的处理,如急查血糖、电解质、心电图,如果存在低血糖或电解质紊乱及时纠正;如有开放性伤口做必要外科处理。

二、鉴别诊断

(一)双相障碍

抑郁障碍和双相障碍均存在某种程度的抑郁发作,临床上极易混淆。鉴于两种疾病的治疗原则截然不同,故必须重视鉴别。双相障碍存在躁狂/轻躁狂发作史,其核心特征为"不稳定性"。双相障碍患者多以抑郁发作起病,可能多次抑郁发作后才出现躁狂/轻躁狂发作,因此早期识别提示可能为双相障碍的线索非常重要,如青少年起病、情感旺盛人格、抑郁发作频繁且好转速度快、伴精神病性特征、不典型特征或混合特征、难治性抑郁、产后抑郁、季节性抑郁、共病物质滥用或边缘性人格障碍、双相障碍家族史等。

(二)焦虑障碍

抑郁和焦虑常同时出现,抑郁障碍的核心症状为"心境低落",焦虑障碍则多表现为过度的"紧张、恐惧、担忧"等,常伴有明显的躯体焦虑症状。

(三)创伤后应激障碍

创伤后应激障碍发生于极其严重创伤性事件后的 6 个月内,其典型症状为反复出现的"闪回"、回避创伤相关情境、情感疏远、麻木感等,情感改变多为焦虑、痛苦、易激惹,波动性大。

(四)精神分裂症

鉴别点主要包括精神分裂症的原发症状多为思维障碍或感知觉障碍,病程多迁延而非间歇性,精神活动缺乏协调性。出现的抑郁症状为继发,且短于原发症状。

第四节　治　　疗

一、治疗原则

抑郁障碍的中医治疗以清化血浊、理气开郁、调畅气机、移情易性为总的治疗原则。在抑郁障碍的每个治疗阶段均可根据患者的症状,运用中医理论与方法进行辨证论治。

西医抗抑郁治疗原则:①综合评估,个体化治疗;②患者开始治疗前知情同意;③尽可能单一用药,剂量逐步递增,达到最小有效量后足量足疗程治疗;④治疗期间密切观察病情变化和不良反应并及时处理,尽可能采用量表形式定期评估;⑤治疗效果不佳时重新评估,可考虑换药、增药或联合治疗,但需要注意药物之间的相互作用;⑥在药物治疗基础上辅以心理治疗效果更佳;⑦积极治疗与抑郁共病的其他躯体疾病和物质依赖。

二、中医治疗

(一)辨证论治

1.肝气郁结证

(1)症状:精神抑郁,善太息;脘痞,嗳气频作,胸胁作胀,女子月经不调。舌苔薄白,脉弦。

(2)治法:疏肝和胃,理气解郁。

(3)方药:柴胡疏肝散加减。

(4)加减:胁痛甚者,加青皮、廷胡索;肠鸣腹泻、腹胀者,加茯苓、白术;胁肋隐痛不休,眩晕少寐,舌红少津,脉细者,去川芎,加枸杞、菊花、何首乌、牡丹皮、栀子;气滞兼见血瘀者,加牡丹皮、赤芍、当归尾、川楝子、延胡索、郁金。

2.肝郁脾虚证

(1)症状:精神抑郁,善太息,倦怠乏力;胸胁胀满,诸多猜疑,思虑太多,食欲不振,大便时干时溏,嗳气脘痞,舌苔薄白,脉弦细或弦滑。

(2)治法:疏肝解郁,养血健脾。

(3)方药:逍遥散加减。

(4)加减:胁肋胀痛者加川楝子、延胡索、白芍;胸中烦闷者,加瓜蒌、琥珀(先煎)、合欢花、豆豉;失眠多梦者,加酸枣仁、茯苓、石决明(先煎)。

3.气郁化火证

(1)症状:情志不畅,急躁易怒,目赤,口苦;头痛,咽干,胸胁胀闷,胃中嘈杂泛酸,便结尿黄。舌红,苔黄,脉弦数。

(2)治法:清肝泻火,解郁和胃。

(3)方药:丹栀逍遥散加减。

(4)加减:胃脘嘈杂吞酸、口苦严重者,加黄连、吴茱萸;口苦、苔黄、大便秘结者,加龙胆草、大黄。

4.心脾两虚证

(1)症状:忧虑不解,心悸,面色萎黄,乏力;头晕,失眠,健忘,劳则汗出,纳谷不馨。舌淡,苔薄白,脉弦细或细数。

(2)治法:健脾养心,补益气血。

(3)方药:归脾汤加减。

(4)加减:心胸郁闷、情志不舒者,加郁金、佛手;头痛者,加川芎、白蒺藜。

5.肾虚肝郁证

(1)症状:情绪低落,兴趣缺乏,腰酸背痛,善太息;性欲低下,善忘,忧愁多虑,胸胁胀满,脉沉弦或沉细弱。

(2)治法:益肾调气,解郁安神。

(3)方药:颐脑解郁方加减。

(4)加减:胸胁胀满者,加玫瑰花、绿萼梅、合欢花;耳鸣者,加磁石、远志、丹参;如有早泄、滑精、尿失禁者,可加益智仁、桑螵蛸、覆盆子温肾固摄;气短乏力可加党参、太子参以益气。

6.肝胆湿热证

(1)症状:情绪抑郁焦虑,烦躁易怒,口干口苦;头胀闷、头晕耳鸣,胸胁胀满,多梦,小便短赤,舌质红,舌苔黄腻,脉弦数或滑数。

(2)治法:清肝利胆,宁心安神。

(3)方药:龙胆泻肝汤加减。

(4)加减:若肝胆实火较盛,烦躁不安者,可去车前子,加黄连以助泄火宁心之力;若湿盛热轻者,可去黄芩、生地黄,加滑石、薏苡仁以增利湿之功;如湿热日久伤阴,见低热,手足心热者,可加银柴胡、白薇以清虚热;月经不调者,可加泽兰、益母草,利湿活血调经。

(二)针刺疗法

1.体针

(1)取穴:主穴归经主要以督脉、心包经等为主,取百会、印堂等为主穴。

(2)配穴:肝郁气滞证,加太冲、期门、合谷、肝俞、膻中;肝郁脾虚证,加肝俞、脾俞、三阴交、太冲、足三里;气郁化火证,加风池、肝俞、大陵、行间、侠溪;心脾两虚证,加心俞、脾俞、足三里、三阴交、内关;肾虚肝郁证,加肝俞、肾俞、四神聪、照海、太溪;肝胆湿热证,加行间、侠溪、太冲、神门、内庭。

(3)操作方法:采用常规刺法,实证采用泻法,虚证采用补法。针百会时,针与头皮呈30°夹角,进针0.5寸;针印堂时,提捏局部皮肤,平刺0.5寸,其余各穴直刺0.5~1.0寸。针刺时避免大幅度提插捻转,以免针感太强引起受术者不耐受。

(4)疗程:每周3~5次,每次留针20~30分钟,4~6周为1个疗程。

2.电针

电针更擅长改善睡眠障碍,以及焦虑、躯体化症状,而单纯针刺更擅长改善抑郁障碍的阻滞症状群。

(1)取穴:一般人群取穴以百会、印堂为主穴进行电针治疗,参考体针辨证取穴加减。围绝经期女性取穴以百会、印堂、双侧子宫、双侧天枢穴进行电针治疗。

（2）操作方法：常规针刺，取穴捻转得气后，接电针仪，留针 30 分钟后起针。电针参数为疏密波，频率为 10/50 Hz，电流强度为 0.5～1.0 mA，一周三次，隔天一次。

3.耳针

（1）取穴：选取肝、胆、心、脾、肾、神门、内分泌、皮质下、交感、小肠、胃、三焦等中的 6～7 个穴位，双耳交替针刺治疗。

（2）配穴：肝郁善太息者，加大肠穴；暴躁易怒者，加耳尖穴；记忆障碍者，加脑干穴；痰瘀气滞者，加三焦穴；食欲不振、体重明显变轻者，加口穴和食道穴；气滞血瘀伴疼痛不舒者，加耳中穴；脘腹胀闷不舒者，加十二指肠穴；气血不足、神疲倦怠者，加胰穴。

（3）操作方法：耳部严格消毒，根据穴位特点进行针刺，针刺的深浅程度以不刺穿耳部软骨为佳。一般留针 30～40 分钟，留针过程中需要定时行针以保证对穴位足够的刺激量。也可采用掀针埋藏，或王不留行籽贴压，埋针或耳穴压籽可每天进行，嘱患者自行按压穴位局部。

(三)其他疗法

可根据病情及患者意愿，同时辅助采用推拿、五行音乐疗法等治疗。

1.推拿

（1）取穴：以督脉和手足厥阴、手少阴穴位为主，多选用太冲、合谷、百会、印堂、内关、神门、劳宫等穴。

（2）手法：点按法、揉法、推抹法、拿捏法、摩法、一指禅推法、肘运法、掐法、梳理法、拍打法等。

（3）时间：每次 30～45 分钟，治疗时间可根据患者病情、患者观点和意愿适当延长。

2.五行音乐疗法

（1）选曲：肝郁气滞证选角调式和/或徵调式乐曲；肝郁脾虚证选角调式和宫调式乐曲；气郁化火证选角调式和/或徵调式乐曲；心脾两虚证选宫调式和/或徵调式乐曲；肾虚肝郁证选羽调式和角调式乐曲；肝胆湿热证选角调式和商调式乐曲。

（2）操作：音量 40～60 分贝即可，以患者感觉舒适、悦耳为度。

（3）疗程：2～3 次/天，30 分钟/次为宜，10 天为 1 个疗程，至少持续 3 个疗程。应考虑患者实际情况，可以居家治疗，符合患者的作息时间表。

三、西医治疗

(一)心理治疗

心理治疗需要接受专业培训的合格从业人员。对于轻度至中度抑郁障碍,应根据资源可获得情况,提供社会心理干预和心理治疗,但不限于以下方面。

1.心理干预教育

心理干预教育主要是为患者提供有关疾病及药物治疗的知识,提高对疾病及不同治疗方案的理解和接受度,提高治疗依从性,加强对前驱症状的早期识别与干预,建立规律的生活模式与健康的行为习惯。主要形式是小组模式,心理教育每组8～12例患者,由2位治疗师完成,每周1～2次,每次1.5～2.0小时。

2.认知行为疗法

认知行为干预旨在增加患者参与活动,促进愉悦感和成就感,从而提升他们的情绪,同时评估各种行为对患者情绪的影响。认知技术帮助患者评估其消极思想和信念的准确性。在治疗室外练习新技能(即家庭作业)对于治疗的有效性至关重要。轻中度抑郁障碍急性期治疗推荐可单用或与药物合用。应用模式一般为个体干预,通常10～25次,每次0.5～2.0小时,每1～2周1次,治疗期3～6个月。

3.人际心理治疗

人际心理治疗是关注患者的关系压力源,包括损失、变化、分歧或人际敏感性,这些都与目前症状的发生或持续有关。治疗目标是减轻痛苦、缓解症状和改善运作。轻中度抑郁障碍急性期治疗推荐可单用或与药物合用。

治疗初期通常为1～3次会谈,主要工作为采集病史、做出诊断及介绍人际心理治疗的一般情况;治疗中期重点在四个焦点人际问题领域(即悲伤反应、人际角色的困扰、人际关系的缺乏或角色的变化)中的1～2个领域;治疗后期为回顾治疗全过程,巩固疗效并准备结束治疗。通常包括3个阶段共16次治疗(治疗初期可2次/周)。

4.行为激活

行为激活通过增加抑郁患者的活动量,评估抑郁行为和非抑郁行为的不同结果,强调某些认知和情绪状态,从而让抑郁患者改善。行为激活对于改变抑郁患者的惰性,特别是避免社交退缩非常实用。行为激活的疗效与患者的依从性有关,与完成活动量的多少无关。

以行为疗法为基础,将任务按照一定的方法和顺序分解成一系列较为细小而又相互独立的步骤,然后采用适当的强化方法逐步训练每一小步骤直到患者掌握所有步骤,最终可以独立完成任务,并且在其他最终场合下能够应用其所学会的知识和技能。

(二)药物治疗

应尽量单一用药,从小剂量开始,根据病情需要和患者耐受情况,逐步递增剂量至足量和足够长的疗程(至少 4 周)。药物治疗一般 2~4 周开始起效,如果使用某种药物治疗 4~6 周无效,可考虑换用同类其他药物或作用机制不同的另一类药物。换药无效时,可考虑联合使用 2 种作用机制不同的抗抑郁药,建议不要联用 2 种以上抗抑郁药物。

在抑郁障碍急性期治疗中,Ⅰ级推荐药物包括选择性 5-羟色胺再摄取抑制剂,如氟西汀、帕罗西汀、氟伏沙明、舍曲林、西酞普兰、艾司西酞普兰;选择性 5-羟色胺再摄取抑制剂和去甲肾上腺素再摄取抑制剂,如文拉法辛、度洛西汀、米那普仑;去甲肾上腺素和特异性 5-羟色胺能抗抑郁药,如米氮平;去甲肾上腺素和多巴胺再摄取抑制剂,如安非他酮;褪黑素受体激动剂,如阿戈美拉汀。Ⅱ级推荐的药物包括 5-羟色胺受体拮抗剂/再摄取抑制剂,如曲唑酮;去甲肾上腺素再摄取抑制剂,如瑞波西汀;三环类、四环类抗抑郁剂等。Ⅲ级推荐的药物是吗氯贝胺。

1.选药策略

(1)如果患者伴有明显的激越,选用具有镇静作用的抗抑郁药,如去甲肾上腺素和特异性 5-羟色胺能抗抑郁药中的米氮平,选择性 5-羟色胺再摄取抑制剂中的帕罗西汀和氟伏沙明;选择性 5-羟色胺再摄取抑制剂和去甲肾上腺素再摄取抑制剂中的文拉法辛。

(2)如果患者伴有强迫症状,建议选用选择性 5-羟色胺再摄取抑制剂,但剂量较治疗抑郁障碍症状偏高。

(3)如果患者伴有精神病性症状,可选用氟伏沙明等抗抑郁药,或合并使用第二代抗精神病药,但不建议使用安非他酮。

(4)如果患者伴有躯体疾病,可选用不良反应和相互作用较少的选择性 5-羟色胺再摄取抑制剂和选择性 5-羟色胺再摄取抑制剂和去甲肾上腺素再摄取抑制剂、安非他酮或米氮平。

(5)可基于药物的药理作用的不良反应、安全性或耐受性对个体的影响,同时充分遵循个体化治疗原则,并考虑风险因素及患者和家属的意愿等,根据患者症状特点、年龄、躯体共病状况、药物耐受性等选择治疗药物。

2.初始治疗失败的应对策略

(1)寻找治疗失败的原因。

(2)增加剂量,但不超过最大剂量。

(3)换同类其他药物或作用机制不同的抗抑郁药物。

(4)如果经过两种不同作用机制的药物治疗还不能改善症状,可以考虑联合用药治疗,但要注意不良反应。

参 考 文 献

[1] 王振海,李海宁,陈桂生.脑血管病防治指南汇编[M].北京:中医古籍出版社,2023.

[2] 张宁.孙久林心脑血管病经验集[M].北京:中医古籍出版社,2021.

[3] 刘志勇.新编中医诊治学[M].开封:河南大学出版社,2022.

[4] 李小刚.脑血管病基础与临床[M].北京:科学技术文献出版社,2020.

[5] 李柱,韩振蕴,林天东,等.脑病中医特色外治406法[M].北京:中国医药科技出版社,2021.

[6] 雷励,杨明芳,郭铁.中西医结合脑病学[M].北京:中医古籍出版社,2022.

[7] 李桂.中医临床精要[M].北京:中医古籍出版社,2021.

[8] 罗蔚锋,胡华.抑郁症的防与治[M].苏州:苏州大学出版社,2020.

[9] 刘淑清,刘龙民.赵国定心脑病证经验撷英[M].上海:上海科学技术出版社,2021.

[10] 玄进,边振,孙权.现代内科临床诊疗实践[M].北京:中国纺织出版社,2020.

[11] 张通.脑血管病康复指南[M].北京:人民卫生出版社,2022.

[12] 黄世敬.疑难杂病证治 脑病[M].郑州:河南科学技术出版社,2020.

[13] 彭伟,齐向华.系统辨证脉学 中医脑病学临证荟萃[M].济南:山东科学技术出版社,2021.

[14] 刘伟霞,孙晓梅,贾安海,等.内科疾病临床治疗[M].哈尔滨:黑龙江科学技术出版社,2022.

[15] 樊东升.缺血性脑血管病[M].北京:人民卫生出版社,2021.

[16] 冯明臣,金林.新编内科疾病综合治疗学[M].天津:天津科学技术出版社,2020.

[17] 庞国明,李柱,林天东,等.脑病中医特色外治411法[M].北京:中国医药科技出版社,2021.

[18] 苑露丹.内科疾病诊断要点与治疗方法[M].北京:中国纺织出版社,2022.

[19] 陈晓庆.临床内科诊治技术[M].长春:吉林科学技术出版社,2020.

[20] 龚文伟,朱鸿,朱祝生.朱祝生医案医话荟萃[M].北京:人民卫生出版社,2022.

[21] 孟宪军,郝重耀.抑郁症的中医调护[M].北京:中国中医药出版社,2021.

[22] 王一帆.神经内科学基础与实践[M].开封:河南大学出版社,2020.

[23] 牛希华,邵明阳,张丹,等.神经系统疾病治疗与康复[M].青岛:中国海洋大学出版社,2022.

[24] 蔡定芳.病证结合内科学[M].上海:上海科学技术出版社,2020.

[25] 蔡志友.阿尔茨海默病血管基础[M].北京:科学技术文献出版社,2021.

[26] 郭健,何华,周生花.何华临证经验集萃[M].郑州:河南科学技术出版社,2021.

[27] 孙斌.帕金森病诊治12讲[M].郑州:河南科学技术出版社,2020.

[28] 高媛媛.神经内科常见疾病检查与治疗[M].哈尔滨:黑龙江科学技术出版社,2021.

[29] 彭清华,刘旺华.中医诊断现代研究[M].长沙:湖南科学技术出版社,2020.

[30] 毕尚青,吴凡伟.老年常见病诊疗手册[M].广州:广东科技出版社,2021.

[31] 拓西平,周全.老年常见病防治简明手册[M].上海:上海科学技术出版社,2020.

[32] 陈翔.脑深部刺激 精神病领域的新前沿[M].西安:西安交通大学出版社,2021.

[33] 刘婷婷,李鑫,刘伟,等.基于血浊-脑窍理论的中风先兆病因病机探讨[J].天津中医药,2022,39(5):586-589.

[34] 李信军,孙纪伟,张胜强.基于"血浊论"的益肾化浊祛瘀汤治疗血管性痴呆的效果[J].华夏医学,2022,35(6):131-134.

[35] 石文卿,牛昱光,韩萍,等.从血浊理论浅析老年性痴呆的发病机制及治疗思路[J].天津中医药,2023,40(5):592-595.

[36] 赵帅,王中琳,王新陆.国医大师王新陆教授从血浊理论探析偏头痛的辨治[J].天津中医药,2023,40(1):4-8.

[37] 孙丰翠,王栋先,张风霞,等.浅析"血浊"理论与老年脑病防治[J].天津中医药,2022,39(8):994-998.